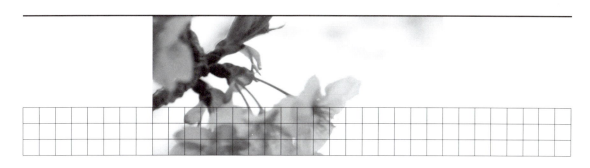

第2種ME技術実力検定試験
徹底攻略！

化学　物理　情報処理工学
電気工学　電子工学　生体物性

著　第2種ME技術実力検定試験問題研究会

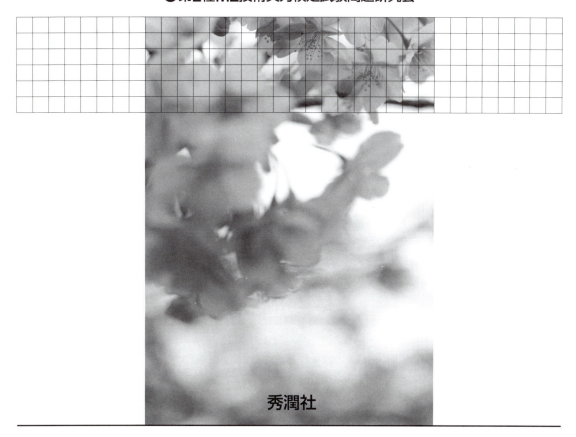

秀潤社

本書に記載されている内容は，出版時の最新情報に基づくとともに，臨床例をもとに正確かつ普遍化すべく，著者，編者，監修者，編集委員ならびに出版社それぞれが最善の努力をしております．しかし，本書の記載内容によりトラブルや損害，不測の事故等が生じた場合，著者，編者，監修者，編集委員ならびに出版社は，その責を負いかねます．

　また，本書に記載されている医薬品や機器等の使用にあたっては，常に最新の各々の添付文書や取り扱い説明書を参照のうえ，適応や使用方法等をご確認ください．

株式会社 学研メディカル秀潤社

序　文

　臨床工学技士を目指す学生にとって，医学と工学というまったく質の異なった内容を学習することは容易ではない．元々の興味が両方にあるという場合は幸いであるが，勉強の方法がまったく違うこの2つの分野を両立させるためには，相当の努力が必要になる．一般に暗記することの多いといわれる分野では，学習時間と成績は比例するようであるが，基本的な理解が必須となる工学の分野では，苦手意識が長く続いて学習意欲ごとなくしてしまうことも少なくない．

　本書は，第2種ME技術実力検定試験の過去問題を厳選して，苦手としている受験生の多い工学系の分野に絞って徹底解説を行っている．第2種ME技術実力検定試験はすでに40年にわたる長い歴史をもち，わが国におけるME技術教育の実力判定としての評価が高く，臨床工学技士国家試験でも各分野で類似した出題が多く存在する．本書では，第2種ME技術実力検定試験の物理と化学を含む工学の基礎，情報処理工学，電気工学，電子工学，生体物性の過去問題を精査し，頻出される問題を抽出して解説を行った．

　工学は基礎に戻れば戻るほど本質的な物理現象の理解が必要になるので，問題を解く立場からすれば，応用より基礎のほうが難しいことも多い．しっかりと基礎を理解したうえで発展形としてのいわゆる応用問題が解ける，という姿が望ましいことは言うまでもない．しかし一方で，いつまでたっても基礎から抜け出せないことがあるとするならば，問題を解くという要求を「てこ」として，最低限わかっていなければならないことを抽出して学ぶ方法もあると考えてよいだろう．本書は，出題された問題に潜む基礎事項を明らかにして問題解決への道筋を示すことで，学習意欲を削ぐことなく，できるだけすばやく第2種ME技術実力検定試験や臨床工学技士国家試験の工学系を克服するツールとして提供できると考えている．

　もとより，「学問に王道なし」といわれているように，学習に近道を求めることは本質的な理解と乖離することも十分わかっている．この書を利用することで，苦手意識からの脱却が実現すれば著者らの幸いとするところである．

　なお，本書は（一社）日本生体医工学会とは無関係であり，解答および解説は，本研究会が独自で研究検討した結果のため，本書およびその内容に関して，（一社）日本生体医工学会などへの問い合わせは，ご遠慮いただきたい．また，この解答・解説を利用した場合に，利用者がいかなる不利益を被っても当研究会は一切の責任を負わないことをあらかじめお断りしておきたい．

2018年2月
第2種ME技術実力検定試験問題研究会

目 次

第1章 化学 …………………………………………… 6

第2章 物理 …………………………………………… 26

第3章 情報処理工学 ………………………………… 74

第4章 電気工学 ……………………………………… 128

第5章 電子工学 ……………………………………… 224

第6章 生体物性 ……………………………………… 260

◆ 問題一覧 …………………………………………… 306

　索引 ………………………………………………… 367

1 化学

化 学

Check! □ □ □

問題 1 原子について正しいのはどれか.
1) 原子核は陽子と電子からなる.
2) 陽子数は原子番号とよばれる.
3) 電子の質量は陽子よりも大きい.
4) 質量数は陽子数と電子数で決まる.
5) 質量数が同じ原子どうしを同位体という.

解説：
原子に関する問題である.
1) 誤　原子核は陽子と中性子からなる.
2) 正　原子核に存在する陽子数は原子番号と呼ばれる.
3) 誤　電子の質量（9.02×10^{-31} kg）は陽子（1.67×10^{-27} kg）よりも小さい.
4) 誤　質量数は陽子数と中性子数の合計に等しい.
5) 誤　同じ原子番号（陽子数）で中性子数の異なる原子同士を同位体という.

正解：2)

（第 35 回 午前 問題 25）

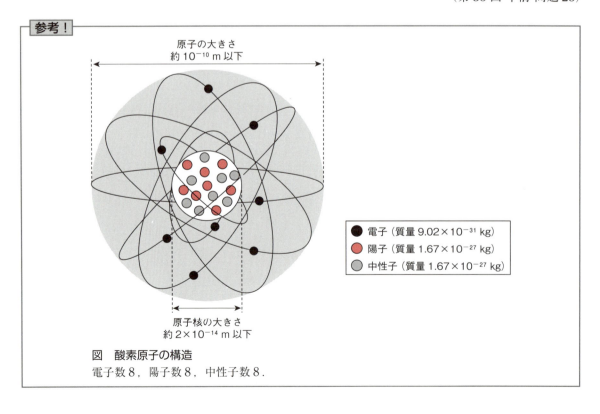

参考！

図　酸素原子の構造
電子数 8, 陽子数 8, 中性子数 8.

Check! □ □ □

> **問題 2** 原子番号Zの原子核がα線を出して他の原子核に変換した．変換による原子番号の変化として正しいのはどれか．
> 1) 変わらない．
> 2) 1 減少する．
> 3) 2 減少する．
> 4) 3 減少する．
> 5) 4 減少する．

解説：
α線放出に伴う原子番号の変化に関する問題である．
α線は放射線の一種で，陽子2個と中性子2個からなるヘリウムの原子核と同じ構造のアルファ(α)粒子の流れである．原子番号は元素の原子核に存在する陽子の個数と定義され，α線放出によって陽子が2個減少するので，原子番号も同じく2減少する．よって，正解は選択肢3)である．

正解：3)

(第 36 回 午前 問題 22)

参考！

a) アルファ線の放射

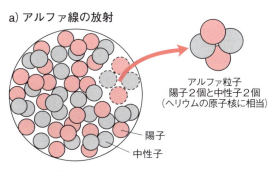

b) ウラン系列の逐次崩壊とアルファ線の放射による核種の変化

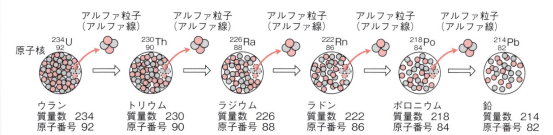

図 原子核の崩壊とアルファ線の放射
原子核の崩壊によりアルファ粒子が核外に飛び出し(a)，陽子数と質量数が減る．ウラン(^{234}U)は1回の崩壊では安定同位元素とはならず，安定な鉛(^{214}Pb)になるまで，崩壊を繰り返す(b)．

Check! □ □ □

問題 3 1価の陰イオンになりやすい原子はどれか．
1) C　　　2) Cl　　　3) Li　　　4) S　　　5) Si

解説：
原子のイオン化に関する問題である．

1) 誤　Cは炭素，原子番号6，非金属元素である．炭素同士は共有結合により強固に結合し，単分子原子ではイオン化しない．
2) 正　Clは塩素，原子番号17，ハロゲン元素である．塩素原子に1つ電子を与えたときに吸収されるエネルギー（電子親和力）が強く，1価の陰イオンになりやすい．
3) 誤　Liはリチウム，原子番号3，アルカリ金属である．同じアルカリ金属のナトリウム，カリウムと比べてイオン半径が小さく，イオン化しにくい．
4) 誤　Sは硫黄，原子番号16，酸素属元素である．多くの同素体や結晶多形が存在し，さまざまな性質をもつが，単分子原子ではイオン化しない．
5) 誤　Siはケイ素，原子番号14，半金属元素（半導体元素）である．常温・常圧で安定な結晶構造をもつが，単分子原子ではイオン化しない．

正解：2)

（第37回 午前 問題25）

Check! □ □ □

> **問題 4** 粒子間の結合で最も強いのはどれか.
> 1) 共有結合　　　　2) イオン結合　　　　3) 金属結合
> 4) 水素結合　　　　5) ファンデルワールス結合

解説：
化学結合に関する問題である.
1) 正　　共有結合：原子間の結合（きわめて硬い. 例：ダイヤモンド）
2) 誤　　イオン結合：イオン同士の結合（硬いがもろい. 例：NaCl）
3) 誤　　金属結合：陽イオンと自由電子による結合（展性・延性に富む. 例：Fe）
4) 誤　　水素結合：極性分子間の結合（やわらかい. 例：水）
5) 誤　　ファンデルワールス結合：電荷をもたない中性の原子・分子間に働く引力

結合の強さは 1) ＞ 2) ＞ 3) ＞ 4) ＞ 5) である. したがって, 正解は選択肢 1) である.

正解：1)

（第 36 回 午前 問題 27）

問題 5 同位体について正しいのはどれか.
1) 中性子数が同じで陽子数が異なる原子同士を同位体という.
2) 同じ原子番号の同位体はほぼ同じ化学的性質を示す.
3) 同位体はすべて放射能を有する.
4) 同位体を人工的に作ることはできない.
5) 混合している同位体から特定の同位体を分離することはできない.

解説:

1) 誤　原子番号(陽子数)が同じで質量数の異なるものを同位体という.
2) 正　正しい.
3) 誤　ウラン(U)やラジウム(Ra)などの元素は原子核が不安定で,放射線を放出しながら容易に他の元素の原子核に変化する.このような同位元素を放射性同位元素というが,他の安定した同位元素は放射線を出さない.
4) 誤　加速器などを用い,原子核に高速度の粒子を衝突させて人工的に同位体を作ることが可能である.
5) 誤　質量が異なることを利用して分離可能である.

正解:2)

(第23回 午前 問題38)

Check! □ □ □

問題 6 重曹 $NaHCO_3$ の分子量はどれか．
1) 52　　　　2) 84　　　　3) 97　　　　4) 110　　　　5) 156

解説：
Na，H，C，O の原子量はそれぞれ 23，1，12，16 であるから，$NaHCO_3$ の分子量は 23 + 1 + 12 + 16×3 = 84 に等しい．

正解：2)

（第 17 回 午前 問題 27）

Check! □ □ □

問題 7 ブドウ糖を酸素と結合させて完全に燃焼させ，$C_6H_{12}O_6 + 6O_2 \rightarrow a \cdot H_2O + b \cdot CO_2$ が成り立つとき，a と b の組合せで正しいのはどれか．

	a	b
1)	1	1
2)	1	2
3)	1	6
4)	2	1
5)	6	6

解説：
化学量論に関する問題である．
各元素について，燃焼前後の化学量は等しくならなければならないので，以下の関係が成り立つ．

- H： $12 = 2a$ ∴ $a = 6$
- C： $6 = b$ ∴ $b = 6$
- O： $6 + 12 = a + 2b$ ∴ $a + 2b = 18$

これらを満足する a と b は，それぞれ 6 である．

正解：5)

（第 31 回 午前 問題 27）

Check! □ □ □

問題 8 乾燥して清浄な空気の標準的な組成として誤っているのはどれか.
1) 酸素 ：21%
2) 窒素 ：78%
3) 二酸化炭素 ：3%
4) アルゴン ：1%
5) ネオン ：18 ppm

解説：

空気は，大気の最下層を構成する窒素や酸素などからなる平均分子量が 28.9 g/mol の混合気体である．組成は，空気に含まれる水蒸気が場所や季節などで大きく変化するために，一般に水蒸気を除いた乾燥空気(標準状態：0℃，1気圧，湿度0%の状態)として表される．含まれる主要成分と体積比は下表の通りであり，それ以外にクリプトン，キセノン，水素，オゾン，亜酸化窒素，メタンもある．ppm (parts per million) とは 100 万分の 1 のことを意味し (1 ppm = 0.0001%)，ネオンの体積比は表から 0.0018% であるので，18 ppm となる．よって，誤っているのは選択肢 3) である．

表　乾燥空気の主要成分

成分	化学式	体積比 [%]
窒素	N_2	78.08
酸素	O_2	20.95
アルゴン	Ar	0.934
二酸化炭素	CO_2	0.031
ネオン	Ne	0.0018
ヘリウム	He	0.00052

正解：3)

(第 33 回 午前 問題 25)

Check! ☐ ☐ ☐

問題 9 なめらかに動くピストンを持つシリンダ内に 27℃，0.6 L の気体が入っている．気体の温度を 127℃ に上昇させた場合，気体の体積は何 L になるか．

1) 0.8　　　2) 2.8　　　3) 80　　　4) 280　　　5) 800

解説：
容器を満たしている気体の分子は熱運動を行う．温度が均一であれば，容器内のどの部分でも平均的に分子は等しい運動エネルギーをもっている．いろいろな種類の分子が混在していても，1つひとつの分子の運動エネルギーは等しいので，合計した分子の数と全体の熱的な運動エネルギーとは比例する．分子が容器の壁を押す力が圧力となる．容器の体積 V が一定であれば，熱による運動のない状態を温度 0 K（ケルビン）とした温度の上昇と熱による運動エネルギーの上昇は比例するので，温度 T と圧力 P は比例（$P = k_1 \cdot T$）する．

容器内の気体分子数を n（モル数で代表させる：1 mol 中の分子の数は 6.0×10^{23} 個）とすると，圧力 P は壁にぶつかる分子の数（単位体積当たりの分子数：n/V に比例）と運動エネルギーの積に比例するので，比例係数 k_1 を与えて，

$$P = (n/V) \cdot k_1$$

または，

$$P \cdot V = n \cdot k_1$$

となる．P は温度に比例（比例係数 k_2）するので，温度を T [K] とすると，

$$P \cdot V = k_1 \cdot k_2 \cdot n \cdot T$$

となる．$R = k_1 \cdot k_2$ とすると，

$$P \cdot V = R \cdot n \cdot T$$

になる．このときの R は気体の種類によらず，理想気体（体積当たりの分子数が多すぎず，容易に液化しない気体）では気体定数として $R = 8.317$ J/(K・mol) である．

設問では圧力 P と分子の数 n が一定なので，V は T に比例する．

温度の単位，[℃] を [K] に変換するには，0 K = −273℃ を使う．初期の温度が 300 K，加熱後の温度が 400 K となるので，体積は 400/300 = 4/3 倍になる．よって，0.6×4/3 = 0.8 より，容積は 0.8 L となる．

正解：1)

(第 32 回 午前 問題 24)

Check! ☐☐☐

問題10 浸透圧濃度が 300 mOsm/L である食塩水の％濃度はおよそいくらか．ただし，Na，Cl の原子量をそれぞれ 23，35.5 とする．
   1) 0.1%　　　　2) 0.3%　　　　3) 0.5%　　　　4) 0.7%　　　　5) 0.9%

解説：
浸透圧 mOsm/kg ＝ 2（Na$^+$ ＋ Cl$^-$）＋ BUN/2.8 ＋ glucose/18 の近似式に浸透圧 300 mOsm/kg・H$_2$O，食塩水では BUN 0 mg/dL，glucose 0 mg/dL だからこれを代入すると，（Na$^+$ ＋ Cl$^-$）＝ 150 mEq/L となる．NaCl 58.5 g（23 ＋ 35.5）が 1 Eq だから，この食塩水は $150 \times 58.5 \times 10^{-3} \times 10^{-1}$ ＝ 0.88% である．

正解：5)

（第 20 回 午前 問題 40）

Check! ☐☐☐

問題11 0.9% 食塩水の浸透圧濃度はおよそ何 mOsm/L か．ただし，食塩（塩化ナトリウム）の分子量は 58.5 である．
   1) 15　　　　2) 30　　　　3) 150　　　　4) 300　　　　5) 520

解説：
0.9% 食塩水は生理食塩液（等張電解質液）であるから，血漿浸透圧にほぼ等しい 4) が正解である．このことを知らなくても，以下のように計算によって求めることもできる．
NaCl の分子量は 58.5 であるから，0.9% NaCl 水溶液には，

$$\frac{0.9}{58.5} \times 1000 \times \frac{1000}{100} = 153.8 \text{ mmol/L}$$

の NaCl が含まれる．NaCl は水溶液中では Na$^+$ と Cl$^-$ に 100% 近く電離していると考えられるため，浸透圧濃度としては約 2 倍近い値をもつ 4) が正解となる．

正解：4)

（第 19 回 午前 問題 32）

Check! □ □ □

問題12 37℃での血清浸透圧濃度が300 mOsm/Lであるとき,この血清の浸透圧(気圧:atm)はどれか.
ただし,気体定数は 0.082 L・atm・K^{-1}・mol^{-1}である.
　　1) 0.076　　　2) 0.76　　　3) 7.6　　　4) 76　　　5) 760

解説:
浸透圧 π は次のファントホフの式で表される.
　　$\pi = CRT$
ここで,C:溶質濃度,R:気体定数,T:絶対温度である.これに $C = 300/1000 = 0.3$ mol/L,$T = 273 + 37 = 310$ K を代入すると,
　　$\pi = 0.3 \times 0.082 \times 310 = 7.6$ atm
となる.したがって,正解は 3) である.

正解:3)

(第32回 午前 問題26)

問題13 5％ブドウ糖液の浸透圧濃度［mOsm/L］はおよそいくらか．ただし，ブドウ糖の分子量を180とする

1) 30　　　2) 90　　　3) 280　　　4) 360　　　5) 900

解説：
1 Osm（オスモル）とは，原子，分子，イオンが集まり，非電解質物質 1 mol から生じる浸透圧と同じ浸透圧を引き起こす数をいう．
ブドウ糖は非電解質物質であるため，1 mol＝1 Osm となる．

$$\frac{5}{180} \times \frac{1000}{100} = 0.278 \text{ mol/L} = 278 \text{ mmol/L} \fallingdotseq 280 \text{ mmol/L}$$ となる．

正解：3)

（第18回 午前 問題22）

問題14 1 mol の NaCl を 1 L の水に溶解したときの浸透圧は Na_2SO_4 を同一条件で溶解したときの浸透圧のおよそ何倍になるか．

1) $\frac{1}{2}$　　　2) $\frac{2}{3}$　　　3) 1　　　4) $\frac{3}{2}$　　　5) 2

解説：
溶液の浸透圧の問題である．2つの溶液は以下のように電離する．

　　$NaCl \rightarrow Na^+ + Cl^-$
　　$Na_2SO_4 \rightarrow 2Na^+ + SO_4^{2-}$

1 mol の NaCl を 1 L の水に溶解すると Na^+，Cl^- それぞれ 1 mol が生じる．したがって，この NaCl 溶液の浸透圧濃度は 2 Osm/L となる．同様に，1 mol の Na_2SO_4 を 1 L の水に溶解すると 3 mol のイオンが生じるので，この Na_2SO_4 溶液の浸透圧濃度は 3 Osm/L となる．結局，浸透圧は $\frac{2}{3}$ 倍となる．ただし，Na_2SO_4 溶液は NaCl 溶液より電離度は低く，実際には $\frac{2}{3}$ 倍より少し小さめの値を示す．

正解：2)

（第25回 午前 問題36）

Check! □ □ □

問題15 0.10 mol/L の塩酸が 30 mL ある．この塩酸に，濃度不明の水酸化バリウム $Ba(OH)_2$ 水溶液を加えていったところ，ちょうど中和するまでに 20 mL を要した．水酸化バリウム水溶液の濃度 [mol/L] はいくらか．

1) 0.010　　　2) 0.015　　　3) 0.025　　　4) 0.050　　　5) 0.075

解説：

塩酸と水酸化バリウムの中和反応の問題である．この反応の化学式は，

$$2HCl + Ba(OH)_2 \rightarrow BaCl_2 + 2H_2O \tag{1}$$

で表される．

0.10 mol/L の塩酸 30 mL は，$0.10 \cdot (30/1000) = 0.003$ mol に相当するので，式 (1) からこれを中和する水酸化バリウムの量は $0.003/2 = 0.0015$ mol ということになる．

いま，水酸化バリウム水溶液の濃度を x [mol/L] とおくと，

$$x \cdot (20/1000) = 0.0015$$

が成り立つので，これを解くと $x = 0.075$ mol/L となる．

正解：5)

（第 35 回 午前 問題 26）

問題16 図のようにNaCl溶液に一対のAg電極を入れて，電源Eから電流を流した．陽極側で起こる反応として正しいものはどれか．

1) $Na^+ + OH^- \rightarrow NaOH$
2) $2H^+ + 2e^- \rightarrow H_2 \uparrow$
3) $H^+ + Cl^- \rightarrow HCl$
4) $Ag^+ + Cl^- \rightarrow AgCl$
5) $Ag^+ + OH^- \rightarrow AgOH$

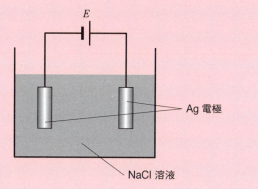

解説：
電気分解の問題である．一般に，電解質水溶液中に電源の正極と負極を入れて電流を流すと，水溶液中の陽イオンは陰極に，陰イオンは陽極に集まり，それぞれの極で電子のやり取りをして化学変化を起こす．この現象を電気分解という．NaCl溶液に一対のAg電極を入れて，電源Eから電流を流すと，陽極側ではプラスに帯電したAgに溶液中のCl⁻がAg⁺と反応してAgClの塩を析出する．

正解：4)

（第24回 午前 問題37）

Check! □ □ □

問題17 pH の定義式はどれか．ただし，水素イオン濃度を $[H^+]$，水酸イオン濃度を $[OH^-]$ とする．
1) $pH = \log [H^+][OH^-]$ 2) $pH = \log [H^+]$ 3) $pH = -\log [H^+]$
4) $pH = \log [OH^-]$ 5) $pH = -\log [OH^-]$

解説：
溶液の酸性度を示すのに水素イオン濃度 $[H^+]$ が用いられる．水素イオン濃度は，血液では 4×10^{-8} mol/L，胃液では 0.16 mol/L となるが，スウェーデンの Sørensen はその表示に対数を用いることを提唱し，酸性度は $pH = -\log [H^+]$ と定義した．これによれば血液の pH は 7.4 で，胃液は 0.79 となる．

正解：3)

(第 18 回 午前 問題 21)

Check! □ □ □

類題17 pH について正しいのはどれか．
1) 水素イオン濃度に比例する．
2) 水酸化物イオンが多いと酸性となる．
3) 負の値をとることもある．
4) pH5 を中性という．
5) 水では温度が高くなると pH が大きくなる．

解説：
pH に関する問題である．pH の定義式は以下の通りである．

$$pH = -\log [H^+] \tag{1}$$

ここで，$[H^+]$ は水素（ヒドロニウム）イオン濃度である．
1) 誤　式(1)より水素イオン濃度には比例しない．
2) 誤　水のイオン積 $[H^+][OH^-]$ は温度一定下で一定値を保つ．ここで，$[OH^-]$ は水酸イオン濃度である．たとえば 25℃ では $[H^+][OH^-] = 1.0 \times 10^{-14}$ mol^2/L^2 となる．
　　　よって $[OH^-]$ が増大すれば $[H^+]$ は低下するので，アルカリ側へ傾く．
3) 正　濃塩酸など $[H^+]$ が高濃度の場合，マイナスの値となることがある．
4) 誤　25℃ では $[H^+] = [OH^-] = 1.0 \times 10^{-7}$ mol/L のとき，すなわち pH = 7 を中性という．
5) 誤　温度が高くなると水のイオン積 $[H^+][OH^-]$ は増大する．したがって，$[H^+]$ も増大するので中性の pH は小さくなる．

正解：3)

(第 37 回 午前 問題 26)

Check! □ □ □

問題18 pH = 3 の水溶液における [H⁺] は，pH = 6 の水溶液における [H⁺] の何倍か．ただし，[H⁺] は水素イオン濃度とする．

1) $\dfrac{1}{1000}$ 2) $\dfrac{1}{2}$ 3) 2 4) 100 5) 1000

解説：
pH と水素イオン濃度の関係についての問題である．
pH = − log [H⁺] に各 pH を代入すると，水素イオン濃度 [H⁺] は以下となる．
　pH = 3 のとき：[H⁺] = 10^{-3} mol/L
　pH = 6 のとき：[H⁺] = 10^{-6} mol/L
したがって，pH = 3 の水溶液における [H⁺] は，pH = 6 の水溶液における [H⁺] の，$10^{-3}/10^{-6}$ = 10^3 = 1000 倍である．

正解：5)

（第 34 回 午前 問題 26）

Check! □ □ □

問題19 pH が 1 の希硫酸 10 mL を水でうすめて 1 L にしたとき,pH はいくらになるか.
1) 1　　　2) 2　　　3) 3　　　4) 4　　　5) 5

解説:
pH とは酸塩基平衡の程度を表す指標で,プロトン H^+(正確にはヒドロニウムイオン:H_3O^+)のモル濃度に依存する値である.水の自己解離定数 K_w は H_3O^+ 濃度と水酸イオン(OH^-)濃度の積で表されるので,

$K_w = [H_3O^+][OH^-]$

となる.$pX = -\log_{10}X$ とおくと,上式は次式に書き直すことができる.

$pK_w = pH + pOH$

K_w の値は 25℃ で 1×10^{-14} であるので,pK_w は 14 に等しい.このことは温度さえ一定であれば,溶液に酸や塩基を加え平衡が移動しても,pH と pOH の和は 14 で一定であることを意味する.

設問では pH = 1,すなわち H_3O^+ 濃度が 1×10^{-1} mol/L の溶液が 10 mL あったのに対し,希釈後の溶液が 100 倍の 1000 mL となっているので,H_3O^+ 濃度は,

$1 \times 10^{-1} \div 100 = 1 \times 10^{-3}$ mol/L

であることがわかる.したがって,pH = $-\log_{10}[H_3O^+] = -\log_{10}[1 \times 10^{-3}] = 3$ が求める答えである.

正解:3)

(第 19 回 午前 問題 37)

Check! ☐ ☐ ☐

問題 20 pH が 6 の水溶液を pH が 7 の水で元の容積の 2 倍になるように薄めた．このときの水溶液の pH として正しいのはどれか．ただし，$\log_{10}2 = 0.3$ とする．

1) 5.7 　　2) 6.3 　　3) 6.7 　　4) 7.3 　　5) 7.6

解説：
水溶液の pH とその水素イオン濃度 [H$^+$] との関係は次式で表される．

$pH = -\log_{10}[H^+]$

したがって，

pH = 6 の水溶液中の水素イオン濃度：[H$^+$] = 1×10^{-6} mol/L
pH = 7 の水溶液中の水素イオン濃度：[H$^+$] = 1×10^{-7} mol/L

となる．これを等量ずつ加えることになるので，希釈後の水溶液中の水素イオン濃度は，

$$[H^+] = \frac{1 \times 10^{-6} + 1 \times 10^{-7}}{2} \text{ mol/L} = 5.5 \times 10^{-7} \text{ mol/L}$$

となり，したがって，

$pH = -\log_{10}(5.5 \times 10^{-7})$

となる．ここでは $\log_{10}2 = 0.3$ と与えられているので，希釈後の水溶液中の水素イオン濃度を

[H$^+$] = 5×10^{-7} mol/L

と近似し，

$$pH = -\log_{10}(5 \times 10^{-7}) = -\log_{10}\left(\frac{10^{-6}}{2}\right) = 6 + 0.3 = 6.3$$

が求める答えである．

正解：2)

（第 29 回 午前 問題 26）

Check! □□□

問題21 KClの塩素の酸化数はいくらか．
    1) +2　　　　2) +1　　　　3) 0　　　　4) −1　　　　5) −2

解説：
酸化数に関する問題である．
酸化数とはプロトン（陽子）を供与した数を表す．KClのCl⁻はプロトンを1つ供与した後の状態であるので，選択肢4) が正解である．

正解：4)

（第36回 午前 問題29）

2 物理

物 理

Check! □ □ □

> **問題 1** 誤っているのはどれか．
> 1) 質量 1 kg の物体に 1 m/s² の加速度を生じさせる力が 1 ニュートンである．
> 2) 質量 1 kg の物体を 1 m/s の速さで 1 m 動かすときの仕事が 1 ジュールである．
> 3) 1 秒間に 1 クーロンの電気量が通るときの電流が 1 アンペアである．
> 4) 1 クーロンの電気量を電位が 1 ボルト高いところに運ぶのに 1 ジュールの仕事が必要である．
> 5) 1 秒間に 1 ジュールの割合でエネルギーを消費するときの電力が 1 ワットである．

解説：

単位の定義に関する問題である．

力の単位はニュートン [N] であり，「力 = 質量 × 加速度」で定義され，質量の基本単位 [kg]，および加速度の組立単位 [m/s²] を使って，

$$1\,\mathrm{N} = 1\,\mathrm{kg \cdot m/s^2}$$

となる．

仕事は「力 × 距離（力と同じ方向）」で与えられる．単位はジュール [J] である．

$$1\,\mathrm{J} = 1\,\mathrm{N \cdot m} = 1\,(\mathrm{kg \cdot m/s^2}) \cdot \mathrm{m} = 1\,\mathrm{kg \cdot m^2/s^2}$$

となる．

電流の単位アンペア [A] は基本的には「真空中に 1 m の間隔で平行に置いた 2 本の直線状導体を流れたとき，それぞれの導体の長さ 1 m 当たりに 2×10^{-7} N の力を及ぼし合う不変の電流」と定義されている．電気量（電荷）の単位クーロン [C] はこれにしたがい，「1 C は 1 A の電流によって 1 s 間当たりに運ばれる電気量」と定義される．

電気による仕事（エネルギー）の単位もジュール [J] である．「1 J の仕事に相当する電気量」と定義され，1 W の電力が 1 s だけ継続されたときの電気量となる．すなわち，

$$1\,\mathrm{J} = 1\,\mathrm{W \cdot s}$$

である．

ボルト [V] は「2 点間に 1 A の電流が流れるときの消費電力が 1 W となる電位差」と定義される．電気におけるワット [W] の定義は交流と直流で表現が異なり，交流では「回路に 1 V の正弦波交流を流したとき，同じ位相の 1 A の正弦波交流が流れたときの工率に相当する電力」をいう．「1 C は 1 A の電流によって 1 s 間当たりに運ばれる電気量」なので，

$$1\,\mathrm{A} = 1\,\mathrm{C/s}$$

とし，

$$1\,\mathrm{W} = 1\,\mathrm{A \cdot V} \text{ および } 1\,\mathrm{J} = 1\,\mathrm{W \cdot s}$$

を利用して，アンペア [A] とワット [W] を消去すると，

$$1\,\mathrm{J} = 1\,\mathrm{C \cdot V}$$

が得られる．すなわち，1 C の電気量を電位が 1 V 高いところに運ぶ仕事が 1 J となる．

正解：2)

（第 29 回 午前 問題 21）

Check! ☐ ☐ ☐

問題 2 SI単位の組合せで正しいものはどれか．
1) F ……………………… C・V
2) J ……………………… N・m
3) W ……………………… J・s
4) Ω ……………………… V・A
5) Pa ……………………… N・m^{-1}

解説：

1) 誤　コンデンサの容量 C [F]，両端の電圧 V [V]，電荷量 Q [C]には，次の関係式が成り立つ．
$$Q = CV$$
この関係を単位系で表すと，
$$[F] = [C]\cdot[V]^{-1}$$
の関係にある．したがって，[F] = [C]・[V]は正しくない．

2) 正　仕事 W [J]，力 F [N]，力が加わった長さ L [m]の間には次の関係式が成立する．
$$W = FL$$
この関係を単位系で表すと，
$$[J] = [N]\cdot[m]$$
となる．したがって，この選択肢の組み合わせは正しい．

3) 誤　仕事率 P [W]，仕事 W [J]，仕事をした時間 T [s]の間には次の関係式が成り立つ．
$$W = PT$$
この関係を単位系で表すと，
$$[W] = [J]\cdot[s]^{-1}$$
となる．したがって，[W] = [J]・[s]は誤りである．

4) 誤　抵抗値 R [Ω]，抵抗を流れる電流 I [A]，抵抗の両端の電圧 V [V]の間には次の関係式が成り立つ．
$$V = RI$$
この関係を単位系で表すと，
$$[Ω] = [V]\cdot[A]^{-1}$$
となる．したがって，[Ω] = [V]・[A]は正しくない．

5) 誤　圧力 P [Pa]，加わる力 F [N]，力が加わる面積 S [m]^{2}の間には次の関係式が成立する．
$$F = PS$$
この関係を単位系で表すと，
$$[Pa] = [N]\cdot[m]^{-2}$$
となる．したがって，[Pa] = [N]・[m]$^{-1}$は正しくない．

したがって，正しい内容の選択肢は 2) である．
これらの他にも覚えておくべき単位を次ページにまとめた．

正解：2)

(第26回 午前 問題29)

単位	解説
N（ニュートン）	力の単位である． 「力＝質量 × 加速度」なので，力の単位は kg×m/s^2，[N] = [kg・m/s^2] となる．
Pa（パスカル）	圧力の SI 単位（Le Système International d'Unitès）で，単位面積当たりに働く力を表し，[Pa] = [N/m^2]〔= [N・m^{-2}]〕である．
C（クーロン）	電荷の SI 単位で，1 秒間に 1 [A]（アンペア）の電流で運ばれる電荷（電気量）を 1 [C] という．[C] = [A・s]
H（ヘンリー）	インダクタンスの固有単位記号で，磁束の固有単位記号 [Wb]（ウェーバ）と電流の単位 [A] を使って，[H] = [Wb/A] = [Wb・A^{-1}] で表される．なお，[Wb] は別の SI 単位を使って [Wb] = [V・s] の関係で表せるので，[Wb] = [m^2・kg・s^{-2}・A^{-1}] となり，[H] = [m^2・kg・s^{-2}・A^{-2}] となる．
Gy（グレイ）	放射線によって 1 kg の物質に 1 J のエネルギーが吸収されたときの吸収線量を表す．[Gy] = [J/kg] = [m^2・s^{-2}] である．
T（テスラ）	磁束の方向に垂直な面 1 m^2 につき 1 Wb の磁束密度を表す． [T] = [Wb/m^2] = [kg・s^{-2}・A^{-1}] である．

Check! ☐ ☐ ☐

> **問題 3** 長さ，質量，時間をそれぞれ L，M，T で表すと，力の次元は次のうちどれか．
> 1) $[L \cdot M \cdot T^{-2}]$ 2) $[L^2 \cdot M \cdot T^{-2}]$ 3) $[L^{-1} \cdot M \cdot T^{-1}]$
> 4) $[L \cdot M^2 \cdot T^{-2}]$ 5) $[L^2 \cdot M^2 \cdot T^{-1}]$

解説：

ニュートンの運動の第 1 法則は，力＝質量×加速度である．加速度は 1 秒当たりの速度の変化で，[速度／時間] の次元をもっている．速度は，1 秒当たりに進む距離であるから，[速度]＝[距離／時間] で，結局，[加速度]＝[距離／時間／時間] となる．よって，力の次元は [力]＝[質量・距離／時間$^{-2}$] となる．すなわち $[M \cdot L \cdot T^{-2}]$ である．なお，[ ] は「～の次元」を意味している．

正解：1)

（第 19 回 午前 問題 35）

> **参考！**
>
> **ディメンション**
>
> SI 単位系は独立した基本単位に基づいて，整合性のとれた組立単位を構成している．ただし，SI 単位だけが物理現象の相互関係を説明できるものというわけではなく，単位をまったく抜きにして，長さ，質量，時間といった基本的概念だけでも物理現象の整合性は説明できる．この基本的な要素をディメンション（次元）という．ディメンションは要素がそれぞれ独立した概念であって，それがどんな単位をもっていてもかまわない．
>
> たとえば，長さを L，質量を M，時間を T で表せば，力は $[L \cdot M/T^2]$ または $[L \cdot M \cdot T^{-2}]$ となる．圧力は $[L^{-1} \cdot M \cdot T^{-2}]$ となり，エネルギーについても，同様に $[L^2 \cdot M \cdot T^{-2}]$ で表すことができる．このように物理現象を基本的なディメンションの組み合わせで表現すれば，個々の要素の単位がどのように決められていようとも，その単位系による数値を計算することができる．
>
> 医療現場でも，すべての量が必ずしも SI 単位系で表示されているとは限らない．実際に圧力などは [Pa] だけでなく，[mmHg] や [cmH$_2$O]，[kg/cm^2] など，分野によっていろいろな単位が共存しているのが現状である．このような状態でも，単位の変換が必要な場合には単に変換表などに頼るばかりでなく，一度ディメンションの概念に戻って納得できる変換をしてみるとよいだろう．

Check! ☐ ☐ ☐

問題 4 100 mmHg の圧力が 1 cm² の面に加えられたとき，面に作用する力は何 N か．ただし，水銀の比重を 13.6 とする．

　　　　1) 1.33　　　　2) 13.9　　　　3) 133　　　　4) 266　　　　5) 1390

解説：

圧力は単位面積当たりの力として定義されている．逆にいうと，圧力と作用する面全体の面積を掛け合わせたものが力となる．力の単位は [N]（ニュートン）なので，圧力の単位は [N/m²] となる．SI 単位では，この組立単位を基に圧力の単位として [Pa]（パスカル）を定義している．

$$1\ \text{Pa} = 1\ \text{N/m}^2 \tag{1}$$

となる．圧力は従来からさまざまな単位で測定されてきたため，現在でも多くの単位系による表示がみられる．特に医療の分野では，血圧，呼吸器の圧力など，生理情報としての圧力が価値ある診断情報であり，古くから使われていた測定装置による単位が現在でも使用されている．古い単位系で表現される数値は [Pa] で示した数値と大きく異なるので，異なった単位間の数値を混在させると医療現場では大きな混乱をきたすことになる．

1 mmHg の圧力とは水銀（Hg）1 mm の高さに相当する圧力のことである．Hg が断面積 1 m² の容器に 1 mm の高さで存在すると，その体積は $10^4 \times 0.1$ cm³ となる．Hg の比重を 13.6 とすると質量は 13.6×10^3 g = 13.6 kg になる．この質量が作用したときの力 F [N] は重力加速度を g [m/s²] とすると，$13.6 \times g$ [N] であり，g は 9.8 m/s² なので，$F = 13.6 \times 9.8 =$ 133 N になる．したがって，血圧の表現で使用される [mmHg] を [Pa] で換算すると，

$$1\ \text{mmHg} = 133\ \text{N}/1\ \text{m}^2 = 133\ \text{Pa} \tag{2}$$

となり，2 桁も違う値となってしまう．

正解：1)

(第 33 回 午前 問題 27)

Check! □ □ □

> **問題 5** 圧力（絶対圧）が一番低いのはどれか．
> 1) 1 Pa　　　2) 1 kgf/cm² 　　3) 1 mmHg 　　4) 1 cmH₂O 　　5) 1 atm

解説：

圧力の SI 単位は [Pa]（パスカル）で統一されているが，医療現場ではさまざまな単位が混在して使用されているため，場合によっては換算することもある．圧力の換算は下表を用いることで容易にできるが，物理量としての基本原則を理解することは重要である．圧力表示の考え方では，完全な真空を基準（圧力 0）として測った圧力を絶対圧といい，大気圧を基準（圧力 0）として測った圧力をゲージ圧という．

圧力は単位面積当たりの力と定義される．1 m² に対する 1 N（ニュートン）の圧力を 1 Pa と表す（1 Pa = 1 N/m²）．1 N は 1 kg の質量をもつ物体に 1 m/s² の加速度を生じさせる力と定義され，地球上では 1 N はおよそ 0.1 kgf である（1 kgf = 9.8 N/m²，f は kg の単位が質量ではなく重さを表すことを意味する）．

[mmHg] は生体内圧（血圧，頭蓋内圧，気道内圧，膀胱内圧など）の計算に用いられる単位で，わが国の現在の計量法では，血圧測定などの医療分野での使用に限り認められている．水中圧 [cmH₂O] も同様である．1 mmHg とは水銀を 1 mm だけ押し上げる圧力を指し，断面積が 1 cm² の円柱では水銀の比重を 13.6 とすると 1.36 g/cm² に相当する．これを水に置き換えると 1.36 cmH₂O になる．

また，標準大気圧 1 atm（アトム，気圧）を 760 mmHg とするため，1 atm = 760 mmHg = 101,325 Pa となり，1 mmHg = 101,325/760 ≒ 133.3 Pa となる．さらに，1 cmH₂O = (1/1.36) × 133.3 ≒ 98.0 Pa となる．

選択肢の値をすべて [Pa] に換算すると，1) 1 Pa，2) 1 kgf/cm² → 9.8×10^4 Pa，3) 1 mmHg → 133.3 Pa，4) 1 cmH₂O → 98.0 Pa，5) 1 atm → 101,325 Pa となり，一番低い圧力は選択肢 1) になる．

表 単位変換表

	MPa(N/mm²)	Pa(N/m²)	kgf/cm²(at)	atm	mmHg(Torr)	cmH₂O(水柱)
MPa(N/mm²)	1	1×10^6	10.197	9.869	7500.62	10,197
Pa(N/m²)	1×10^{-6}	1	1.0197×10^{-5}	9.8693×10^{-6}	7.50062×10^{-3}	1.0197×10^{-2}
kgf/cm²(at)	9.80665×10^{-2}	9.80665×10^4	1	0.9678	735.559	1000
atm	0.101325	101,325	1.0332	1	760	1033.2
mmHg(Torr)	1.33332×10^{-4}	133.32	1.35951×10^{-3}	0.001316	1	1.3595
cmH₂O(水柱)	9.8065×10^{-5}	98.0665	1×10^{-3}	9.678×10^{-4}	0.735559	1

1 at（アト：工学気圧）= 1 kgf/cm² = 98066.5 Pa（パスカル）．

正解：1)

（第 34 回 午前 問題 21）

Check! ☐ ☐ ☐

問題 6 粘性率の単位として正しいのはどれか．

1) J/s　　2) K・mol　　3) N・m　　4) Pa・s　　5) W・s

解説：
粘性は物質の流動性を表す指標である．粘性のある流体内部に層状の部分を考え，この層を動かしたときに層に接する液体との摩擦により接触面で応力が発生し，液体の位置は次第に元の位置からずれる．このように働く応力をずり応力という．
ずり応力は接触面の単位面積当たりに作用する力 $[N/m^2]$ のことであり，単位は $[Pa]$ となる．流体のある部分が動くと，ずり応力によって次々とその下面の液体が引きずられて動きだす．それぞれの層には速度の差が現れる．この速度の差を層の間の距離で割り算して，速度の勾配 γ $[(m/s)/m]$ をずり速度と定義する．
ずり速度は流体内部の距離当たりの流体のずれの大きさの時間的変化であり，単位は $[1/s]$ となる．最も単純に，ずり速度 γ がずり応力 τ に比例すると考えると，

$$\gamma = k \cdot \tau$$

と記述できる．k の単位は $\frac{\gamma}{\tau}$ の単位と一致し，$[(1/s)/Pa]$ である．ここで，比例係数の逆数 $\frac{1}{k} = \mu$ と定義すると

$$\gamma = \frac{\tau}{\mu}$$

で表すことができる．このとき，μ は流体の動きにくさを表す指標で，粘性率という．粘性率の単位は $\frac{1}{k}$ の単位をもつので，$[Pa \cdot s]$ となる．

正解：4)

（第 37 回 午前 問題 21）

問題 7 次の組合せで関連のうすいものはどれか．
1) ボイル・シャルルの法則 …… 層流
2) ベルヌーイの定理 ………… 流れのエネルギー
3) アルキメデスの定理 ………… 浮力
4) 臨界レイノルズ数 ………… 乱流
5) ポアズイユの法則 ………… 粘性抵抗

解説：
物理の法則の概略を問う問題である．それぞれを簡単に解説する．

1) 誤　気体の体積と圧力と温度との関係を示す法則である．なお層流とは，流線が交わらない，同じ流速の部分が層をなして流れる流れである．
2) 正　粘性のない理想流体の「圧力（エネルギー）と運動エネルギーおよび位置のエネルギーの総和は一定である」という法則である．
3) 正　浮力の説明に応用される原理で，「水中では，沈んだ物体の体積分の水の重さだけ軽くなる（浮力が生まれる）」と表現できる．
4) 正　レイノルズ数とは，流れが層流であるか乱流であるかを見極めるための無次元数で，2000を超えると乱流になる．この限界値を臨界レイノルズ数という．
5) 正　ハーゲン・ポアズイユの法則ともいう．円管中に粘性流体（水や血液など）が流れるとき，その流量は前後の圧力差および半径の4乗に比例し，粘性係数および管の長さに反比例するという法則のことである．粘性による流れにくさを粘性抵抗という．

正解：1)

（第18回 午前 問題38）

Check! □ □ □

問題 8 月面の重力加速度は地球に比べおよそ $\frac{1}{6}$ である．地球上で6 kgの質量を持つ物体をある高さから落下させたとき，地面に到達するまでに2秒かかった．この物体を月面で地球上での場合と同じ高さから落下させたとき，地面に到達するまでにかかる秒数に最も近い整数はどれか．

1) 2   2) 5   3) 8   4) 12   5) 24

解説：
月面でも地球と同様に重力加速度は存在している．月面の重力は地球に比べおよそ1/6である．重力は物体を引っ張る力として働き，重力の存在下に置かれた物体は重力による一定の加速度で落下する．地球上で考えると，質量6 kgの物体には重力加速度 g （9.8 m/s^2）が作用する．これは毎秒 g [m/s]だけ速度が増加することを意味している．

まず，地球上での落下の状態を考えてみよう．初期の速度は0であり，2秒で地上まで落ちたので最終的な速度は $2 \times g$ となる．平均的な速度は $\frac{0+2g}{2} = g$ である．この平均速度で2秒間経過すると，落下距離 $2g$ が得られる．落下時間を t で表すと，落下距離 H は，

$$H = \frac{gt^2}{2}$$

となる．

次に月面での状態を考える．月面での重力を G（$= g/6$）とする．落下距離が地球上と同じと考えているので，$H = \frac{Gt^2}{2}$ に $H = 2g$，$G = g/6$ を代入して t を計算する．

よって，$2g = \frac{gt^2}{6 \times 2}$ より，$t^2 = 24$ となり，t はおよそ5秒となる．

正解：2）

（第32回 午前 問題25）

Check! □□□

問題 9 1階（地上）に静止していたエレベーターが図に示すように一定の加速度で上昇し始め，15秒後に一定の速度に達した．そのあとエレベーターは20秒間一定の速度で上昇（等速度運動）してから一定の加速度で15秒間減速して最上階に達した．最上階の高さは地上から約何mか．

1) 200
2) 333
3) 350
4) 500
5) 634

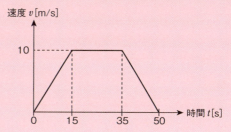

解説：
この問題を解くためには，速度を増大させながら上昇している初めの15秒，一定の速度で上昇している次の20秒，減速しながら上昇している最後の15秒間に分けて考える．それぞれの時間にどれだけ上昇したかを計算できれば，それらの総和が最上階までの距離になる．

①初めの15秒で初速0 m/sから一定の加速度（速度の上昇率が一定）で15秒後に速度10 m/sに到達した．この間の平均速度は$(0 + 10)/2 = 5$ m/sとなり，15秒で$5 \times 15 = 75$ mの移動になる．

等加速度運動では，初速度を0としたとき，加速度をaとして時間tでの移動距離xを$x = at^2/2$で表すが，xを$at/2$とtの積と考えれば，初めの項が平均速度（初速度0と終速度atの算術平均）となるので，加速度の計算をしなくても答えは簡単に得られる．

②次の20秒間は一定の速度10 m/sが20秒続くので，$10 \times 20 = 200$ mの移動となる．

③最後の移動量は，初速10 m/sから一定の加速度（速度の減少率が一定）で15秒後に速度0 m/sに到達した．平均速度は$(10 + 0)/2 = 5$ m/sとなり，15秒で$5 \times 15 = 75$ mの移動になる．

①②③より，$75 + 200 + 75 = 350$ mが総移動距離，すなわち最上階の高さになる．

正解：3)

（第36回 午前 問題25）

問題10 表面張力について正しいのはどれか．
1) 表面積を大きくしようとする性質をもつ．
2) 単位はN・mである．
3) 温度が高くなると小さくなる．
4) 水よりも水銀のほうが小さい．
5) 固体には表面張力はない．

解説：
表面張力は，液体の分子間に働く凝集力の作用によると考えることができる．液体の内部では，分子同士が凝集力をもつ分子間力で互いに引き合っている．ところが液体表面近傍では液体の外からの凝集力が働かないので，表面の分子には凝集力が偏って作用し，液面内側と側面方向に引っ張られる力だけが作用する．この結果，液体表面は表面積が最も小さくなった状態で安定する．

たとえば，無重量状態で水滴が存在するとき，水滴内の水分子が互いに引き合い，ひと塊になるが，安定した状態では水は球状に集まる．球は同じ体積で最も表面積の小さな形状である．表面張力の作用で球状になった水滴について，力の釣り合いを考える．表面張力は球を縮める方向に働き，これに対して球の内部では球を押し広げる方向に圧力が作用する．両者の釣り合いによって安定した球の表面形状が決まる．いま，球を半分に割って考えると，分割した面の外周には表面張力が作用する．張力は球体表面を互いに引き付けるように働き，単位長さ当たりの張力をT，張力の合計となる力をFとすると，半径rの球体の上半分は，

$$F = 2\pi r \cdot T \tag{1}$$

の力で下に引っ張られる．表面張力の単位は式に示されるように，力を長さで除した[N/m]である．一方，内圧をpとすると，上半分の球体には中心から球体表面に向かって圧力が作用し，半球は全体として上部に押されることになる．このとき，圧力の横方向の合力は半球の対称性から0となるので，結局，半球の断面積と圧力の積に相当する力F'は

$$F' = \pi r^2 \cdot p \tag{2}$$

となる．FとF'が釣り合うので，式(1)，式(2)より

$$2\pi r \cdot T = \pi r^2 \cdot p$$

が成立し，

$$T = \frac{r \cdot p}{2} \text{ または } p = \frac{2T}{r} \tag{3}$$

となる．この式をラプラスの式という．

液体を構成する物質や温度による分子の運動によって分子間力が異なるので，物質ごとに表面張力の大きさは異なっている．一般に温度が上昇すると分子の運動が大きくなり，これが斥力として働くので表面張力は小さくなる．水の表面張力は温度が20℃の場合およそ73 mN/mであるが，水銀ではこの6倍を超える480 mN/mになる．

正解：3)

(第37回 午前 問題24)

Check! ☐ ☐ ☐

問題11 表面張力の働きで誤っているものはどれか.
1) 濃い食塩水中で鶏卵が浮き上がる.
2) 1円玉を水に浮かせることができる.
3) 吸い取り紙に水が吸い上げられる.
4) 液体表面のごく薄い層に働く.
5) 落下する液体が球状になる.

解説：
表面張力とは，液体が自らの表面を小さくしようとする性質である．これは，液体表面の分子は液中の分子に比べ，液内部への引力を強く受けることによって生じる．
選択肢1)は浮力の性質を示す文章で，これが誤りである．
選択肢2)の1円玉(アルミニウム)にも浮力は働くが，アルミニウムの比重が2.7と大きいため，水中では沈む．水面で浮かせることができるのは，重力に打ち勝つ表面張力が働いているからである．
選択肢3)～5)は表面張力の性質を表している．

正解：1)

(第26回 午前 問題27)

Check!☐☐☐

問題12 水面下 30 m のところで発生した泡の体積は，水面に達する直前におよそ何倍になるか．ただし，水の温度は一定とする．
　　1) 2　　　　2) 3　　　　3) 4　　　　4) 6　　　　5) 8

解説：
容器の容積とその内圧と温度との間にはボイル・シャルルの法則があるが，温度が一定の領域では，容積 (V) と内圧 (P) の積は一定である ($PV =$ 一定)．

うっかりすると間違える問題である．水面では水圧はかかっていないが，大気圧 (1 気圧) がかかっているので，水面での気泡の内圧は $P_0 = 1$ 気圧である．

水圧は 10 m もぐるごとに 1 気圧上がるので，水面下 30 m では水圧は 3 気圧である．ここにも大気圧がかかっているので，本当の気泡の内圧 $P_{30} = 4$ 気圧である．

よって，水面下 30 m のところで発生した気泡の内容積は，水面では 4 気圧 /1 気圧 = 4 で，4 倍になるわけである．

正解：3)

(第 18 回 午前 問題 28)

Check! □ □ □

問題 13 0℃,1 気圧の空気 1 L を図のようなピストンに入れ,加熱した.加熱によって圧力が 2 気圧,温度が 546℃になった.このとき,空気の体積は何倍になるか.

1) 0.5
2) 1.0
3) 1.5
4) 2.0
5) 3.0

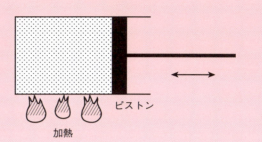

解説：

ボイル・シャルルの法則により $\dfrac{PV}{T}=$ 一定であるから,$\dfrac{P_1V_1}{T_1}=\dfrac{P_2V_2}{T_2}$ が成り立つ.

$P_1 = 1$ atm,$V_1 = 1$ [L],$T_1 = 0 + 273 = 273$ K
$P_2 = 2$ atm,$V_2 = x$ [L],$T_2 = 546 + 273 = 819$ K

∴ $x = (1 \times 1/273) \times (819/2) = 1.5$ L

これより,1.5 倍になる.

正解：3)

(第 23 回 午前 問題 33)

Check! □ □ □

問題 14 1 atm（気圧）で 7000 L の酸素を等温で圧縮して 150 atm（気圧）にすると,その体積はおよそ何 L になるか.

1) 3.5   2) 10   3) 21   4) 40   5) 47

解説：

理想気体では,温度一定下で気体の圧力（P）と体積（V）とは反比例する.これをボイルの法則という.

これを式で表すと,$P \times V = C$（C は定数），すなわち,$P_1 \times V_1 = P_2 \times V_2$ となる.

$1 \times 7000 = P_2 \times 150$

∴ $P_2 = \dfrac{7000}{150} = 46.7$

実在の気体では,分子間引力並びに分子の排除体積の影響を受けボイルの法則から若干ずれることが知られているが,この問題の条件では大きな誤差にはならない.

正解：5)

(第 26 回 午前 問題 60)

Check! ☐ ☐ ☐

問題15 比重が ρ_0 の液体に比重 ρ_1 の物体が浮いている．このとき，液面より上部にある物体の体積を V_1，液面より下にある体積を V_2 とすると，$\dfrac{V_1}{V_2}$ はいくらか．

1) $\dfrac{\rho_1}{\rho_0}$　　　2) $\dfrac{\rho_0}{\rho_1}$　　　3) $\dfrac{\rho_1}{\rho_0} - 1$　　　4) $\dfrac{\rho_0}{\rho_1} - 1$　　　5) $1 - \dfrac{\rho_0}{\rho_1}$

解説：
浮力は物体が排除した液体にかかる力なので，物体が液体を押す力に等しいとすると，以下の等式が成り立つ．

$$\rho_0 \times V_2 = \rho_1 \times (V_1 + V_2)$$

これを変形すると，

$$\dfrac{V_1}{V_2} = \dfrac{\rho_0}{\rho_1} - 1$$

が得られる．

正解：4)

（第 25 回 午前 問題 35）

> **参考！**
>
> 　浮力は流体の圧力によって生ずる力である．下図に浮力の発生する原理を示す．水中に断面積 S，高さ L，密度 ρ_m の水より密度の高い円柱状の物体を糸で吊す．この物体は水位による水の圧力を受ける．物体の側面では受けた圧力による力はどの方向に対してもつり合うので，合力としての力は働かない．一方，上面と底面では圧力の差があるので，結果として物体に力が作用することになる．
>
> 　物体の上面を水中に深さ h だけ沈めたとき，水の密度を ρ とすると，物体の上面にはその上部にある水の圧力 $\rho \cdot g \cdot h$ が作用する．ただし g は重力加速度である．また，底面では $\rho \cdot g \cdot (h+L)$ の水圧が働く．これらが，等しい断面積 S に加わるので，圧力による力は下方に $S \cdot \rho \cdot g \cdot h$，上方に $S \cdot \rho \cdot g \cdot (h+L)$ となる．また，物体は，その自重によって下方に $S \cdot L \cdot \rho_m \cdot g$ の力で引っ張られる．これらの力を総合すると，物体に加わる力の総和 W は，
>
> $$W = S \cdot L \cdot \rho_m \cdot g + S \cdot \rho \cdot g \cdot h - S \cdot \rho \cdot g \cdot (h+L)$$
> $$= S \cdot L \cdot \rho_m \cdot g - S \cdot \rho \cdot g \cdot L \tag{1}$$
>
> となる．$S \cdot L$ は物体の体積であり，これを V とすると，
>
> $$W = V \cdot \rho_m \cdot g - V \cdot \rho \cdot g \tag{2}$$
>
> の力となり，物体の体積に等しい水の重さ $V \cdot \rho \cdot g$ だけ，張力が減っていることになる．すなわち，液体（流体）中に沈めた物体は物体が排除した液体（流体）の重量に等しい浮力を受ける．また，浮力は物体を沈めた深さ h には関係ない．この原理をアルキメデス（Archimedes）の原理という．氷が水に浮かぶのもこの作用による．鉄などで造った船でも水が入らないように設計すれば，やはり船自体が排除した体積に等しい浮力を受けるので，水に浮くことができる．
>
>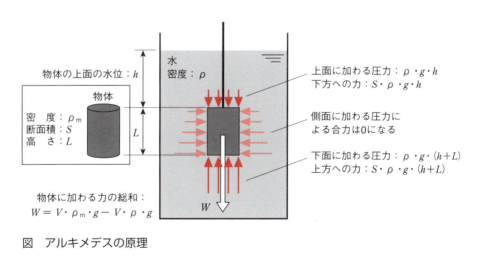
>
> 図　アルキメデスの原理

問題16 図はバネとおもりの単振動をグラフで示したものである．おもりの速度および加速度が正の向きに最大となる点の組合せはどれか．

	速度が最大	加速度が最大
1)	A	B
2)	A	D
3)	B	C
4)	C	A
5)	C	D

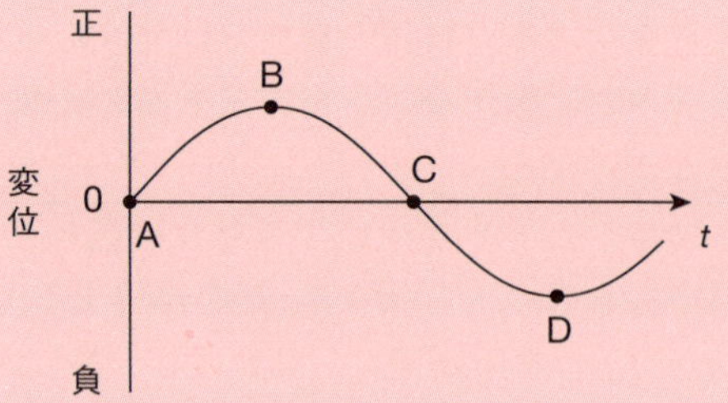

解説：
加速度は速度の微分（時間変化）であり，速度は変位の微分であることを考えてグラフを描けばわかる．単振動の運動方程式はバネの変位による力とおもりの慣性力のつり合いで示され，その解は $y = A \sin wt$ となる．ただし，y は変位，w は振動の角速度，t は時間である．
この式から，$y = A \sin(wt)$ となる．
速度は $v = dy/dt = A \cdot w \cos(wt)$，加速度は $a = dv/dt = -Aw^2 \sin(wt)$ となる．
よって，速度が最大になるのは A 点であり，加速度が最大になるのは D 点である．

正解：2)

（第17回 午前 問題22）

Check! □ □ □

問題17 バネにおもりをつけて単振動を起こしたとき，周期 T [s] を表す式はどれか．ただし，バネ定数を k [N/m]，おもりの質量を m [kg] とする．

1) $T = 2\pi\sqrt{\dfrac{m}{k}}$ 2) $T = 2\pi\sqrt{\dfrac{k}{m}}$ 3) $T = 2\pi\dfrac{m}{k}$

4) $T = 2\pi\dfrac{k}{m}$ 5) $T = 2\pi mk$

解説：

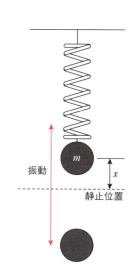

右図のようにバネに質量 m のおもりを下げ，力を加えておもりを引き下げた後で手を離すと，おもりは上方に動き出し上下に振動を繰り返す．このとき，おもりが静止位置から x だけ移動したときの力の吊り合いについて考える．静止時より x だけバネが縮んでいるので，バネには $k \cdot x$ の力が働く．また，変位が x であるとき，おもりの速度 v は変位の時間微分，すなわち $\dfrac{dx}{dt}$ であり，加速度 a は二次微分の $\dfrac{d^2x}{dt^2}$ と表すことができる．加速度運動しているおもりには加速度に比例した力として，振動数 $f = m \cdot a = m \cdot \dfrac{d^2x}{dt^2}$ が慣性力として作用する．運動時の力の吊り合いは，$m \cdot \dfrac{d^2x}{dt^2} + k \cdot x = 0$ の式，すなわちおもりの運動を表す運動方程式として与えられる．

この方程式を解いて x と t との関係を求めれば，運動の様子を時間的な位置の変化として知ることができる．微分方程式を解くには，それなりの数学的な知識が必要であるが，方程式の解は，

$x = A \cdot \sin(\omega_0 \cdot t + \alpha)$

となる．ここで，A は振幅，ω_0 は角振動数（固有角振動数とも呼ばれる．角速度と同じ意味をもつ．この式では $\omega_0 = \sqrt{\dfrac{k}{m}}$）であり，$\alpha$ は運動の初期状態の位置（位相）を表す．振動の周期 T は1周期の角度が 2π なので，$T = \dfrac{2\pi}{\omega_0} = 2\pi\sqrt{\dfrac{m}{k}}$ である．f は $f = \dfrac{1}{T}$ で与えられる．

このような運動を単振動という．単振動では，初期条件で与えられた運動が永久に持続し，外力がまったくない状態でも振動が繰り返される．

正解：1)

（第35回 午前 問題40）

Check! □ □ □

問題18 図aのように，バネ定数kのバネ2本を直列に接続しておもりをつり下げたとき，伸びはlであった．次に，このバネを図bのように並列に接続して，同じおもりをつり下げた場合，伸びはlの何倍になるか．いずれの場合もフックの法則が成り立つものとする．

1) 2 2) 1 3) $\dfrac{1}{2}$ 4) $\dfrac{1}{\sqrt{2}}$ 5) $\dfrac{1}{4}$

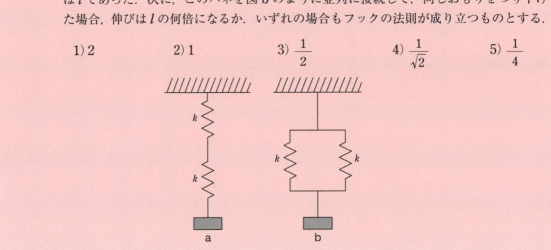

解説：
加えた力Fとバネの伸びxとの間には，バネ定数kとすれば，$F = kx$という関係がある．
aの場合，上のバネにも下のバネにも，おもりの重さがかかるので，上の伸びと下の伸びは同じである（厳密には，上のバネにはおもりの重さと下のバネの重さがかかり，下のバネにはおもりの重さだけなので，伸びは若干違う．しかし，ここではバネの重さは無視して議論する）．おもりにかかる重力をFとすれば，1つのバネの伸びは$x = F/k$であるから，全体の伸びlは$l = 2x$である．
一方，bの場合，おもりを2つのバネで支えているので，それぞれのバネには$F/2$の重力がかかっている．よって，伸びはそれぞれ$x/2$である．
よって，bの場合の伸びはaの場合の1/4になる．

正解：5)

（第18回 午前 問題27）

Check! □ □ □

> **問題19** 音波について正しいものはどれか.
> 1) 電磁波の一種である.
> 2) 短波長ほど媒質中で減衰しやすい.
> 3) 真空中も伝搬する.
> 4) 空気中の音速は水中の音速より大きい.
> 5) 回折現象を起こさない.

解説：

1) 誤　音波は普通，可聴周波数帯の弾性波（弾性体を伝わる弾性振動の波）をいうが，可聴周波以上の超音波や，逆に，可聴周波以下の超低周波をも含むことがある．普通は空気中の波をいうが，固体や液体中の弾性波も指す場合がある．一方，電磁波は電磁界の振動が伝搬する現象を指す．

2) 正　音波は伝搬に伴って減衰する．媒質中を x 方向に伝搬する場合，音のエネルギー強度 I は次式で表される．

$$I = I_0 \exp(-\mu x)$$

ここで，I_0 は $x = 0$ の点における強度であり，μ は減衰定数である．
減衰の原因は，吸収，散乱および拡散である．音の吸収は，粘性による内部摩擦，熱伝導，緩和過程などにより生じる．前二者は，音波周波数の2乗に比例して増大する．したがって，周波数が高くなるほど，すなわち波長が短くなるほど，減衰が大きくなる．

3) 誤　音波は媒質がない真空中では伝搬しない．これに対し，電磁波は真空中でも伝搬する．

4) 誤　音波の伝搬速度は，

$$\sqrt{\frac{媒質の体積弾性率}{媒質の密度}}$$

で与えられ，媒質の特性によって異なる．空気中では，常温で 340 m/s，水中では約 1500 m/s で，水中のほうが速い．

5) 誤　光と同様，障害物の陰の部分に回り込む回折現象を起こす．

正解：2)

（第24回 午前 問題30）

問題20 音について誤っているのはどれか.
1) 空気中の音速は気温が高くなると遅くなる.
2) 音波は音響インピーダンスの異なる媒質の境界面で反射される.
3) 液体中の音速は固体中の音速より遅い.
4) 音の強さは振幅によって決まる.
5) 可聴域の音波の振動数はおよそ 20 Hz から 20 kHz である.

解説:

1) 誤　空気中の音速は気温が高くなると速くなる. 一般に音速は, 媒質の温度, 密度, 圧力によって変化する. 大気圧の乾燥状態の空気では, 気温が t℃のとき, 音速 C は,
$$C = 331.5 + 0.6t$$
となる.

2) 正　音波は**音響インピーダンス**の異なる媒質の境界面で反射される. 超音波診断装置では, この現象を利用して生体内臓器の境界面を描出している.

3) 正　同じ物体であれば, 音速は相の変化に大きく依存する. たとえば, 氷と水, 水蒸気中の音速は固体である氷で最も速く, 次いで液体である水, 気体である水蒸気の順になる. このとき, 液体および気体では音波は縦波(粗密波)となるが, 固体中では, 縦波(P波という)と横波(S波という)が同時に発生する地震のように, 縦波に加えて少し速度の小さい横波が伝わる.

4) 正　音の強さは音波のもつエネルギーの大小に関係する. 音波だけでなく, 波の強さとは, 波動によって単位時間に運ばれる単位体積当たりのエネルギーの量のことである. 波の単位時間の移動量は速度 v に相当し, 正弦波の場合, 波の強さ(エネルギー) I は,
$$I = 2\pi^2 \cdot \rho \cdot f^2 \cdot a^2 \cdot v$$
または,
$$I = \frac{a^2 \cdot \omega^2 \cdot \rho \cdot v}{2}$$
となる. ただし, ρ は媒質の密度, f は周波数(ω は角速度: $\omega = 2\pi f$), a は振幅, v は速度である. I の単位は $(J/m^3) \cdot (m/s) = J/(s \cdot m^2) = W/m^2$ となる.

5) 正　鼓膜から伝わった音は, 蝸牛内部を満たしたリンパ液を介して蝸牛の基底膜を振動させる. 基底膜の上にある有毛細胞では振動により屈曲して活動電位が発生し, これが聴神経へと伝達される. 音の音色や高低の弁別は音波に含まれる周波数に依存するが, これを聞き分けることができるのは, 基底膜の振動する場所が音波の周波数によって異なるためである. 可聴音の振動数はおよそ 20 Hz 〜 20 kHz である.

正解:1)

Check! □ □ □

問題 21 水中を伝搬する 5 MHz の超音波の波長に最も近いのはどれか．
1) 3 μm　　　2) 30 μm　　　3) 0.3 mm　　　4) 3 mm　　　5) 3 cm

解説：
超音波の波長（λ），音速（c），周波数（f）の間には次の関係がある．

$$\lambda = \frac{c}{f}$$

水中での超音波の音速は約 1500 m/s であるから，上式に $f = 5 \times 10^6$ Hz，$c = 1500$ m/s を代入すると，$\lambda = 3 \times 10^{-4}$ m が求められる．正解は，選択肢 3) の 0.3 mm である．

正解：3)

（第 25 回 午前 問題 58）

問題22 観測者と音源が，図のように一直線上を移動している．観測される音の振動数が最も高い場合はどれか．ただし，観測者と音源は十分離れているものとし，移動速度は矢印の方向を正とする．

	観測者の速度	音源の速度
1)	+ 5 m/s	0 m/s
2)	0 m/s	+ 10 m/s
3)	+ 5 m/s	+ 10 m/s
4)	+ 5 m/s	− 10 m/s
5)	− 5 m/s	+ 10 m/s

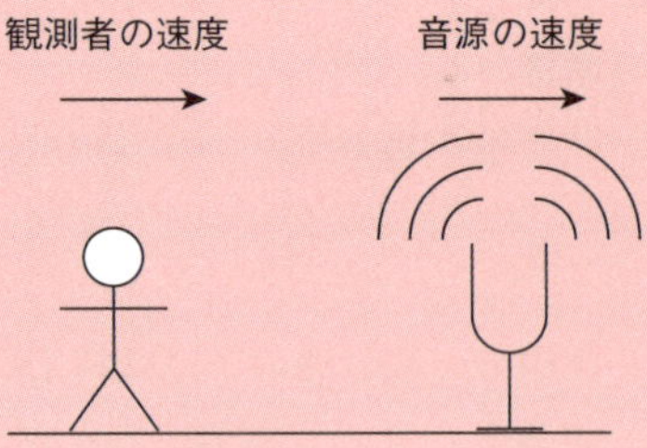

解説：
ドプラ効果の問題である．音源と観測者が互いに近づく速度が大きいほど，ドプラ効果は顕著に現れ，観測される周波数は高くなる．

問題の図では，観測者の速度が正（+）であるということは，音源に近付くことを意味しており，音源の速度が負（−）であるということは，観測者に近づくことを意味している．よって，観測者の速度が+に最も大きく，音源の速度が−に最も大きい組合せを選べばよい．

よって正解は選択肢4)で，互いに15 m/sで近付いている．ちなみに，空気中の音速を340 m/sとすると15/340 = 0.044で，この場合，音の周波数の変化は4.4％程度である．

正解：4)

（第17回 午前 問題32）

Check! ☐ ☐ ☐

問題23 静止している観測者に向かって音源が音速の $\frac{1}{10}$ の速さで近づくとき，観測者が聞く音の振動数は音源が出す音の振動数の何倍か．

1) $\frac{9}{10}$ 2) $\frac{10}{11}$ 3) $\frac{11}{10}$ 4) $\frac{10}{9}$ 5) $\frac{11}{9}$

解説：

ドプラ効果は，音源や観測者が移動していると，音源の周波数（振動数）とは異なる周波数の音が聞こえることをいう．ドプラ効果は音源と観測者の相対的な移動速度で説明できるように思えるかもしれないが，実際には，音源が動く場合と観測者が動く場合では考え方が異なる．音速 C [m/s]，音源の発する音の周波数 f_s [Hz]，音源の速度 v_s [m/s]，観測者の速度 v_o [m/s]，観測される音の周波数 f_o [Hz] とする．

観測者が静止して音源が等速度で近付いている場合（観測者に近付く方向の速度を正とする）を考える．次ページ図 a のように，一定時間 t が経過して音が観測者に到達したとき，音源は $v_s \cdot t$ だけ近い位置にある．音は音源の移動にかかわらず同じ媒質中を進むので，音速自体は変わらない．よって，一定時間 t の間に発した音が移動する距離 L は，

$$L = C \cdot t - v_s \cdot t \tag{1}$$

となる．音源の周波数は f_s なので，時間 t 内の音波の数 N は，$N = f_s \cdot t$ となる．観測者の聞く音波の波長 λ_o は L/N となるので，

$$\lambda_o = \frac{C \cdot t - v_s \cdot t}{f_s \cdot t} = \frac{C - v_s}{f_s} \tag{2}$$

である．観測者は波長の短い音波（すなわち周波数の高い音波）を聞くことになる．

したがって，観測者の聞く音の周波数 f_o を波長から計算すると，

$$f_o = \frac{C}{\lambda_o} = f_s \frac{C}{C - v_s} \tag{3}$$

となり，観測者の聞く音波の周波数は元の周波数 f_s の $\frac{C}{C - v_s}$ 倍に増える．

設問はこの場合の周波数（振動数）変化を問うているので，静止している観測者に向かって音源が音速の 1/10 の速さで近付くと，f_o は f_s の $1/(1 - 0.1) = 10/9$ 倍になる．

一方，次ページ図 b のように，音源が静止して観測者が速度 v_o で音源に近付いている場合（音源に近付く方向の速度を正とする），時間 t の間に音波は $C \cdot t$ 進み，観測者自身は $v_o \cdot t$ 音源に近付く．このとき観測者は，距離 L $(L = C \cdot t + v_o \cdot t)$ の間にある音波を聞くことができる．

音波の波長 $\lambda = \frac{C}{f_s}$ は変わらないので，観測者が時間 t の間に聞く周波数 N_o は，

$$N_o = \frac{L}{\lambda} = \frac{C \cdot t + v_o \cdot t}{\lambda} \tag{4}$$

である．よって，観測者の聞く音の周波数 f_o は $N_o = f_o \cdot t$ なので，

a) 観測者が静止して音源が等速度で近付いている場合

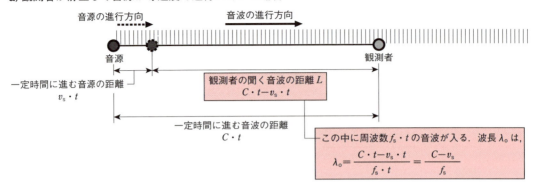

b) 音源が静止して観測者が等速度で近付いている場合

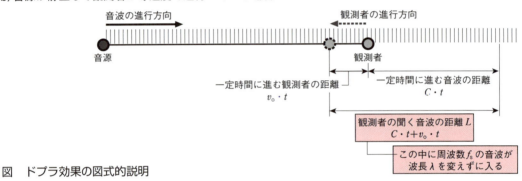

図　ドプラ効果の図式的説明

$$f_\mathrm{o} = \frac{C+v_\mathrm{o}}{\lambda}, \quad f_\mathrm{o} = f_\mathrm{s}\frac{C+v_\mathrm{o}}{C} \tag{5}$$

が得られる．
観測者と音源が同時に動くときは，これら式(3)と式(5)を組み合わせて，

$$f_\mathrm{o} = f_\mathrm{s}\frac{C+v_\mathrm{o}}{C-v_\mathrm{s}} \tag{6}$$

が成立する（音源と観測者の移動速度の符号は両者が近付くときに正となるように決めてある）．

ドプラ効果は，定性的には音源と観測者のいずれが動いても，両者が近付く方向への移動であれば周波数が高くなり，離れれば低くなる．しかし，式にして記述すると，それぞれの移動速度が分母と分子に分かれてしまい，異なった理由を考えなくてはならないことがわかる．

正解：4)

（第33回 午前 問題22）

Check! □ □ □

問題24 障害物の陰にある図のA点でもいくらか音が聞こえるのは，どの現象によるものか．

1) 音の回折　　2) 音の屈折　　3) 音の反射　　4) 音の干渉　　5) 音の共振

解説：
音（波動）の性質に関する問題である．用語とその意味を知る必要がある．

1) 正　音が障害物にぶつかったとき，障害物の端（エッジ）が新たな波源となってそこから拡がっていく．これをホイヘンスの原理というが，このようにして障害物の裏側まで到達する現象を回折という．
2) 誤　異なる媒質の境界面で，その中での速度の違いによって音が折れ曲がって進むことを屈折と呼ぶ．
3) 誤　音は音響インピーダンスの異なる界面で反射する．
4) 誤　2つ以上の音波の波が重なりあって，互いに強めあったり弱めあったりする現象を干渉という．うなりも干渉の1つの現象である．
5) 誤　音叉を鳴らし，同じ振動数の止まっているもう1つの音叉に近付けると，その音叉もやがて鳴り始める．この現象を共振という．

正解：1)

（第18回 午前 問題32）

> **問題25** 音波について誤っているものはどれか．
> 1) 空気や水中で伝搬する音波は粗密波である．
> 2) 波が重なるとき，位相の関係により干渉が生ずる．
> 3) 伝搬速度は音波の周波数に比例する．
> 4) 音波は音響インピーダンスの異なる界面で反射する．
> 5) 波長と同じ程度の大きさの障害物ならば，回折して後ろに回りこむ．

解説：

1) 正　気体，液体または固体内で伝播する弾性振動を音波というが，媒質が気体や液体のような流体の場合は，粗密波すなわち縦波（波が伝播する方向と媒質が運動する方向が同一な波動）しか存在しない．なお，媒質が固体の場合は，縦波のほかに横波（波が伝播する方向と媒質が運動する方向が垂直な波動），表面波（固体の表面の薄い層中を伝わる縦波と横波の結合した波動）なども存在する．

2) 正　波が重なった結果，媒質のある部分では振動が強くなり，他の部分では振動が弱くなる干渉という現象を生じる．振幅，波の速さが等しく，波長がわずかに異なり，かつ，同一方向に振動する 2 つの音波から生じるうなりもこの現象の一例である．

3) 誤　音波の伝播速度 c は次式で表される．

$$c = \sqrt{k/\rho}$$

ここで，k は媒質の体積弾性率，ρ は媒質の密度である．

4) 正　固有音響インピーダンスは，音波の伝播媒質の重要な性質を示すもので，媒質中を平面波が伝わる場合の音圧（単位面積当たりの力）と粒子速度の比として定義される．異なる 2 つの媒質の境界における音波の透過と反射の現象は両媒質の固有音響インピーダンスの相違に支配される．

固有音響インピーダンス Z_0 は次式で与えられる．

$$Z_0 = \sqrt{k\rho} = \rho c$$

ここで，k は媒質の体積弾性率，ρ は媒質の密度，c は伝播速度である．

気体の Z_0 は液体や固体に比べてきわめて小さいので，気体と液体または固体との境界では，音波はほぼ完全に反射される．

5) 正　音波の進路に波の進行を妨げる障害物があっても，波長に比べ障害物が著しく大きくないならば，波は障害物の側面からその背後に回り込むことができる．この現象を回折という．

正解：3)

（第 20 回 午前 問題 37）

問題26 電磁波について誤っているのはどれか.
1) 媒質によって伝搬速度が異なる.
2) 振動数が低いほど回折しやすい.
3) 波長が短いほど屈折率が小さい.
4) 速度は振動数に比例する.
5) 2つの異なる媒質界面では反射がおこる.

解説：
光は電磁波の一種なので，電磁波一般についての設問では現象が身近に観察できる可視光線などで考えると，簡単に正解が見付かる.

1) 正 　光の屈折が媒質中での光速度の違いで発生することがわかっていれば，解答は容易である．光（電磁波）の速度は一定であることはよく知られているが，これは厳密には真空中の電磁波の速度についての事実である．

2) 正 　回折とは，媒質中を伝わる波に対して障害物があるとき，波がその障害物の後ろ側に回り込んで伝わる現象である．波を妨げる物体に比べて波長が大きいほど，回折が大きくなる．したがって，振動数が低く波長が長いほど回折しやすい．

3) 正 　屈折率は，$\dfrac{真空中の光速}{媒質中の光速}$ で計算できる．真空中を1としたときの媒質（物質）固有の値を絶対屈折率といい，2種類の媒質における絶対屈折率の比を相対屈折率という．同じ媒質でも波長によって屈折率が異なる．一般に，可視光領域では波長が短いほど屈折率が大きくなる．

4) 誤 　単一の媒質内では，電磁波は一定の速度で伝わる．速度 c は波長 λ と周波数 f の積，すなわち $c = \lambda \cdot f$ で表されるので，式だけをみると f と c が比例するように思えるが，電磁波の速度は一定であるので，このような解釈は誤りである．

5) 正 　電磁波は2種類の媒質の界面を通過するときに一部が反射し，残りが透過する．水面などにおける光の反射を考えればわかりやすい．

正解：4)

(第34回 午前 問題24)

問題 27 電磁波について誤っているものはどれか．
1) 電界の変化と磁界の変化を伴った波である．
2) 伝搬速度は媒質に依存しない．
3) X線も電磁波である．
4) 光も電磁波である．
5) 反射，屈折，回折をする．

解説：
1) 正　電磁気の振動が伝搬する現象を電磁波という．電界や磁界が振動していない静電気的現象や，静磁気的現象など特殊な場合を除き，電界と磁界は必ず相伴って同時に存在する．
2) 誤　伝搬速度は，伝搬していく媒質の性質によって異なる．媒質が真空のとき，伝搬速度は光速となる．一般の媒質では，真空中を伝搬する場合に比べて遅くなる．
3) 正　電磁波には，通信や放送に用いられている電波（サブミリ波，ミリ波，マイクロ波，超短波，短波，中波，長波，超長波）のほかに，これより周波数が低い超低周波電磁界や，電波より周波数が高い光（紫外線，可視光線，赤外線），X線，γ線などが含まれる．
4) 正　上記3)の解説を参照．
5) 正　反射，屈折，吸収，透過，回折などの現象を生じる性質を有する．

したがって，正解は選択肢2)である．

正解：2)

（第23回 午前 問題29）

問題 28 波長が最も短いのはどれか．

1) X線　　　2) γ線　　　3) 紫外線　　　4) 赤外線　　　5) 極超短波

解説：

電磁波の波長は右図に示す通りである．X線の波長は $10^{-9} \sim 10^{-12}$ m，γ線の波長は 10^{-12} m 以下として区別されることが慣例なので，選択肢 2) を正解とした．ただし，両者の波長の境界は明確に決められているものではなく，むしろ放射線の発生機序の違いにより，原子核内の励起に起因して発生する場合を γ 線，物質への高速電子の衝突に起因する場合を X 線と称して区別することが多い．

紫外線の波長は 200 ～ 400 nm（$2 \sim 4 \times 10^{-7}$ m）で，赤外線の波長は可視光線（400 ～ 780 nm）より波長の長い領域で，780 ～ 1400 nm の範囲を近赤外線，それより波長の長い領域を遠赤外線としている．上限は 1 mm 程度．

極超短波（ultra high frequency：UHF）は，波長 10 cm ～ 1 m（周波数帯は，300 MHz ～ 3 GHz）の領域の電波で，テレビなどに用いられている．占有する波長帯から，デシメートル波とも称される．

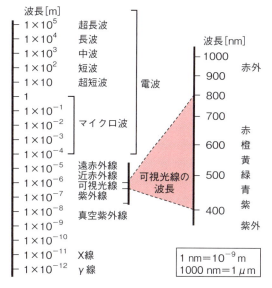

図　電磁波の波長と名称
可視光線は，感じる色と波長の関係を拡大して示した．

正解：2)

（第 35 回 午前 問題 23）

Check! □ □ □

問題29 誤っているものはどれか.
1) 可視光線は電磁波である.
2) 赤外線は可視光線より周波数が低い.
3) 電磁波にはドプラ効果がある.
4) γ線は電磁波である.
5) X線は可視光線より波長が長い.

解説:
光は, 電磁波としての性質と, 粒子としての性質を併せもっている. そこで,「光は電磁波の一種である」と表現される.「光線」といった場合, 一般には「可視光線」を意味するが, 広義には「見えない光」も含んで定義される. 可視光線より波長が長い, すなわち, 周波数が低いのが赤外線であり, 可視光線より波長が短い, すなわち周波数が高いのが紫外線である. 紫外線よりもっと高い周波数の「光」がX線で, その上がγ（ガンマ）線である. 下図にまとめた.

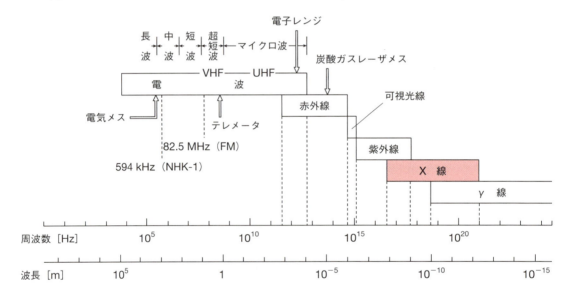

1) 正　光は電磁波の一種である. 可視光線の波長は 400〜760 nm である.
2) 正　赤外線は「赤色の光線の外の光」という意味で, 可視光線より波長が長い光である. 波長 λ と周波数 f の積が光速 c ($c = \lambda f$) であるので, 波長と周波数は反比例する. よって, 赤外線の周波数は可視光線より低い.
3) 正　波はすべてドプラ現象（波を発するものと観測者が相対運動をするとき, 観測者が観測する波の周波数が, 両者の相対速度に応じて変化する現象）を起こす. 電磁波も例外ではない.
4) 正　X線より波長の短い電磁波をγ線という.
5) 誤　X線は, 可視光線より周波数が高い紫外線（紫色の光線の外の光）より, もっと高い周波数の電磁波である. すなわち, 波長は可視光線より短い.

正解：5)

(第19回 午前 問題28)

Check! ☐ ☐ ☐

問題30 光について正しいものはどれか．
1) 屈折率の異なる二つの媒質の境界面で回折が起きる．
2) 光ファイバはコアとクラッドの境界での干渉を利用して光を伝搬させる．
3) 点光源からの光を二つの平行な2本の線状スリットに通すことにより干渉縞を作ることができる．
4) 光は散乱体中を拡散せずに直進する．
5) 水中では赤外光は青緑色の光より伝搬しやすい．

解説：
1) 誤　屈折率の異なる2つの媒質の境界面では，一般に，光の反射と屈折が起きる．回折は，物体の後方の影の境界部分に光が回り込む現象をいう．
2) 誤　光ファイバは，コア（中心部）とクラッド（周辺部）で屈折率が異なり，コアのほうが屈折率が大きく作られている．ファイバに入射してきた光をコアとクラッドの境界面で，繰り返し全反射させて，ファイバ内を伝搬させている．光の干渉とは，2つ以上の光波が同一場所に到達したとき，そこでは個々の波の振動の和に相当する振動が生じる現象をいう．
3) 正　同一の光源から発した光が2つに分けられ，異なる光路を経て同一場所に到達したとき，光の干渉が起きる．光路差が光の半波長の偶数倍であれば明るく，また，半波長の奇数倍であれば暗くなる．線状スリットから十分離れた位置にスリットと平行な衝立を置くと，衝立上には線状の明暗の干渉縞ができる．
4) 誤　光は，散乱体の粒子や媒質の濃度・密度の揺らぎなどにより散乱を生じ，拡散する．散乱光の角度分布や強度変化から，散乱粒子の大きさなどを測定する方法がある．
5) 誤　水は概して，波長が長い光ほど吸収係数が大きい．赤外光と青緑色光では，前者のほうが波長が長く水に吸収されやすい．したがって，水中では青緑色光のほうが遠くまで伝搬する．

正解：3)

（第25回 午前 問題37）

問題31 図のように光線が空気（屈折率1）よりガラス（屈折率n）に角度iで入射し，角度rで屈折するとき，iとrにはどのような関係があるか．

1) $\sin i = \sin nr$
2) $\sin i = n \sin r$
3) $\sin i = n \sin (90° - r)$
4) $\sin i = n^2 \sin r$
5) $\sin i = \dfrac{\sin r}{n}$

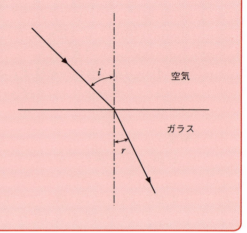

解説：

正確に表すと，「屈折率とは真空中の光速と物質中の光速の比」である．光速は物質によって異なるので，屈折率は物質によって固有の値をとる．真空を1としたときの物質固有の屈折率を絶対屈折率，2つの物質間での絶対屈折率の比を相対屈折率という．光の屈折では，進行方向の変化を屈折率を使って定式化（スネルの法則）できる．空気の絶対屈折率をn_A，ガラスの絶対屈折率をn_Bとすると，空気に対するガラスの相対屈折率nは，$n = \dfrac{n_B}{n_A}$と表され，nが空気の屈折率を1としたときのガラスの屈折率になる．

空気中の光速をC_A，ガラス中の光速をC_Bとすると，問題の図の文字を使って，

$$\frac{\sin i}{\sin r} = \frac{C_A}{C_B} = \frac{n_B}{n_A} = n$$

が成立するので，$\sin i = n \sin r$が導かれる．

正解：2)

（第32回 午前 問題23）

Check! □ □ □

問題 32 図は,光がある媒質から異なる媒質 A,B,C,D,E に同じ入射角で入射した場合の光路を示している.矢印の方向で入射したとき,最も小さい入射角で全反射が起こる媒質はどれか.

1) A 　　2) B 　　3) C 　　4) D 　　5) E

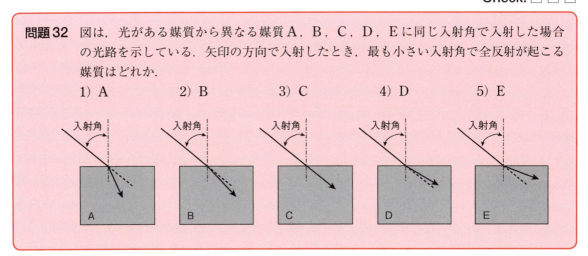

解説:
屈折率の低い(疎の)媒体から高い(密の)媒体へ光が入射する場合,A,B のように入射角に対して屈折角が小さくなる.この場合,入射角を大きくしても反射角は 90°に達しないので,全反射は起こらない.

屈折率の等しい媒体を光が入射する場合,C のように入射角と屈折角は等しくなる.この場合,入射角,反射角とも 90°を超えないため,全反射は起こらない.

屈折率の高い媒体から低い媒体へ光が入射する場合,D,E のように入射角に対して屈折角が大きくなる.この場合,入射角を大きくしていくと反射角は 90°を超え,全反射が起こる.D と E では,E のほうが入射角に対する反射角の比が大きいため,全反射はより小さな入射角で生じる.

正解:5)

(第 27 回 午前 問題 37)

問題33 図は焦点距離 f の凸レンズで物体 AB の実像 A'B' ができる様子を示している．物体 AB とレンズの距離 a がいくらのとき，物体と実像の大きさが同じになるか．f の関数で表せ．

1) $\dfrac{f}{3}$
2) $\dfrac{f}{2}$
3) f
4) $2f$
5) $3f$

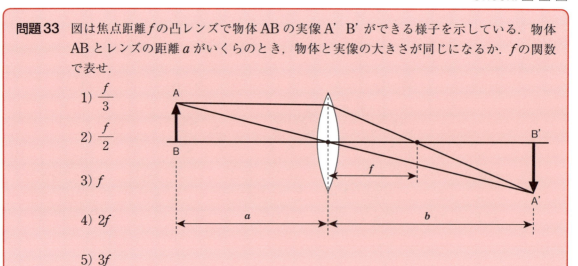

解説：
光の速度は真空中ではおよそ 30 万 km/s であるが，光が通り抜けることのできる媒質中では光速はこれより小さくなる．光が2つの異なった媒質の境界を越えて斜めに通過すると，光速の比に応じた角度で光は進行方向を変化させる．この現象を光の屈折という．

レンズの面は曲率をもっている（平面でない）ので，レンズに対してまっすぐに向かった光でも通過する際に曲げられる．一般に凸レンズは，平行に入射した光が屈折して焦点と呼ばれる点に収束するように作られている．また，光がレンズの中央部を通過した場合には，光は屈折することなく直進する．

問題の図は，この様子を正確に表している．物体 AB から平行に放たれた光は，下の図のレンズの PQ を通過している．A から P へ向かった光は屈折して焦点 F を通り，レンズの反対側に向かう．また，A からレンズの中心 Q を通過した光は直進してレンズの反対側に向かって，点 A' で再び出合うことになる．この条件で図形を考える．

いま，A'B' の大きさが AB と等しい（PQ とも等しい）とすると，
$$\triangle PQF \equiv \triangle A'B'F$$
であり，
$$b = 2f \quad (1)$$
が導かれる．また，このとき，
AB = A'B' より，
$$\triangle ABQ \equiv \triangle A'B'Q$$
となるので，
$$a = b \quad (2)$$
であることが分かる．
よって，式(1)，式(2) より，
$$a = 2f$$
となることが分かる．

正解：4)

Check! □ □ □

問題34 光の屈折,反射,散乱の結果,現れる現象でないのはどれか.
1) 晴れた日に空が青く見えた.
2) 夕焼けで空が赤くなっていた.
3) 雨上がりに二重の虹が見えた.
4) 月面から見ると地球が青く見えた.
5) 落雷のとき稲妻が青白く見えた.

解説：
我々が感じる光は,可視光の波長範囲にある電磁波である.日光にはさまざまな波長の光(電磁波)が含まれるが,赤色,緑色,青色と感知できる光が同じ程度に混ざったときに白色光として認識される.太陽から地球に到達する光線はほぼ白色光であり,大気などでこの光の特定の波長領域に吸収や散乱が起こると特定の波長に偏った光を見ることになって固有の色が感じられる.

1) 正 　晴れた日に空が青く見えるのは,大気中の分子により,太陽光に含まれる短い波長をもつ青色光がほかの波長に比べ強く散乱するためである.大気中で繰り返し散乱した青色光が空のすべての方向から眼に入ることになり,全体が青色に見える.

2) 正 　夕焼けで空が赤くなるのは,眼に入る光の方向が地平線(水平線)に近いことが原因である.太陽からの光線が地平線の方向から入ってくるとき,光は地球をとりまく大気の層を長い距離にわたって通過することになる.この間,青色光は散乱を繰り返してほとんど吸収・散乱されてしまう.一方,赤色光はあまり散乱せずに眼に届くので夕日は赤く見え,それらが大気や雲を照らすと広い範囲が赤く染まって夕焼けになる.

3) 正 　雨上がりに二重の虹が見えるのは,光の波長により屈折率が異なることが原因である.屈折は,波の速度が異なる媒質を通過するときに起こる現象であり,光の速度は真空中(あるいは空気中)に比べ水中では遅くなるので,境界面で屈折する.このとき,波長の短い青色光は波長の長い赤色光に比べ屈折が大きいので,水中に平行に入射した光は波長ごとに異なる方向に進み,色の変化がスペクトルとして観察される.虹は雨上がりなどで空中に残った水滴がプリズムの役目をして出現する.太陽からの光線に対し,水滴が人より上方にあるので,通常は帯状に広がる虹の上側が赤,下側が青に見える.これを主虹と呼び,光が水滴中で1回反射して出てきた光による虹である.二重に見えるもう1つの虹を副虹と呼ぶが,これは光が水滴中で2回反射したときに現れる.副虹では色の順序が逆になる.

4) 正 　月面から見ると地球が青く見えるのは,地球を照らす太陽の光が地球をとりまく大気中の分子や粒子に反射するためで,波長の短い光である青色光は波長の長い赤色光より散乱の角度が大きいので青色に見える.月面からでなくても,大気の外側では地球は青く見える.

5) 誤 　落雷のとき稲妻が青白く見えるのは,雷を引き起こす空気中の放電によって電子が空気中の窒素や酸素などの原子に高速度で衝突して,原子に強いエネルギーを与えるためである.原子はエネルギーが高い状態になると,元の状態に戻るときに余分なエネルギーを電磁波として放出する.電磁波の波長は温度に依存し,放電路では非常に高い温度(2～3万℃)になるので,波長の短い青白い光を放つ.

正解：5)

(第36回 午前 問題23)

Check! □ □ □

> **問題35** 誤っている組合せはどれか.
> 1) プリズムに太陽光を通したら虹のようなスペクトルになる. ……………散乱
> 2) 太陽光を障害物で遮ると陰の辺縁部も少し明るくなる. ………………回折
> 3) 水を張った浴槽の底が実際より浅く見える. ……………………………屈折
> 4) 水に浮いた油に白色光を当てるといろいろな色彩が見える. …………干渉
> 5) カメラに専用のフィルタを装着すると水中の魚が良く写る. …………偏光

解説:
我々が感じる光は,可視光の波長範囲にある電磁波である.日光にはさまざまな波長の光(電磁波)が含まれるが,人の目で識別できる赤・緑・青色の光が同じ程度に混ざったときに白色光として認識される.

1) 誤 プリズムに太陽光を通すと虹のようなスペクトルになるのは,プリズムに入った光の屈折が波長によって異なるためである.屈折しやすい波長の短い波(紫)から,屈折しにくい波長の長い波(赤)へと光の進行方向が帯状に変化するので,虹のようなスペクトルに分離してみえる.

2) 正 太陽光はほとんど平行光線として地球に到達する.障害物で遮られると,その先に光が届かず陰ができる.しかし,光は遮蔽物の端で内側に回り込む現象が現れるので,陰の境界が少しぼやけ,辺縁部は少し明るくなる.この現象を回折という.回折は波特有の現象であり,遮蔽物に対して波長が長いほどその効果が大きくなる.光も波の性質をもち,スリットや小さな穴を通り抜けるときに,回折により平面波から球面波に変化する.実際の陰は,太陽の大きさにより光が完全な平行光線にならない,大気中の反射波など,ほかの要因も境界をぼやけさせる原因になっている.

3) 正 水を張った浴槽の底が実際より浅くみえるのは,光の屈折による.浴槽の底からの光は水中から大気中に出るときに屈折し,浴槽の底から目までの実際の角度より小さな角度となって目に入るため,視覚的には浅くなったようにみえる.風呂の中に手を沈めて,指の長さがどのようにみえるか観察すると,この効果がよくわかる.

4) 正 水に浮いた油に白色光を当てると,さまざまな色彩がみえるのは,油膜の表面からの反射光と油膜下面にある水の表面での反射光が干渉するためである.光の波長の違いによる屈折率の違いや角度によって,油膜内を通り抜ける光路の長さが変わるため,波長ごとの位相の重なり具合が角度によって変化するので,さまざまな色彩に変化してみえる.

5) 正 カメラに専用のフィルタを装着すると水中の魚がよく写るのは,光の反射波が偏光するためである.光は横波であり,その振動には方向性がある.これを偏光という.自然光では振動がランダムな方向にあって無偏光状態にあるが,水面で光が反射する場合に,光の反射率が光の偏光方向によって異なる.
反射光は波の方向が比較的そろった偏光となるので,直角方向の光だけを通す偏光フィルタを使うことによってカットできる.このため,写真撮影で反射波の影響を軽減させることができるので,水中がよくみえる(次ページの図).

a) 水面での反射光は水面に平行な偏光が主となる

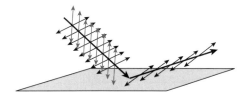

b) 水中からの透過光(屈折光)は水面に平行,垂直の両方を含んでいる

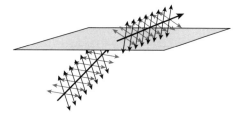

図　反射光と透過光の偏光の違い

偏光レンズで水面に平行な光線を透過できないようにすると,水中からの屈折光がはっきりとみえるようになる.

正解:1)

(第37回 午前 問題23)

Check! □ □ □

問題36 $100\ cm^3$ の筋肉を37℃から42℃まで高めるには,どれだけの熱量が必要か.ただし,筋肉の密度は約 $1.0\ g/cm^3$,比熱は $3.4\ J/g\cdot ℃$ である.

1) 170 J　　2) 340 J　　3) 600 J　　4) 1200 J　　5) 1700 J

解説:
比熱とは,ある物質1gの温度を1℃(= 1 K)だけ上昇させるのに必要な熱量である.筋肉の比熱は $3.4\ J/g\cdot ℃$ であるということは,筋肉1gを1℃上昇させるのに3.4 Jの熱エネルギーが必要であることを意味している.また,$100\ cm^3$ の筋肉の質量は,筋肉の密度を $1.0\ g/cm^3$ とすると,100 gである.そこで,題意のように,この筋肉を37℃から42℃まで5℃温度上昇させるには,

$3.4\ [J/g\cdot ℃] \times 100\ [g] \times 5\ [℃] = 1700\ [J]$

の熱量が必要ということになる.

正解:5)

(第21回 午前 問題25)

Check! □ □ □

問題 37 次の物質のうち，常温における熱伝導率の最も高いのはどれか．
1) 銅
2) アルミニウム
3) 空気
4) 石英ガラス
5) 水

解説：
一般に物質の熱伝導率は，気体，液体，固体の順に大きくなる．金属の熱伝導率は，一般に電気電導度と同じような配列になる．よって，最も熱伝導率が高いのは 1) の銅である．
なお，それぞれの熱伝導率を理科年表より下表に示すが，このような数値を覚える必要はなく，上に述べたような"考え方"をしっかりもつことが大切である．

表 常温における熱伝導率

物質名	熱伝導率 [W・m^{-1}・K^{-1}]
1) 銅	403
2) アルミニウム	236
3) 空気	2.41
4) 石英ガラス	14.2
5) 水	5.84

正解：1)

（第 22 回 午前 問題 38）

問題38 図のように熱伝導率 λ の板があるとき，板の片面の温度を T_1，反対側の面の温度を T_2 とすると，板の単位面積を伝わる単位時間あたりの熱量 Q はどの式で表せるか．ただし，板の厚みを D とし，$T_1 > T_2$ とする．

1) $Q = \dfrac{D\lambda}{T_1 - T_2}$

2) $Q = \dfrac{\lambda(T_1 - T_2)}{D}$

3) $Q = \dfrac{T_1 - T_2}{D\lambda}$

4) $Q = D\lambda(T_1 - T_2)$

5) $Q = \dfrac{D(T_1 - T_2)}{\lambda}$

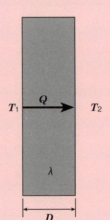

解説：

熱伝導に関する問題である．

板を熱が一方向性に伝導する場合，その熱量は板両側の温度差に比例し，板の厚みに反比例する．また，このときの係数 λ は板そのものの熱の伝わりやすさを表し，熱伝導率と呼ばれる．したがって，選択肢2)が正しい．一般に，金属の λ は大きい．また，空気の λ は水のそれよりも小さい．

正解：2)

(第27回 午前 問題38)

Check! ☐ ☐ ☐

問題39 図のような直方体の容器に食塩水を満たし,両側面A,Bに電極をつけて高周波電流0.8A（実効値）を20秒間流したところ,食塩水の温度が3℃上昇した.AB間の抵抗は純抵抗で300Ωとすると,容器内の食塩水の量は何mLか.ただし,この食塩水1mLを1℃温度上昇させるのに必要なエネルギーは4Jとする.また,熱放散はないものとする.

1) 16
2) 64
3) 320
4) 960
5) 1280

解説：

この問題は,熱量計算の物理学の問題である.

「この食塩水1mLを1℃温度上昇させるのに必要なエネルギーは4Jとする」としているので,Q [mL] の食塩水を3℃温度上昇させるには,$4 \times 3 \times Q = 12Q$ [J] のエネルギーが必要である.このエネルギーは,直方体容器の中の食塩水に流した電流によって与えられる.

食塩水を入れた直方体の容器の両端に電極を付けて電流を流すと,断面に均一に電流が流れるため,中の食塩水は一様に発熱し,一様に温度上昇する.発熱はジュール熱によるものであるから,その発熱エネルギー En [J] は,

　$En = $（電流の2乗 × 抵抗値 × 通電時間）[J]

となり,題意の数値を代入すると,

　$En = 0.64 \times 300 \times 20 = 3840$ J

となる.

よって,$3840 = 12Q$ より,$Q = 320$ mL と計算できる.

正解：3)

（第30回 午前 問題24）

問題40 容器に 100 g，0℃の氷を入れ，400 g，90℃のお湯をかけて氷を溶かし，よく混ぜた．容器内の水温は何℃になるか．
ただし，水の比熱を 1 cal/ (g・℃)，氷の融解熱を 80 cal/g とし，容器や大気との熱交換はないものとする．

  1) 46　　　　2) 56　　　　3) 66　　　　4) 76　　　　5) 86

解説：

熱量計算の問題である．

最終的な水温を T ℃とすると，

- 400 g，90℃のお湯が T ℃になるときに失う熱量 (a)　　　　$(90 - T) \times 400$ cal
- 100 g，0℃の氷が融解するのに必要な熱量 (b)　　　　　　　80×100 cal
- 100 g，0℃の水を T ℃にするのに必要な熱量 (c)　　　　　$(T - 0) \times 100$ cal

で表すことができる．熱収支を考えると (a) = (b) + (c) であるから，

$$(90 - T) \times 400 = 80 \times 100 + 100T$$

が成り立つ．これを解いて，$T = 56$ ℃が平衡時の温度である．

正解：2)

(第31回 午前 問題24)

Check! □ □ □

問題41 0 ℃,1 g の水に毎秒 700 J の熱エネルギーを加えたとき,水の温度が 100 ℃になるまでにかかる時間はおよそ何 ms か.ただし,水の比熱を 4.2 J/(g・℃)とする.

1) 1   2) 6   3) 70   4) 150   5) 600

解説:

熱エネルギーが物体に与えられると,物体を構成する分子(原子)の運動が増大し,これが温度の上昇として観測される.温度上昇の大きさは,物体の質量だけでなく材質によって異なる.与えた熱量に対する温度変化が等しくならないのは,物質を構成する分子や原子の構造によって,熱エネルギーが温度に変換される割合が異なるためである.

ある物質の熱的な性質を考えるために,その物体の単位質量(1 kg)の温度を 1 K だけ変化させる(1℃の変化と同じ)のに必要な熱量 q [J]を求め,これを比熱(比熱容量)と定義している.比熱を c とすると,定義から

$$c = \frac{q}{1\,\text{kg} \cdot 1\,\text{K}} \tag{1}$$

であり,単位は J/(kg・K)となる.これを使って,ある物質の比熱を c として,質量 m の温度が ΔT だけ変化したときに移動した熱量 Q を,

$$Q = m \cdot c \cdot \Delta T \tag{2}$$

として求めることができる.

設問では比熱が単位質量 1 g 当たりの大きさで示されているので,これを考慮して条件を式(2)に当てはめると,

700 J×t [s] = 1 g×4.2 J/(g・℃) × (100 − 0) ℃

となるので,

t = 0.6 s = 600 ms

が求められる.

正解:5)

(第 37 回 午前 問題 39)

問題42 放射線に関する単位について誤っているものはどれか．
1) ベクレル（Bq） ……… 放射性物質から出される放射線の強さについての単位
2) グレイ（Gy） ………… 物質中で吸収される熱量による吸収線量の単位
3) ラド（rad） …………… グレイ（Gy）の $\frac{1}{100}$ の単位
4) シーベルト（Sv） ……… 生体に与える作用の大きさを考慮した吸収線量の単位
5) レントゲン（R） ……… X線やγ線についての吸収線量の単位

解説：
放射線の単位はいろいろあって，しかも歴史的にいくつもの改変が行われているので複雑である．大別すると，照射線量（exposure dose），吸収線量（absorbed dose），線量当量（dose equivalent）の3種類になる．簡単にいうと，照射線量はどのくらいの放射線が出ているかを意味し，吸収線量は物質が放射線をどのくらい吸収するかを表し，線量当量は人体への影響の度合いを表すものである．

照射線量の単位は，現在，［C/kg］が使われる（Cは電荷の単位でクーロン）が，従来は［R］（レントゲン）が使われた．1 R = 2.58 C/kg である．

吸収線量の単位は，現在，［Gy］（グレイ）で 1 Gy = 1 J/kg である（Jはエネルギーの単位でジュール）．従来は［rad］（ラド）が使われてきたが，1 Gy = 100 rad である．

線量当量の単位は，現在，［Sv］（シーベルト）が使われる．従来は［rem］（レム）が使われてきたが，1 Sv = 100 rem である．

以上より，選択肢5）のレントゲン（R）の説明が誤っている．吸収線量ではなく照射線量の単位である．

正解：5）

（第20回 午前 問題35）

問題 43 α線,β線,γ線について正しいものはどれか.
1) 物質の透過力はγ線が最も強い.
2) γ線は電子線である.
3) α線は水素原子核の流れである.
4) β線は短波長の電磁波である.
5) 電離作用はα線よりβ線のほうが強い.

解説:

1) 正　下表を参照されたい.

表　α線,β線,γ線の特性

	電荷	電離能力	物質透過力
α線	+2	大（直接）	小（飛程：空気中で 3.5 cm/5.0 MeV）
β線	−1 または +1	中（直接）	中（最大飛程：Al 中 1.2 MeV β 線で約 1.9 mm）
γ線	0	小（間接）	大（半減厚み：Al で 4.2 cm）

2) 誤　γ線は,電気を帯びないきわめて短波長の電磁波であり,長波長側は X 線に移行する.
3) 誤　α線は He の原子核の流れである.
4) 誤　β線は電子線であるが,負の電荷を有する陰電子（β^-線）の場合と,正の電荷を有する陽電子（β^+線）の場合とがある.
5) 誤　電離作用とは一般に,物質（原子,分子）を,正電荷を有するイオンと負電荷の電子とに分離させる作用をいう.上表のように,α線はβ線より電離能力が高い.

正解:1)

（第 24 回 午前 問題 31）

問題44 生体に最も大きな影響をもたらすのはどれか．

1) X線　　　2) α線　　　3) β線　　　4) γ線　　　5) 陽子線

解説：

X線が発見されてすぐ，放射線が毛髪の脱落や皮膚の発赤など生体に影響を与えることが明らかにされた．その後，発見されたα線，β線，γ線なども著しい生体作用があることがわかった．放射線の生体作用の大きさは放射線の種類によって異なるが，作用の中心は電離作用である．

放射線（電離放射線）が生体を構成する原子や分子と衝突すると，原子の軌道にある電子にエネルギーを与える．与えられるエネルギーが大きいと，原子に最も緩く結合する電子が飛び出して自由電子となり（電離），原子はイオンとなる．イオンや励起電子のエネルギーは熱エネルギーや活性化エネルギーとして働き，これらがおもな生体作用となる．

人間が放射線を被曝したときに，どのような生物学的効果が現れるかは放射線の種類に依存する．生体に対する作用の大きさの比率を放射線荷重係数（線質係数）と呼び，X線1，γ線1，β線1，陽子線2，中性子線はエネルギーにより5〜20，α線は20である．

これを考慮して，放射線の効果が等価線量 H として定義されている．吸収線量を D として効果の大きさを Q とすると，$H = D \cdot Q$ で表される．1 Gy（$1\,\mathrm{J \cdot kg^{-1}}$）の吸収線量に対する放射線荷重係数1のときの等価線量を，1シーベルト［Sv］と表す．

放射線の生体作用は，直接的な身体への影響だけでなく，遺伝的影響も存在する．細胞中の分子に電離や励起が起こると，細胞死や細胞分裂障害が起こる．細胞分裂の盛んな造血器官，生殖腺，腸管，皮膚は放射線に対する感受性が高い．胎児は細胞分裂が盛んなので，成人に比べ放射線の影響を受けやすい．一方，肝臓や脳など細胞分裂をほとんど起こさない部分は放射線の影響を受けにくい．放射線の生体への影響の相違などを反映させた放射線荷重係数と臓器吸収線量とを掛け合わせた等価線量は，生体防御の意味で重要である．

正解：2)

（第37回 午前 問題58）

3 情報処理工学

情報処理工学

Check! □ □ □

問題 1 コンピュータやその周辺装置の性能とその単位の組合せで誤っているのはどれか．
1) CPU データ処理量（バス幅） ……………… bit
2) DVD メディア容量 ……………………… Gbyte
3) ディジタルカメラ解像度 ……………… dpi
4) データ通信速度 ……………………… ppm
5) CPU クロック周波数 ……………… GHz

解説：

1) 正　バス（bus）とは，コンピュータや周辺回路でデータをやり取りする伝送路のことをいう．複数の信号線で複数のビット（bit）を並列転送する伝送路において，同時に転送できるデータ量のことをバス幅という．バスには，CPU（central processing unit）内部の演算回路などの間を結ぶ内部バス，CPU と外部の周辺装置を結ぶ外部バスなどがある．CPU とメモリ間を結ぶバスをメモリバスともいう．CPU の処理速度に大きな影響を与える内部バスには，8 ビット，16 ビット，32 ビットなどのバス幅が採用されている．

2) 正　DVD（digital versatile disk）は，光ディスクを用いたデータ記憶媒体で，直径 12 cm の樹脂製の円盤である．読み出し専用の DVD-ROM（read only memory），映像記憶用書き換え可能な DVD-RW（ReWritable），一度だけ書き込みができる DVD-R（recordable），データ記憶用書き換え可能な DVD-RAM（random access memory）などがある．最大記憶容量は，種類によって異なるが，DVD-ROM は片面 1 層記憶で 4.7 GB（giga byte，10^9 byte），片面 2 層記憶で 8.5 GB などが一般的である．ブルーレイディスク（Blu-ray disk）では片面 2 層で 50 GB，HD-DVD（high definition DVD）では片面 2 層で 30 GB などがある．

3) 正　画像のきめの細かさを表す尺度として解像度が用いられる．ある一定の範囲内に点または線がいくつあるかを示す値で，カメラで撮像した画像をプリントアウトしたり，モニタ表示する場合に関係してくる．通常，dpi（dot per inch）が用いられる．すなわち，1 インチ（inch）の幅に何ドット印字あるいは表示できるかを示す．これは，本来，プリンタやモニタの性能を表現するものである．なお，カメラの撮像素子自体のきめの細かさは，通常，画素数で表されるので，ディジタルカメラの解像度として dpi を用いるという本設問には，多少疑問が残る．

4) 誤　1 秒間に何ビットのデータが通信可能かを示す bps（bit per second）という単位が用いられる．例えば，LAN（local area network）のデータ通信速度では，10 Mbps（mega bps，10^6 bps）や 100 Mbps などが用いられている．なお，ppm（part per million）は濃度を表す単位で，100 万分の 1 を示す．日常よく用いられるパーセントは ppc（part per cent）のことで，100 分の 1 を示す単位であり，ppb（part per billion）は 10 億分の 1 を示す単位である．

5) 正　周波数の単位の基本はHz（ヘルツ）であり，1秒間に何周期の波が生じているかを示す．通常の商用電源の周波数は50 Hzと60 Hzである．周波数が高くなるにしたがって，kHz（kilo Hz，10^3 Hz），MHz（mega Hz，10^6 Hz），GHz（giga Hz，10^9 Hz），THz（tera Hz，10^{12} Hz）などの単位が用いられる．

正解：4)

（第27回 午前 問題30）

問題 2 コンピュータネットワークを構成するハードウエアでないのはどれか．
1) ハブ　　　　　　　　2) ルータ　　　　　　　3) パケット
4) イーサネットカード　5) モデム

解説：

1) ハブ (hub)
コンピュータネットワークの構成において，スター状（放射線状）の配線を行う場合に用いられる分岐，中継装置で，LAN (local area network) や USB (universal serial bus) の配線に用いられる．ハブとハブを多段に接続していく方式（カスケード接続）により，多くのコンピュータを接続することができる．

2) ルータ (router)
異なるネットワーク間の中継に用いる機器で，ネットワークケーブルに流れる信号からプロトコル（通信規格）を解析して信号を転送する機能を有する．同一ネットワーク内の中継にはリピータを用いる．

3) パケット (packet)
データ通信において，宛先のアドレスや種々の制御情報が付加されたデータの小さなまとまりのことをいう．細分化された個々のパケットに，宛先アドレスやデータを復元するために必要な情報が付加されているため，パケットごとに回線選択が可能で，データを送る途中の回線が占有されることがなく，通信回線を効率良く利用することができる．また，データの一部が欠損した場合でも，該当するパケットのみを再送すれば修復できる．データをパケットに分割して送受信するデータ通信方式をパケット通信という．

4) イーサネットカード (Ethernet card)
イーサネット (Ethernet) に接続するために，パソコンやプリンタの拡張スロットに装着するカードのことをいう．イーサネットは LAN の代表的な通信方式であるため，LAN card，network card などとも称する．最近では，イーサネットの機能を内蔵し，外部に LAN 端子を標準装備するパソコン機種が多くなってきたので，外付けタイプのカードは減ってきているが，イーサネットには，10 Mbps，100 Mbps，1 Gbps，10 Gbps などの種々な規格があるため，標準装備以外の規格によるイーサネット接続用に，外付けカードを用いることもある．

5) モデム (modem)
変復調装置のことをいう．電話回線で伝送可能なアナログ信号に変換・送信したり (modulator, 変調器)，受信アナログ信号から元の信号を復元する (demodulator, 復調器) 装置の総称である．変調方式には，振幅変調方式 (amplitude modulation：AM)，周波数変調方式 (frequency modulation：FM)，位相変調方式 (phase modulation：PM)，振幅位相変調方式 (AM-PM) などがある．

以上のように，選択肢の中で，パケットはネットワーク内を走るデータのまとまりに対する名称で，ハードウエアの名称ではない．

正解：3)

(第 31 回 午前 問題 39)

Check! □ □ □

問題 3 記憶素子（メモリ）について誤っているものはどれか．
1) RAM は読み書き可能なメモリである．
2) キャッシュメモリはデータをやり取りする二つのデバイス間の速度差を緩衝する役目がある．
3) フラッシュメモリは電源を切るとデータが消える．
4) ビデオメモリはディスプレイに表示されるイメージを格納するメモリである．
5) メモリの容量は普通バイト単位で表示される．

解説：

1) 正　RAM（random access memory）は，メモリ媒体上のどの場所（番地）でも，同じ時間でアクセス（読み出し・書き込み）が可能な記憶装置である．なお，選択肢の「読み書き可能なメモリ」という意味では，read write memory（RWM）のほうがより適切な用語である．

2) 正　キャッシュメモリ（cash memory）とは，コンピュータの中央処理装置（central processing unit：CPU）にある高速メモリで，メインメモリに記憶されているデータやプログラムの一部をコピーしておき，たとえば，命令コードの先行呼び出し・先行解釈などの機能を実現し，CPU の処理速度の高速化を図ることを目的としている．メインメモリと種々の演算処理や入出力処理ユニットとの速度差を緩衝しているともいえないことはないので，この選択肢の説明は明らかな間違いではないが，適切ではない．一般に，2つのデバイス，主として周辺装置と CPU 間の速度差を緩衝する目的のメモリは，バッファメモリと呼ばれている．特に，時間のかかる周辺装置の動作のために CPU が待ちの状態になることを避けることを目的としている．この目的のためには，通常，キャッシュメモリのような高価で高速なメモリは必要としない．

3) 誤　フラッシュメモリ（flash memory）とは，ユーザが ROM（read only memory）ライタを用いて，電気的に内容を何度でも変更できる EEPROM（electrically erasable and programmable ROM）のことをいう．電源を切ってもデータが消失しない．パソコンの BIOS（basic input/output system）部分や携帯用電子機器に多用されている．

4) 正　ビデオメモリ（video memory）とは，グラフィック表示用のデータを格納するためのメモリをいう．一般には，VRAM（video RAM），DRAM（dynamic RAM）が用いられる．

5) 正　メモリの容量は，普通，バイト単位で表示される．1 バイト（byte）は 8 ビット（bits）を意味し，通常，「B」と表される．たとえば，「256 MB（mega byte）」，「160 GB（giga byte）」などと表示される．MB は 10^6 B を，GB は 10^9 B をそれぞれ表す単位である．

正解：3)

（第 25 回 午前 問題 39）

問題 4 USB メモリの利用について誤っているのはどれか．
1) コンピュータウイルスの媒体として危険性が高い．
2) 医療機関での使用前に最新のウイルス定義ファイルで検疫しておく．
3) 内容を暗号化しておくと紛失したときにも個人情報漏洩を防ぐ効果がある．
4) 指紋認証の機能を活用すると情報漏洩に対する安全性が高まる．
5) ウイルス検疫ソフトが病院の端末 PC にあれば自宅の PC には不要である．

解説：

USB メモリは，USB（universal serial bus，ユニバーサル・シリアル・バス）規格に適合した記憶媒体である．小型，軽量，大容量のため，データの持ち運びなどに便利に使用されている．

1) 正　USB メモリは広く利用されているため，このメモリを媒介してコンピュータに感染するウイルス（USB ワーム）の被害が拡大している．USB ワームは複数発見されているが，このワームに感染した USB メモリには，ワーム本体の他に，ワームの機能を実行させるプログラムのファイルも記憶されていて，コンピュータを接続すると，操作や設定によってはこのファイルが自動的に起動して，コンピュータ本体内にワーム本体と実行ファイルがコピーされ，感染してしまう仕掛けになっている．

2) 正　自宅のコンピュータで使用する場合も原則は同じであるが，職場である医療機関での USB 使用に当たっては，ウイルス感染の被害が職場内に広がる危険性が高いので，より慎重なウイルス対策が必要である．USB メモリ使用時には，検疫，駆除を行うセキュリティプログラムを実行する必要があるが，日々，新種のウイルスが作られているので，そのプログラムのウイルス定義を最新の状況にしておくために，常にウイルスパターンファイルのアップデートを行っておく必要がある．

3) 正　情報漏洩対策には，パスワードやいろいろな手段でのキーを設けて，コンピュータの操作，端末，機能，データなどへのアクセスを制限することで情報を保護する対策や情報を暗号化することにより，アクセスされても内容が明らかにならない対策などがある．USB メモリの紛失対策には，両者が有効である．

4) 正　情報漏洩対策のキーの設定とその認証方法には種々の技術が開発されているが，生体の身体的特徴をキーとする生体認証では，指紋認証，静脈認証，顔認証，虹彩認証，網膜認証などがある．また，生体の行動的特徴をキーとする音声認証，声紋認証，筆跡認証なども実用化されている．

5) 誤　選択肢 2) で述べたように，自宅のパソコンでも最新のウイルス定義がされたセキュリティプログラムでの検疫が必要である．回線接続されている自宅のパソコンが感染すれば，その経路でウイルスをばらまくことになる．

正解：5)

（第 31 回 午前 問題 40）

問題 5 コンピュータの補助記憶装置について誤っているのはどれか．
1) RAID によるハードディスクのミラーリングは信頼性を低下させる．
2) アクセス時間を短縮するためにキャッシュメモリが用いられる．
3) BD（Blu-ray Disc）の容量は約 25 GB/層である．
4) USB フラッシュメモリは EEPROM の一種である．
5) SSD はハードディスクをフラッシュメモリで置き換えたものである．

解説：

1) 誤　コンピュータの外部補助記憶の信頼性を向上するためには，データの複製を残しておくことが大事である．本来の記憶媒体への記憶のほかに，別の記憶媒体にリアルタイムでデータの複製を残すことをミラーリング（mirroring）と称している．通常は複数台のハードディスクに同じデータを保存するので，ディスクミラーリング（disk mirroring）と称することもある．
　RAID（redundant arrays of inexpensive disks）は，複数台の補助記憶装置をまとめて1台の装置として管理，制御する技術のことをいう．2台の装置にまったく同じデータを同時に書き込む方式を RAID-1 と称するが，RAID にはほかの手法（規格）もある．補助記憶装置の冗長構成により信頼性を向上させる手法である．

2) 正　キャッシュメモリ（cash memory）とは，コンピュータの中央処理装置（central processing unit：CPU）にある高速メモリで，メインメモリに記憶されているデータやプログラムの一部をコピーしておき，たとえば，命令コードの先行呼び出し・先行解釈などの機能を実現し，CPU の処理速度の高速化を図ることを目的としている．

3) 正　BD（Blu-ray disc）は書き換え可能な大容量補助記憶装置で，DVD（digital versatile disc）を超える大容量を実現する記憶媒体である．DVD と同じく直径 12 cm の光ディスクでは，記憶容量は 25 GB が標準になっている．青紫色レーザを用いる技術によって DVD より記憶密度を高めている．BD-ROM（read only），BD-R（recordable），BD-RE（rewritable）などの種類がある．記録層を2層とすることで，容量を 50 GB にしたディスクもある．

4) 正　フラッシュメモリとは，書き換え可能な半導体不揮発性メモリで，EEPROM〔electrically erasable and programmable read only memory，電気的に内容を書き換えることができる ROM（read only memory）〕の一種である．フラッシュメモリを USB（universal serial bus）コネクタに接続できる形状にしたものが USB フラッシュメモリ（USB flash memory）であり，カードタイプの形状にしたのが各種のメモリカードである．

5) 正　SSD（solid state drive，ソリッドステートドライブ）は，フラッシュメモリを記憶媒体とする補助記憶装置で，ハードディスクと同じ接続インタフェースを備える．したがって，ハードディスクの代替装置として使用でき，ディスクより高速アクセス，高速読み出しが可能で，省電力性にも優れ，機械的衝撃にも強い．

正解：1)

（第 36 回 午前 問題 38）

Check!□□□

問題 6 フローチャートに用いられる図形で「判断」を表すのはどれか.

1) ◯ 2) ▭ 3) ◇
4) ▱ 5) ⬜

解説：

「情報処理用流れ図・プログラム網図・システム資源図記号」(JIS X 0121：1986) という規格がある．この規格に従って，以下に解説する．

1) 誤　◯は特殊記号に属し「端子」を表す．「端子」とは，フローチャートの始めや終わりを示す記号である．

2) 誤　▭は処理記号のなかの基本処理記号に属し「処理」を表す．「処理」とは，いわゆる処理やアクションを示す記号である．

3) 正　◇は処理記号のなかの個別処理記号に属し「判断」を表す．「判断」とは，示した条件によって流れを分岐させる機能を示す記号である．

4) 誤　▱はデータ記号のなかの基本データ記号に属し「データ」を表す．「データ」とは，データの入出力を示す記号である．

5) 誤　⬜はデータ記号のなかの個別データ記号に属し「手操作入力」を表す．「手操作入力」とは，カード・データなどの手操作入力操作を示す記号である．

本解説を記述するに当たって改めて JIS をみてみたが，処理記号の中の個別処理記号に，

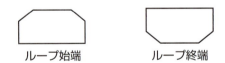

ループ始端　　ループ終端

という記号があり，「判断」記号に代えて用いることができるとされている．

正解：3)

(第 28 回 午前 問題 29)

Check! ☐ ☐ ☐

> **問題 7** 表示の原理として光の透過量を制御するのはどれか.
> 1）LEDディスプレイ　　2）液晶ディスプレイ　　3）ELディスプレイ
> 4）プラズマディスプレイ　　5）CRTディスプレイ

解説:
ディスプレイの表示の原理に関する問題である.

1) 誤　LED（light-emitting diode，発光ダイオード）ディスプレイは，LEDを縦横に規則正しく並べ，それらの発光により像を映し出している.
2) 正　液晶ディスプレイは，光源からの光の透過量を液晶パネルで制御して表示している.
3) 誤　EL（electroluminescence）ディスプレイは，電圧をかけて有機物を発光させる.
4) 誤　プラズマディスプレイは，ガラス基板内の同一面上に平行になるよう電極を並べ，内部に希ガスなどを封入して，電極相互間に電圧を加えて放電させると紫外線が発生する.この紫外線が赤・青・緑に塗られた各蛍光体に照射されて発光する.
5) 誤　CRT（cathode ray tube）ディスプレイは，電気信号を光に変換し，人間の目に見える像を発生させる装置でブラウン管と呼ばれる.装置の奥に備え付けた電子銃から電子ビームを発射し，これを側面の偏光ヨークと呼ばれる電磁石で曲げて，装置前面の蛍光幕に照射して発光させる.

正解：2)

（第37回 午前 問題36）

情報処理工学

問題 8 各表示ディスプレイとその原理説明で誤っている組合せはどれか．
1) LED（発光ダイオード） ………… pn接合半導体に電流を流すと発光する．
2) LCD（液晶ディスプレイ） ………… 電圧を加えると液晶が発光する．
3) EL（エレクトロルミネセンス） …… 電界を加えると蛍光物質が発光する．
4) CRT（ブラウン管） ……………… 電子ビームを当てると蛍光膜が発光する．
5) PD（プラズマディスプレイ） ……… 封入した不活性ガスが放電により発光する

解説：

1) 正 LED（light emitting diode）：半導体デバイスのpn接合部に順バイアス方向に電圧をかけて電流を流すと，n型半導体の電子はp型半導体に移動しやすくなり，移動した電子はp型半導体の正孔と再結合する．この再結合において，電子はn型半導体のエネルギーレベルの高い状態（伝導帯）から，p型半導体のエネルギーの低い状態（価電子帯）に落ちる．この際，失われるエネルギーが光として放出される．これがLEDの発光の原理である．

2) 誤 LCD（liquid crystal display）：液晶に電圧をかけると分子の並び方が変わる性質を利用した表示装置のことで，分子の方向を変えることにより，光の透過率を変え，像を表示するのがLCDの原理で，液晶自体が発光するわけではない．

3) 正 EL（electroluminescence）：蛍光物質が励起源から受けたエネルギーを発光により放出することをルミネセンスという．種々の励起源のうち，電界を加えて励起させる現象をELという．典型的な薄膜型ELでは，蛍光発光板に電界で加速した電子を衝突させて発光させる．

4) 正 CRT（cathode ray tube）：電子管の一種で，電子銃から電子ビームを発射させ，このビームの軌道を偏向電磁石で水平，垂直方向に曲げて，管面の内部に塗布された蛍光膜に照射することにより，発光させるのが表示原理である．

5) 正 PD（plasma display）：2枚のガラス板の間にHeやNeなどの高圧ガスを封入し，電圧を印加して放電させ，発光させるのが表示原理で，蛍光灯と同じである．大型表示パネルの製造が容易である．PDP（plasma display panel）ともいう．

正解：2)

（第26回 午後 問題16）

Check! □ □ □

> **問題 9** 変調について誤っているものはどれか．
> 1) FM と AM は連続波変調である．
> 2) FM は AM より外部雑音の影響を受けにくい．
> 3) PCM はパルス符号変調のことである．
> 4) PWM（パルス幅変調）は FM の一種である．
> 5) 被変調波から原信号を取り出すことを復調という．

解説：

通信で，伝送に有利な波（搬送波）に，信号波を乗せる（搬送波を信号波に合わせて変化させること）を変調（modulation）という．下図に，各種変調方式の様子を示す．

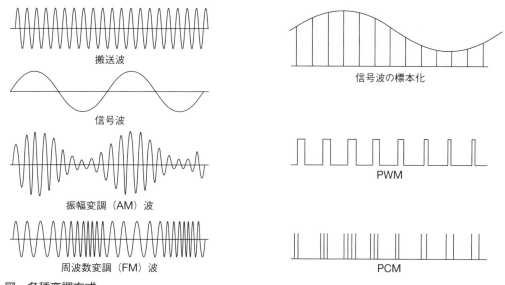

図　各種変調方式

1) 正　FM（frequency modulation，周波数変調）と AM（amplitude modulation，振幅変調）も，搬送波は連続波（途切れのない波）であるので，変調された波も連続波になる．

2) 正　FM 波は周波数に信号情報が含まれている（高い周波数は大きな信号振幅を表す）ので，大振幅の雑音が混入しても，リミッタで振幅を制限して，雑音の影響を軽減することができる．AM 波は，その振幅そのものが信号振幅を表しているので，雑音が混入すると，そっくりそのまま影響する．

3) 正　PCM は pulse code modulation（パルス符号変調）のことである．まず，信号を一定時間ごとにサンプリングして短冊状のパルスを作る．次に，パルスの高さに応じた 2 値信号（0，1 信号）を発生させる．たとえば，信号が 10（V）なら 1010（2 進数）に変換し，これに対応したパルスを発生させる．これが信号のコードである．相手先には，このコード化したパルスを伝送する．受信側では，このパルスを受け取って，コードを解読して信号電圧に変換し，元の信号波形を得る．これが PCM 方式である．

4) 誤　PWM（pulse width modulation，パルス幅変調）は，前述の PCM のように，信号をサンプリングし，そのパルスごとにパルスの高さに応じて，伝送パルスの幅（パルス幅）の違う一定振幅のパルスを発生させる．大きな信号には幅広のパルスを対応させるわけである．できた変調信号は，振幅は一定で，パルス幅の異なる一連のパルス列である．よって，連続波である FM とは違う．FM 方式に似ているのは，信号の大きさに応じたパルスの数を伝送する PNM（pulse number modulation，パルス数変調）である．

5) 正　受信側で変調された波，すなわち被変調波から原信号を取り出すことを変調の反対の復調という．

正解：4)

（第 19 回 午前 問題 29）

問題10 ネットワークの利用と設備の組合せで適切なのはどれか．
1) リピータ ： 異なるネットワーク内の中継を行う．
2) ルータ ： 同じネットワーク内の中継を行う．
3) アクセスポイント ： パソコンをISDN回線に中継する．
4) モデム ： パソコンを電話回線と接続する．
5) ターミナルアダプタ：パソコンなどの無線端末をネットワークに接続する．

解説：

1) 誤 リピータ（repeater）はネットワークのケーブルを流れる電流や信号の再生と中継を行う機器で，LAN（local area network）ケーブルの接続距離を延ばすために用いられる．単純に信号の増幅や整形を行う機能しかないので，信号や電流の規格が異なる異種ネットワーク間の中継には用いられない．

2) 誤 ルータ（router）は異なるネットワーク間の中継に用いる機器で，ネットワークケーブルに流れる信号からプロトコル（通信規格）を解析して信号を転送する機能を有する．同一ネットワーク内の中継にはリピータを用いる．

3) 誤 アクセスポイント（access point）は，パソコンなどをインターネットやパソコン通信回路網に接続するために設けられた，インターネットプロバイダやパソコン通信サービス会社の設備のことで，電話回線やISDN（integrated services digital network）回線を通じて利用者のモデムなどからの接続要求を受け付ける機能を有する．

4) 正 モデム（modem）は変復調器のことで，変調器（modulator）および復調器（demodulator）の名称から作られた略語である．パソコンと電話回線を接続し，パソコンからのディジタルデータを音声信号に変換したり，電話回線からの音声信号をディジタルデータに変換する機能を有する．

5) 誤 ターミナルアダプタ（terminal adaptor）はISDNターミナルアダプタともいう．パソコン，モデム，電話機，FAX機器などの端末機器をISDN回線に接続するための有線用信号変換機のことである．

正解：4)

（第29回 午前 問題39）

問題11 データ通信について誤っているものはどれか．
1) ISDN はアナログ通信に適した通信路である．
2) LAN の通信方式の1つにイーサネットがある．
3) TCP/IP はインターネットで採用されている通信プロトコルである．
4) ADSL は銅線の回線を利用して高速データ通信を可能にする通信方式である．
5) DICOM はディジタル医用画像処理規格の1つである．

解説：

1) 誤　ISDN は，integrated services digital network の略．
電話や FAX，データ通信を統合して扱うディジタル通信網のことで，2回線同時に使用できるので，電話をかけながらインターネットに接続可能である．

2) 正　LAN は，local area network の略．
同一建物内あるいは同一敷地内など，比較的狭い地域に分散している各種コンピュータを結ぶ構内ネットワークシステムである．
通信方式としては，イーサネット(ethernet)，トークン・リング，FDDI (fiber distributed data interface，トークン・リングの改良方式)が主流である．
イーサネットは，米国のゼロックス社，ディジタルイクウィップメント社(DEC)，インテル社が共同で開発し，1980年に製品化した LAN の通信方式である．この流れを汲む通信方式一般をイーサネットと呼ぶことが多い．

3) 正　TCP/IP は，transmission control protocol / internet protocol の略．
米国で開発された研究機関向けネットワーク ARPANET (Advanced Research Projects Agency Network)用に開発された通信プロトコルである．
インターネット上の通信は TCP/IP ベースである．UNIX の BSD 4.2 版で TCP/IP を採用したことにより，ワークステーション，さらにイーサネットの上位プロトコルとして用いることが一般的になり，事実上の標準プロトコルとなっている．
TCP と IP はそれぞれ OSI (open systems interconnection，開放型システム間相互接続)の4層と3層にほぼ対応する．TCP/IP の上位のアプリケーションプロトコルとして，電子メールの SMTP (simple mail transfer protocol)，ファイル転送の FTP (file transfer protocol)，仮想端末の Telnet (telecommunication network)，ネットワーク管理の SNMP (simple network management protocol)がある．

4) 正　ADSL は，asymmetric digital subscriber line の略．
各家庭や事業所まで引かれている銅線の回線を利用して，高速データ通信を可能にする通信方式である．通信事業者の加入者線収容局から加入者宅への方向(下り)と，加入者宅から収容局方向(上り)の通信速度が非対称であるのが，この名称の由来である．

5) 正　DICOM は，Digital Imaging and Communications in Medicine の略．
医用画像およびその付属情報を伝送・変換するための形式を定めている規格である．1982年，ACR (American College of Radiology，米国放射線学会)と NEMA (National Electrical Manufacturers Association，米国電気機器工業会)

の共同による ACR/NEMA 委員会が設立され，ディジタル医用画像機器を接続するための規格 ACR/NEMA 規格が 1985 年に制定されたのが，DICOM 規格の前身である．その後，1988 年に第 2 版が出版され，1994 年に第 3 版となると同時に DICOM 規格と改められた．

この規格は本来「通信規格」であるので，設問の「処理規格」という表現が少し気になるが，ここでは，ほかにより不適切な選択肢があるので，「通信」のために当然「処理」も付随してくると考えて「正」とした．

したがって，誤った内容の選択肢，すなわち正解は 1) である．

正解：1)

(第 26 回 午前 問題 33)

問題12 無線 LAN について誤っているのはどれか．
1) 電子レンジと同じ 2.4 GHz 帯のマイクロ波が使われている．
2) 暗号化機能により通信内容の傍受や不正接続が防止できる．
3) アクセスポイント側で特定のステーション（パソコンなど）だけ接続できるように設定することができる．
4) ステーションが移動したとき，最寄りのアクセスポイントに自動的に接続する機能をローミングという．
5) アクセスポイントを設置するには免許を取る必要がある．

解説：

1) 正　無線 LAN（local area network）の使用周波数帯は，2.4 GHz 帯と 5.2 GHz 帯である．無線 LAN の規格としては，米国電気電子学会（Institute of Electrical and Electronics Engineers：IEEE）が定めた IEEE 802.11a/802.11b/802.11c の 3 規格，およびドラフト段階である IEEE 802.11n があり，周波数帯が決められている．

2) 正　暗号化は，暗号キーを用いて情報を意味不明の暗号文に変換することで，逆の操作を複合化と称する．無線 LAN に関する暗号化は，アクセスポイント（親機）とクライアント（子機）の間の暗号化である．暗号方式には強度の大きい順番に，AES（Advanced Encryption Standard），TKIP（temporal key integrity protocol），WEP（wired equivalent privacy），WPA（Wi-Fi protected access），ESSID（extended service set identifier）などがある．

3) 正　アクセスポイントと各端末の間には識別名を割り当てるのが通例で，同じ識別名をもつ端末同士の通信しか中継しないようになっていて，混信を防いでいる．また，各無線端末に割り当てられている MAC アドレス（Media Access Control address）に対するフィルタリングを行うことでアクセスを制御している．

4) 正　ステーション（クライアント）が移動してもサービスを中断せずに，異なるアクセスポイントとの間で通信を続けられる．最寄りのアクセスポイントに自動的に接続するこの機能をローミングという．

5) 誤　選択肢 1) に記した規格に準拠した無線 LAN（無線基地局）の設置には免許を要しない．

正解：5)

（第 30 回 午前 問題 37）

問題13 データ通信に関連した用語や略語の説明として適切でないのはどれか．
1) RS-232C ：主にコンピュータと周辺機器間でシリアル伝送する規格である．
2) GP-IB　 ：計測制御機器の接続に多く用いられるバス（データ伝送路）規格の一つである．
3) LAN　　 ：同じ建物内などの限られた領域で，コンピュータや周辺機器をEthernetなどで接続したネットワークである．
4) USB　　 ：コンピュータと周辺機器を接続し，シリアル伝送する規格である．
5) DICOM ：医用テレメータなどの無線通信規格で，心電図などの生体信号を伝送するために用いられている．

解説：

1) 正　RS-232C（アールエス・ニーサンニ・シー）は，最も普及しているシリアル通信規格の1つで，コンピュータとプリンタなどの周辺機器を接続する場合に採用されている．米国電子工業会（Electronics Industries Alliance：EIA）が標準化した．recommended standard 232 version Cを略したもの．

2) 正　GP-IB（ジーピー・アイビー）は，コンピュータと周辺機器を接続するデータ伝送路（バス）規格の1つで，主に計測機器を接続する場合に用いられている．旧Hewlett-Packard社が開発したHP-IB（Hewlett-Packard interface bus）をIEEE（the Institute of Electrical and Electronics Engineers, Inc.，アイ・トリプルイー．米国に本部がある電気電子学会）が標準化したもので，IEEE 488規格ともいわれる．general purpose interface busの略．

3) 正　LAN（ラン）は，限定された地域内のコンピュータを結ぶ構内ネットワークで，イーサネット（Ethernet）が代表的な通信方式である．local area networkの略．

4) 正　USB（ユーエスビー）は，コンピュータとキーボード，マウス，プリンタなどの周辺機器を接続するシリアル通信規格として普及している規格の1つである．universal serial busの略．

5) 誤　DICOM（ダイコム）は，医用画像およびその付属情報を伝送・変換するための形式を定めている規格である．ACR（American College of Radiology，米国放射線学会）とNEMA（National Electrical Manufacturers Association，米国電気機器工業会）が共同で1985年に制定したACR/NEMA規格がこの規格の前身である．1994年の第3版でDICOM規格と名称が改められた．Digital Imaging and Communications in Medicineの略．

正解：5)

問題14 コンピュータセキュリティ対策であるファイアウォールの機能として正しいのはどれか．
1) PCの起動時にパスワードを要求する．
2) 送受信データを暗号化する．
3) 複数のハードディスクに同じデータを保存する．
4) 内部ネットワークと外部ネットワークとの不正通信を遮断する．
5) コンピュータウイルスを検出，除去する．

解説：
ファイアウォールとは，特定のコンピュータネットワーク（たとえば社内コンピュータネットワーク）とその外部との通信（たとえばインターネットを介した外部との通信）を，監視，制御して不正な通信を検出，遮断することによって，内部のコンピュータネットワークの安全を確保することを目的としたソフトウエアシステム（当該ソフトウエアシステムを搭載したハードウエアシステムをも意味することがある）のことである．
主要な機能としては，アクセス制限，アドレス変換，ユーザ認証，ログの収集と分析，通信内容のフィルタリング，ルーティングなどであるが，種々の特徴をもったファイアウォールがあり，その機能も多岐にわたっている．
アクセスの遮断はあらかじめ定められたルールに則って行われるが，このルールでは許可されてしまう不正アクセスを防ぐことはできないので，セキュリティ対策にはファイアウォール以外の対策も必要になる．
ファイアウォールには多くの種類があるが，大別すると，パケットフィルタリング型とプロキシ型が代表的なものである．前者の基本機能はパケットのヘッダ情報を監視することでアクセスの許可/不許可を決定することであるが，このフィルタリング機能にアドレス変換機能を追加したものがある．この機能を用いれば，たとえばファイアウォールを越えてサーバにアクセスする際に，当該パケットの送信元/送信先のアドレスを変換して，サーバから元のクライアントを隠すことができる．後者は，クライアントからの要求をファイアウォールが代理になってサーバにアクセスする機能を有するものである．パケットのヘッダ情報だけでなく，情報の中身についても監視するというきめの細かい設定も可能である．
選択肢では4)が最適な解答である．セキュリティ対策上，パスワードによる認証，データの暗号化，データのバックアップ，ウイルス除去などの機能も必要であるが，これらはファイアウォールのメインの機能ではない．

正解：4)

（第32回 午前 問題39）

Check! □ □ □

問題15 コンピュータセキュリティについて誤っているのはどれか.
1) ワクチンソフトには侵入したウイルスを駆除する機能がある.
2) コンピュータウイルスに感染しても直ちに症状が出るとは限らない.
3) 「トロイの木馬」に感染すると攻撃者にパソコンを遠隔操作される恐れがある.
4) ファイアウォールはコンピュータネットワークと外部との通信を制限する.
5) スパイウエアとは不正アクセスを監視するものである.

解説：

1) 正 ワクチンソフトは，コンピュータウイルスを退治するためのソフトウエアのことを一般的にいう.

2) 正 コンピュータウイルスとは，コンピュータシステムに侵入してプログラムやデータを破壊するプログラムのことをいう．侵入の経路としては，ネットワーク，ディスクや USB（universal serial bus）メモリのコピーなどがある．ウイルスに感染後，直ちに症状の現れるケースもあるが，たとえばメールを開封した時点で実行されるケースなどもある.

3) 正 「トロイの木馬」は潜伏型のコンピュータウイルスで，これに感染すると，本来のプログラムの命令が書き換えられて，本来は意図しない機能が実行されることがある．症状としては，外部からの遠隔操作を可能にしてしまう場合もある.

4) 正 ファイアウォールとは，LAN（local area network）などの内部ネットワークと外部ネットワークとの間に設けて，ネットワークへのアクセスを監視し，不正なデータが内部ネットワークに侵入することを防ぐ手段のことをいう.

5) 誤 スパイウエアとは，インターネット経由などで，パソコンなどのユーザが気が付かないうちにインストールされ，勝手に情報収集などを実行するプログラムのことをいう.

正解：5)

（第 34 回 午前 問題 38）

Check! □ □ □

問題16 無線 LAN のセキュリティ機能の設定項目に関係ないのはどれか.
1) WEP　　2) MAC アドレスフィルタリング　　3) SSID ステルス
4) WPA-PSK　　5) TCP/IP

解説：

1) 正　　wired equivalent privacy の略. IEEE 802.11 無線ネットワークのセキュリティのためのアルゴリズムとして採用されてきた. RCA（Radio Corporation of America．1986 年まで存在した電気機器メーカ．現在は Technicolor 社が所有する登録商標である）アルゴリズムに基づいた秘密鍵暗号方式で，秘密鍵に 40 bit のデータを使う旧方式と，128 bit のデータを使う新方式が存在する．1997 年に登場したとき，従来からの有線 LAN（local area netowork）並みの機密性を有するものと期待されていたのがこの名称の由来でもある．2001 年以降，深刻な脆弱性が明らかとなり，IEEE は新たなタスクフォースを立ち上げてこの問題の対策を検討し，2004 年に改正アルゴリズム WPA2〔Wi-Fi Alliance がまとめた Wi-Fi protected access（WPA）の IEEE 規格〕で WEP を置換すると宣言し，WEP は使われなくなった．しかし，安価なパーソナル用無線 LAN ルータなどではその後も使われているが，暗号方式としては低い信頼性しか有していない．

2) 正　　無線 LAN ルータなどに搭載されている機能の 1 つで，特定の MAC アドレス（Media Access Control address の略で，LAN カードなどのネットワーク機器のハードウエアに一意的に割り当てられる物理アドレスのこと．ネットワーク上の各ノードを識別するために用いる）をもつ無線 LAN 端末のみ接続を許可する機能のこと．正規の利用者以外のアクセスを制限する方式の 1 つで，登録していない MAC アドレスからの通信を監視することもできる．

3) 正　　不特定の無線 LAN パソコンなどから無線 LAN アクセスポイント（親機）や自分のパソコンへの不正アクセスを防止する機能の 1 つで，自分の ESSID〔Extended Service Set Identifier の略．SSID は Service Set Identifier の略で，事実上同じ機能を指す．ESS-ID と表記することもある．無線 LAN アクセスポイントと無線端末（パソコンなど）を接続するための識別子〕を周囲に知らせる電波信号を停止することをいう．無線 LAN アクセスポイントには，IEEE 802.11 で定められた機能として，ネットワークの識別子である ESSID を一定時間ごとに周囲に発信する機能がある．接続したい機器を容易に探すための機能だが，この信号は正規のユーザ以外のユーザにも見え，接続を試みることができるため，セキュリティ上の弱点ともなる．ESSID ステルスでは，正規のユーザは ESSID を無線 LAN 以外の手段で入手し，コンピュータに設定する必要がある．ただし，ネットワークのパケット自体は空中を飛び交っているため，根本的なセキュリティ対策とはいえず，暗号化など対策を併用する必要がある．

4) 正　　Wi-Fi protected access pre-shared key の略．WPA2-PSK も同様であるが，こちらは，Wi-Fi protected access 2 pre-shared key の略．WPA と WPA2 との違いは選択肢 1) の解説で述べた．この暗号化アルゴリズムをパーソナルモード（WPA/WPA2 Personal）で用いる場合に，アクセスポイントと端末で通信前に共

有しておく暗号鍵のことをいう．また，このモードを指す場合もある（PSK モード）．通常はユーザが 8 〜 63 文字のパスフレーズを決めて，それぞれの機器に手動で入力・設定する．認証サーバを利用せずに PSK を設定することにより端末の認証・接続を行う方式で，家庭など小規模なネットワークで用いられる．これに対し，認証サーバを用いて端末の認証を行う大規模ネットワークの暗号化方式をエンタープライズモード（WPA/WPA2 Enterprise）と呼ぶことがある．

5）誤　Transmission Control Protocol/Internet Protocol の略．米国で開発された研究機関向けネットワーク ARPANET（Advanced Research Project Agency Network）用に開発された通信プロトコル．インターネット上の通信は TCP/IP ベースである．UNIX の BSD 4.2 版で TCP/IP を採用したことにより，ワークステーション，さらにイーサネットの上位プロトコルとして用いることが一般的になり，事実上の標準プロトコルとなっている．TCP と IP はそれぞれ OSI（開放型システム間相互接続）の 4 層と 3 層にほぼ対応する．

正解：5）

（第 35 回 午前 問題 38）

問題17 ネットワークを経由した外部からの攻撃への備えとして誤っているのはどれか．
1) ネットワークに接続しない．
2) ログインパスワードを設定する．
3) ディスクをミラーリング（冗長化）する．
4) ファイアウォールを設ける．
5) Web アドレスのドメインを確認する．

解説：

1) 正　ネットワークに接続しなければ，外部からの攻撃を受けることはないので，不必要にネットワークと接続することは避けるのが基本である．

2) 正　コンピュータの利用開始時にユーザの妥当性を確認するための最も基本的な手法は，パスワードで確認する方法である．ログインパスワードはこのためのユーザ固有の識別コードである．これにより他者のアクセスを防ぎ，コンピュータのネットワークへの接続時間や接続対象を制御することができる．

3) 誤　ディスクのミラーリングは，データの複製を行うことにより，ディスクによる記憶の信頼性を向上する手法であって，ネットワーク経由の外部からの攻撃に対する対応策ではない．

4) 正　ファイアウォールは，コンピュータ（あるいはコンピュータネットワーク）と外部との通信を制御することにより，内部のコンピュータの安全性を高めることを目的としたシステム（ハードウエアおよび/またはソフトウエアから構成される）である．主要な機能としては，アクセス制限，アドレス変換，ユーザ認証，ログの収集と分析，通信内容のフィルタリング，ルーティングなどであるが，種々の特徴をもったファイアウォールがあり，その機能も多岐にわたっている．ファイアウォールには多くの種類があるが，大別すると，パケットフィルタリング型とプロキシ型が代表的なものである．前者の基本機能は，パケットのヘッダ情報を監視することでアクセスの許可/不許可を決定することである．後者は，外部クライアントからの要求をファイアウォールが代理になって内部コンピュータにアクセスする機能を有するものである．パケットのヘッダ情報だけでなく，情報の中身についても監視するというきめの細かい設定も可能である．

5) 正　ドメイン名（domain name）とは，インターネットに接続するコンピュータシステムに割り当てられる名前のことである．本書の出版社である学研メディカル秀潤社のトップページの Web アドレスのドメイン名は，"gakken-mesh.co.jp"である．"gakken-mesh"を第3レベル・ドメイン，"co"を第2レベル・ドメイン，"jp"を第1レベル・ドメインと称する．第1レベル・ドメイン（トップ・レベル・ドメイン）は国際的に取り決められている．第2レベル・ドメインは国内の取り決めによって業種などを表す文字列から構成される．たとえば，"co"は company で会社を表し，"ac"は academy（教育機関），"ne"は network service（プロバイダなど），"or"は organization（非営利法人），"go"は government（政府，自治体）を表す．

Web アドレスのドメイン名を確認することによって，外部ネットワークを介してアクセスしているコンピュータシステムの素性をある程度判断することができる．特に，初めて認知するドメイン名のアドレスには注意が必要である．

正解：3)

（第36回 午前 問題40）

問題18 マルウェアでないのはどれか．
1) ワーム　　　2) ウイルス　　　3) スパイウェア
4) トロイの木馬　　　5) スパムメール

解説：

マルウエア（malware）とは，有害な動作を行う意図で作成された悪意のあるソフトウエアの総称である．mal- とは悪いという意味の接頭語であり，mal-software を意味する．

1) 正　ワームとは自己複製を行い，他のシステムに拡散する性質をもったマルウエアのことをいう．
2) 正　ウイルスとは，他のシステムにあるファイルに感染して増殖する性質をもったマルウエアのことをいう．
3) 正　スパイウエアとは，ウェブブラウザの閲覧履歴やキーボードの押下情報などユーザの挙動に関する情報を，外部に無断で送信するソフトウエアの総称である．物理的なファイルの損傷などは生じなくても，使用者の許諾を得ないで勝手に情報を送信することから，悪意のあるソフトウエア，すなわちマルウエアである．
4) 正　トロイの木馬とは，プログラムの中に別のプログラムが隠されており，元のプログラムが実行されたときに，自身も動作を開始し有害な動作を行うプログラム，すなわちマルウエアのことである．
5) 誤　スパムメールとは，受信者の意向を無視して大量に送信されるメールのことであり，迷惑な行為ではあるが，そのメールのなかにスパイウエアやウイルスが含まれているのでなければ迷惑行為というだけで，有害な動作を行う悪意のあるマルウエアとはいえない．

正解：5)

（第 37 回 午前 問題 38）

Check! □ □ □

問題19 1バイトで表わすことができる記号は最大何種類か.
1) 2　　　　2) 8　　　　3) 64　　　　4) 256　　　　5) 1024

解説：
情報量の表現方法と区別される状態の数に関する設問である.

情報は対象物の状態に関する知識である. 対象物がとりうるいくつかの状態の区分のうち, どの区分に属するかを決めることにより, 状態に関する不明確さをなくすのが情報である. 2つの可能な状態があり, どちらの状態も等しく可能性があるとき, そのいずれかを決定するのが最も単純な情報である. この二者択一の選択を行う情報が情報量の単位であり, 1ビットの情報という.

2ビットの情報では, 二者択一を2回行って4個の状態の1つを選択できる. 3ビットでは, 8個の状態が区別できる(下図参照). 一般にnビットでは2^n個の状態が表わせる.

<u>1バイトは8ビットを意味し, 演算処理やメモリの単位</u>としてよく使われている.

区別できる状態の数は2^8すなわち256個である.

問題では,「区別できる状態」の代わりに「表わすことができる記号の種類」と表現されている. 正解は選択肢4)である. なお, 1)は1ビット, 2)は3ビット, 3)は6ビット, 5)は10ビットで表わすことができる記号の種類である.

バイトはB(大文字)で表わし, kB(キロバイト, 10^3バイト), MB(メガバイト, 10^6バイト), GB(ギガバイト, 10^9バイト), TB(テラバイト, 10^{12}バイト)などの単位が用いられている.

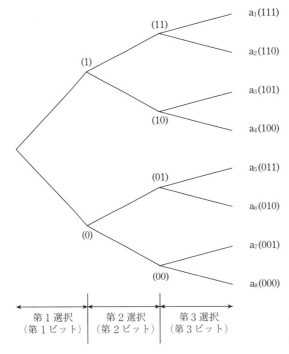

図　8個の状態の選択
a_i ($i = 1 \sim 8$)は区別できる状態.

正解：4)

(第17回 午前 問題29)

問題 20 下記の半角英数 5 文字と全角漢字 10 文字で表された単語は，シフト JIS コードにおいては合わせて何バイトになるか．

第 23 回第 2 種 ME 技術実力検定
1) 15　　　2) 20　　　3) 25　　　4) 27　　　5) 30

解説：

JIS（Japanese Industrial Standard）コードは，JIS で規格化された情報交換符号系のコード体系である．

数字，英文字，カタカナ，各種記号，機能文字など 256 種類が 8 bit コードとして JIS X 0201「7 ビット及び 8 ビットの情報交換用符号化文字集合」で定められている．

漢字コードについては，JIS X 0208「7 ビット及び 8 ビットの 2 バイト情報交換用符号化漢字集合」で制定されていて，第一水準として漢字 2965 文字，ひらがな 83 文字，カタカナ 86 文字，数字 10 文字，英字 52 文字，特殊記号 147 文字，ギリシャ文字 48 文字，ロシア文字 66 文字，罫線文字 32 文字の合計 3489 字のほか，第二水準漢字として部首も含め 3388 文字，補助漢字として 5801 文字が定められている．こちらは，2 バイト 16 ビットのうち，14 ビットを用いて識別している．

問題の半角英数字は，それぞれ 1 バイトで，全角漢字は，それぞれ 2 バイトで表現されるので，半角英数字に 5 バイト，全角漢字に 20 バイト，合計 25 バイトが用いられている．3) が正解である．

正解：3)

（第 23 回 午前 問題 40）

Check! □ □ □

問題21 図は2次元バーコードの例である．2次元バーコードの一般的な特徴について誤っているのはどれか．

1) データ容量は英数字で50字程度である．
2) 英数字以外にもカナや漢字を表現できる．
3) 全方向の読み取りが可能である．
4) 1次元バーコードと比較し，情報量が大きい．
5) 汚れによるエラーの訂正機能がある．

解説：

1) 誤　データ容量は，2次元バーコードの多くが2000ないし3000文字である．1994年にデンソーから発表された2次元バーコードのQR（quick response）コードでは，英文字4464文字，漢字1888文字のデータ容量がある．
2) 正　英数字のほかに，カナ，漢字の情報も扱うことができる．
3) 正　マトリクス方式の2次元バーコードは，黒と白のマス目のパターンで情報を表し，このパターンのスキャナに対する角度とサイズを読み取る仕組みになっており，360度全方向の読み取りが可能になっている．
4) 正　1次元バーコードの情報量は，20ないし30文字程度である．
5) 正　2次元バーコードは，データの誤り検出とデータ補正機能を有し，シンボルが汚れたり破損していても，破損面積が20％ないし30％の範囲であれば，情報を正確に読み取ることができる．

正解：1)

（第27回 午前 問題35）

Check! ☐ ☐ ☐

問題 22 数の表記法について誤っているものはどれか．ただし，10 進法の 10，11，…は 16 進法で A，B，…と表記する．
  1) 2 進数の 101 を 10 進数で表すと 5 になる．
  2) 2 進数の 100 より 1 少ない 2 進数は 11 である．
  3) 10 進数の 7 を 2 進数で表すと 111 になる．
  4) 10 進数の 16 を 16 進数で表すと F1 になる．
  5) 16 進数の D を 2 進数で表すと 1101 になる．

解説：

1) 正 2進数の 101 は，次式から，10進数で表すと 5 になる．
  $1 \times 2^2 + 1 \times 2^0 = 5$

2) 正 2 進数では，各桁の数値は 0 と 1 しかない．すべての桁が 1 の値に 1 を加えると桁上げが生じて，1 桁上に 1 が立つことになる．たとえば，11 より 1 大きな値は 100 である．

3) 正 10 進数を n 桁の 2 進数に変換するには，
  $a_{n-1} \times 2^{n-1} + a_{n-2} \times 2^{n-2} + \cdots\cdots + a_0 \times 2^0$
  の形式に展開して，$a_{n-1} \cdot a_{n-2} \cdots\cdots a_0$ を求めればよい．
  $7 = 1 \times 2^2 + 1 \times 2 + 1 \times 2^0$
  したがって，10 進数の 7 を 2 進数で表すと 111 になる．

4) 誤 16進数の各桁の値は 0，1，2，……9，A，B，C，D，E，F のいずれかで表され，F に 1 が加わると桁上げが生じる．n 桁の 16 進数 $b_{n-1} \cdot b_{n-2} \cdots\cdots b_0$ を 10 進数で表すには，
  $b_{n-1} \times 16^{n-1} + b_{n-2} \times 16^{n-2} + \cdots\cdots + b_0 \times 16^0$
  を求めればよい．
  16 進数の F1 は 10 進数では $F \times 16 + 1 = 241$ になる．
  10 進数の 16 は 16 進数では $1 \times 16 + 0$ で 10 と表される．

5) 正 16 進数の D を 10 進数に変換すると，
  $D \times 16^0 = 13$
  2 進数の 1101 を 10 進数に変換すると，
  $1 \times 2^3 + 1 \times 2^2 + 0 \times 2 + 1 \times 2^0 = 13$
  したがって，両者は等しい．

正解：4)

（第 20 回 午前 問題 38）

Check! □ □ □

問題23 10進数の10，11，12，…を16進数でA，B，C，…と表記するとき，16進数6とAとの和を16進数で表した結果はどれか．

1) 6 A　　　　2) A 6　　　　3) 1 6　　　　4) 1 0　　　　5) F 1

解説：
16進数6とAの和は，10進数では16となる．これを16進数で表現すると，ちょうど桁上がりが生じる値で，上位に1が立って，下位の桁は0，すなわち10で表すことになる．
一般に，16進数で，$X_n X_{n-1} \cdots X_1 X_0$ で表される値を10進数で表すと次式のようになる．

$$X_n \times 16^n + X_{n-1} \times 16^{n-1} + \cdots + X_1 \times 16^1 + X_0 \times 16^0$$

問題の例では，$X_0 = 6$ と $X_0 = A$ との和は，$X_1 = 1$，ほかの係数 $X_i = 0$ となる．
選択肢1)から順に10進数で表すと，それぞれ，106，166，22，16，241となる．

正解：4)

（第21回 午前 問題34）

問題24 カラーグラフィックディスプレイで，それぞれ4ビットの階調で表現した赤，緑，青の3原色を組み合わせて各画素の色を表示するとき，原理的に表示可能な色は何種類か．

1) 12　　　2) 48　　　3) 512　　　4) 1024　　　5) 4096

解説：
赤，緑，青のそれぞれが4ビットの階調で表現されているので，3原色には，それぞれ，$2^4 = 16$色が含まれることになる．したがって，この3原色の組み合わせで表現できる色の種類は，$2^4 \times 2^4 \times 2^4 = 2^{12} = 4096$である．5)が正解．

正解：5)

（第24回 午前 問題21）

問題 25 1枚が 1440×1080 画素で,各々の画素が 12 ビットであらわされる画像を通信速度 54 Mbps で伝送する.伝送に必要な時間は約何秒か.ただし,画像データは圧縮せず制御用の信号などは考えないものとする.

1) 0.10　　　2) 0.35　　　3) 0.70　　　4) 1.4　　　5) 2.1

解説:

1枚の画像データの伝送時間を求める問題である.

$$伝送時間[秒] = \frac{1枚の画像の画素数 \times 1画素を表すビット数(深さ)}{通信速度} = \frac{1440 \times 1080 \times 12}{54 \times 10^6}$$

$$= 0.3456$$

選択肢の値はそれぞれ,3) は正解の 2 倍,4) は 4 倍,5) は 6 倍に相当する.

正解:2)

(第 35 回 午前 問題 36)

Check! ☐ ☐ ☐

問題 26 白黒写真を 512×512 画素，256 階調の濃淡画像としてコンピュータのメモリに保存したい．圧縮などの処理をしないでそのまま保存するとき，必要となるメモリ容量は何 kB（キロバイト）か．

 1) 128   2) 256   3) 512   4) 1024   5) 2048

解説：

1 画素は 256 階調の濃淡を表す必要があるので，$256 = 2^8$ で 8 ビット，すなわち 1 バイト（B）のメモリを必要とする．

したがって，512×512 画素の濃淡画像データを圧縮せずにそのまま保存するためには，$512 \times 512 = 262{,}144$，すなわち 262,144 B あるいは 262 kB 強のメモリ容量が必要である．

ところで，メモリ容量の大きさを表現する場合，たとえば 4 kw（キロ語）というとき，正確に 4000 w を意味するのではなく，$2^{12} = 4096$ w を意味するのが普通である．すなわち「k」単位のメモリ容量は，$2^{10} = 1024$ を 1 k とし，これを単位として表現する．

この表現法に従えば，$512 \times 512 = 2^9 \times 2^9 = 2^8 \times 2^{10} = 256 \times 2^{10}$，すなわち 256 kB の容量が必要となり，正解は選択肢 2) ということになる．

なお，「M」単位のメモリ容量は，$2^{10} \times 2^{10} =$ 1024 k を 1M（メガ）とし，これを単位として表現する．

以下同様に，「G」「T」単位のメモリ容量は，それぞれ 1024 M = 1 G（ギガ），1024 G = 1 T（テラ）を単位として表現する．

正解：2)

（第 18 回 午前 問題 25）

Check! □ □ □

問題 27 1 画素当たり濃淡で 8 ビット，色信号として 4 ビットを用いる 500 万画素のディジタルカメラの画像情報を 1 枚記憶するのに必要な記憶容量は，最低何バイト必要か．ただし，制御用信号などは無視する．

1) 7.5×10^4 2) 2.1×10^5 3) 7.5×10^6
4) 2.1×10^7 5) 7.5×10^8

解説：

記憶容量の計算問題である．

1 画素当たり，濃淡 8 ビット（256 階調）と色信号 4 ビット（16 色），合わせて 12 ビットが必要である．したがって，500 万画素，1 枚分の画像の記憶容量は最少で，

$$12 \times 5 \times 10^6 = 60 \times 10^6 \text{ ビット}$$

必要である．なお，ここでは制御信号などは考慮していない．

単純に 8 ビットを 1 バイトとして換算すると，

$$\frac{60 \times 10^6}{8} = 7.5 \times 10^6 \text{ バイト}$$

となる．

計算過程で桁を間違えると，選択肢 1) や 5) を選んでしまう場合がある．

正解：3)

（第 29 回 午前 問題 38）

Check! □ □ □

問題 28 サンプリング周波数 40 kHz，1 データを 8 ビットでディジタル化された信号を 10 分間保存するには最低何 M バイトのメモリが必要か．
　　　1) 24　　　　2) 196　　　　3) 246　　　　4) 1960　　　　5) 2460

解説：
サンプリング周波数が 40 kHz ということは，1 秒間に 40,000 個のディジタルデータが発生することになる．1 データが 8 ビット（1 バイト）で表されるから，1 秒間に発生するデータは，40,000×8 ビット（40,000 バイト），よって 10 分間に発生するデータは次式で与えられる．
　40,000×60×10 バイト = 24×10^6 バイト
コンピュータ関連のメモリの容量では，2^{10} = 1024 ビット（あるいはバイト）を単位として構成されており，1000 ではなく，1024 ビット（あるいはバイト）を 1 k ビット（あるいはバイト）と表現するのが慣例である．この表現では，1 M ビット（あるいはバイト）は正確には，1,048,576 ビット（あるいはバイト）となる．
実際の 24 M バイトのメモリは，例えば 16 M バイトのメモリと 8 M バイトのメモリから構成され，正確には $2^{23} + 2^{24}$ バイト，すなわち 25,165,824 バイトの容量をもつ．したがって，24×10^6 = 24,000,000 バイトのデータが保存できる最小のメモリを選択肢のなかから選べば 1) となる．

正解：1)

（第 27 回 午前 問題 32）

問題 29 画像の圧縮方式はどれか．
1) SVGA　　2) MP3　　3) RGB　　4) JPEG　　5) PIXEL

解説：

1) 誤　SVGA は super video graphics array の略．
元の VGA を拡張して，解像度や最大同時発色数を高めたグラフィックシステム規格の名称で，SVGA システムでは，解像度については 800×600 ドット，1024×768 ドット，1280×1024 ドットのモードが，発色数については 256 色，65,536 色，16,777,216 色のモードがあって，システムの能力によって選択できる．
なお，VGA は，640×480 ドット，16 色の表示が可能な，パソコン用のグラフィックモードとしては標準的に普及した規格である．
また，800×600 ドットを SVGA，1024×768 ドットを XGA（extended graphics array），1280×1024 ドットを SXGA（super XGA）と呼称することもある．

2) 誤　MP3 は MPEG audio layer-3 の略．なお，MPEG は moving picture experts group の略である．
ディジタル技術によって，音響データを扱うための圧縮技術の 1 つであり，それで作られる音声ファイルフォーマットである．本フォーマットでは，1411.2 kbps で収録されている音楽 CD 規格の PCM に対して，通常の聴取に耐える範囲で，音楽なら約 128 kbps，会話であれば約 32 kbps まで圧縮することができる．もともとの MP3 はビデオ信号圧縮規格である MPEG-1 のオーディオ規格として開発されたので，当初は "MPEG-1 Audio Layer-3" の略称であった．その後，互換性を有する "MPEG-2 Audio Layer-3" が加わった形で総称されている．先行規格 MP1 および MP2 を改良した規格であり，国際規格 ISO/IEC 11172-3: 1993 Information technology-Coding of moving pictures and associated audio for digital storage media at up to about 1,5 Mbit/s-Part 3: Audio で仕様が決められている．

3) 誤　RGB は red，green，blue の略．
RGB は色の表現法の一種で，赤，緑，青の 3 原色を混ぜて幅広い色を再現する加法混色の一種である．R，G，B は原色の頭文字である．ブラウン管，液晶ディスプレイ，ディジタルカメラなど画像の再現に広く採用されている．

4) 正　JPEG は joint photographic coding experts group の略．
カラー静止画符号化方式の標準化作業を進める ISO（International Organization for Standardization，国際標準化機構）と ITU-T（International Telecommunication Union-Telecommunication Sector，国際電気通信連合電気通信標準化部門）の共同組織の名称．転じて，カラー静止画像の符号化方式の名称としても使われる．符号化アルゴリズムには ADCT（adaptive discrete cosine transform，適応離散コサイン変換）を用い，最初に解像度の低い画像を符号化し，次第に解像度が高くなるような階層符号化も採り入れられている．符号化方式はすでに標準になっている．

5）誤　PIXEL（ピクセル，画素）は，画像を扱うときの色情報をもつ最小単位，最小要素をいう．

たとえば，640×480 ピクセルの画像は，横 640 個，縦 480 個の画像の最小単位を並べて表現した画像である．picture element（PEL）または picture cell から考えられた造語である．

正解：4）

（第 32 回 午前 問題 40）

Check! □□□

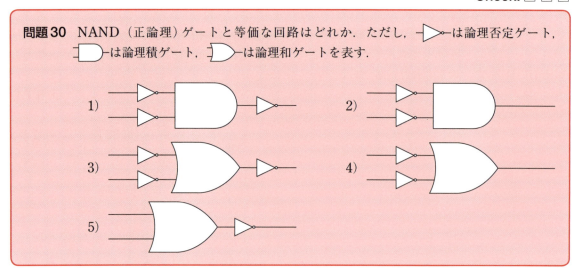

問題30 NAND（正論理）ゲートと等価な回路はどれか．ただし，─▷○─は論理否定ゲート，─⊃─は論理積ゲート，─⊃─は論理和ゲートを表す．

解説：
2入力の論理回路である．X，Yを2入力，Zを出力とすると，NANDの論理式は，
$$Z = \overline{X \cdot Y} = \overline{X} + \overline{Y}$$
となる．これを論理図で示すと，Zは図1の網掛け部分になる．
各選択肢の論理回路を論理式で記述すると，以下のようになる．

1) $Z = \overline{\overline{X} \cdot \overline{Y}} = \overline{\overline{X}} + \overline{\overline{Y}} = X + Y$ 　　OR（論理和）回路
2) $Z = \overline{X} \cdot \overline{Y} = \overline{X + Y}$ 　　NOR（否定論理和）回路
3) $Z = \overline{\overline{X} + \overline{Y}} = \overline{\overline{X}} \cdot \overline{\overline{Y}} = X \cdot Y$ 　　AND（論理積）回路
4) $Z = \overline{X} + \overline{Y} = \overline{X \cdot Y}$ 　　NAND（否定論理積）回路
5) $Z = \overline{X + Y} = \overline{X} \cdot \overline{Y}$ 　　NOR（否定論理和）回路

上記の論理演算を論理図で表すと，Zは下の図1～図4の網掛け部分になる．

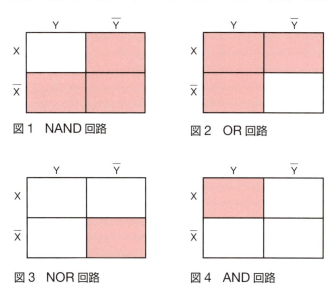

図1 NAND回路　　図2 OR回路

図3 NOR回路　　図4 AND回路

正解：4)

（第29回 午前 問題36）

問題31 図に示す論理回路の出力 Z として表中で正しいものはどれか.

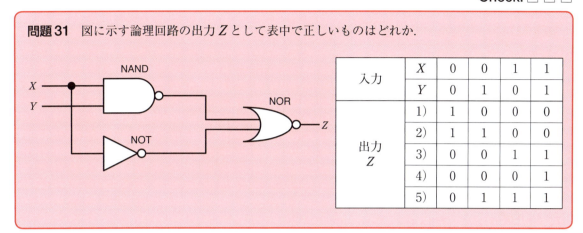

解説:

論理回路の入出力関係を論理式で表すと,以下のようになる.

$$Z = \overline{\overline{XY} + \overline{X}} = \overline{\overline{XY}} \cdot \overline{\overline{X}} = XY \cdot X = XY$$

したがって Z は,X,Y ともに 1 のときのみ 1 となる.
正解は選択肢 4) である.

正解:4)

(第 22 回 午前 問題 36)

問題32 図の論理回路の出力 Z として，表中で正しいのはどれか．

X	Y	Z				
		1)	2)	3)	4)	5)
0	0	0	1	0	0	1
0	1	1	1	1	0	0
1	0	1	0	1	1	0
1	1	1	1	0	0	1

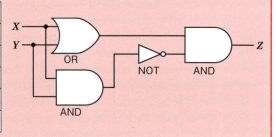

解説：

論理回路を論理式に変換すると次のようになる．ただし，OR は「＋」，AND は「・」，NOT は「―」で表す．

$Z = \overline{(X+Y) \cdot X \cdot Y} = (X+Y) \cdot (\overline{X} + \overline{Y}) = \overline{X} \cdot Y + X \cdot \overline{Y}$

したがって，Z は，X，Y のいずれか一方が 0 で，他方が 1 の場合にのみ 1 となる．したがって，選択肢 3) が正解である．

ほかの選択肢を論理式で表すと，それぞれ以下のようになる．

1) は，$Z = X + Y$
2) は，$Z = \overline{X} + X \cdot Y = X + \overline{Y}$
4) は，$Z = X \cdot \overline{Y}$
5) は，$Z = X \cdot Y + \overline{X} \cdot \overline{Y}$

NOT，OR，AND の演算の他に，NOR，NAND，XOR（exclusive OR）などの基本演算がある．これらの論理式を列挙しておく．

NOT は，$Z = \overline{X}$
OR は，$Z = X + Y$
AND は，$Z = X \cdot Y$
NOR は，$Z = \overline{X + Y}$
NAND は，$Z = \overline{X \cdot Y}$
XOR は，$Z = \overline{X} \cdot Y + X \cdot \overline{Y}$

設問は，XOR（排他的論理和）の演算回路を表す．

正解：3)

Check! □ □ □

問題 33 各論理回路の出力の組合せ（真理値表）で誤っているものはどれか．

		1)	2)	3)	4)	5)
X	Y	X$_{AND}$Y	X$_{OR}$Y	$_{NOT}$X	X$_{NOR}$Y	X$_{NAND}$Y
0	0	0	0	1	1	1
0	1	0	1	1	0	1
1	0	0	1	0	0	1
1	1	1	1	0	0	1

解説：

2 入力の論理回路に関する問題である．

X，Y を入力変数，Z を出力変数とするとき，代表的な論理演算は以下の論理式で表される．

$$\text{否定（NOT）} \quad Z = \overline{X}$$
$$\text{論理積（AND）} \quad Z = X \cdot Y$$
$$\text{論理和（OR）} \quad Z = X + Y$$
$$\text{NAND} \quad Z = \overline{X \cdot Y} = \overline{X} + \overline{Y}$$
$$\text{NOR} \quad Z = \overline{X + Y} = \overline{X} \cdot \overline{Y}$$
$$\text{排他的論理和（exclusive OR：EX.OR）} \quad Z = X \cdot \overline{Y} + \overline{X} \cdot Y$$

これらの演算を，真理値表で示すと以下のようになる．

表　真理値表

入力	X	0	0	1	1
	Y	0	1	0	1
出力 Z	AND	0	0	0	1
	OR	0	1	1	1
	NAND	1	1	1	0
	NOR	1	0	0	0
	EX.OR	0	1	1	0

問題の真理値表と上の表を比較すれば，正解は明らかである．

1) 正　AND 回路である．
2) 正　OR 回路である．
3) 正　NOT 回路である．これは，NOT X であるから，X = 1 のとき 0，X = 0 のとき 1 を出力する回路である．入力信号ではない Y の値には無関係である．
4) 正　NOR 回路である．OR 回路の出力が 0 の場合のみ 1 を出力する．
5) 誤　NAND 回路は AND 回路の出力が 0 である場合のみ 1 を出力する．
したがって，X = 1，Y = 1 のとき出力は 0 となる．

正解：5)

（第 20 回 午前 問題 34）

Check! ☐ ☐ ☐

問題34 NANDゲートの入力をA, B, 出力をYとするとき, 下の真理値表で正しいのはどれか.

入力		出力　Y				
A	B	1)	2)	3)	4)	5)
0	0	1	1	1	1	1
0	1	1	0	0	1	1
1	0	0	0	0	1	1
1	1	0	0	1	1	0

解説:
真理値表から, 各選択肢の論理式と論理図を示すと次の通りとなる(それぞれ, 網かけ部分を求める演算である).

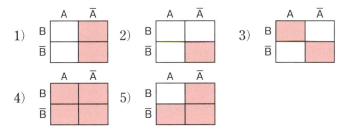

1) 論理式: $Y = A \cdot B + A \cdot \overline{B} = A(B + \overline{B}) = A$
　右の2辺では, 相補の法則を用いている. なお, 相補の法則とは, 入力(部分集合) X とその否定入力(補集合) $\overline{X}$ との演算で成り立つ次の法則をいう.
　　$X + \overline{X} = 1$
　　$X \cdot \overline{X} = 0$

2) 論理式: $Y = \overline{A} \cdot \overline{B} = \overline{A + B}$
　右の2辺をド・モルガンの定理という. 2入力の否定論理和(Not OR: NOR)を求める演算である.

3) 論理式: $Y = \overline{A} \cdot \overline{B} + A \cdot B$
　この演算は, 次式のような変形で明らかなように, 排他的論理和(Exclusive OR: XOR)の否定を求める演算である.
　$Y = \overline{A} \cdot \overline{B} + A \cdot B = \overline{\overline{\overline{A} \cdot \overline{B} + A \cdot B}} = \overline{\overline{\overline{A} \cdot \overline{B}} \cdot \overline{A \cdot B}}$
　$= \overline{(A + B) \cdot (\overline{A} + \overline{B})} = \overline{A \cdot \overline{B} + \overline{A} \cdot B}$

4) 論理式: $Y = \overline{A} \cdot \overline{B} + \overline{A} \cdot B + A \cdot \overline{B} + A \cdot B = \overline{A}(\overline{B} + B) + A(\overline{B} + B) = \overline{A} + A = 1$
　ここでも, 相補の法則を繰り返し用いて簡略化しているが, 元の真理値表から, Y = 1 は直ちに求められる.

5) 論理式: $Y = \overline{A} \cdot \overline{B} + \overline{A} \cdot B + A \cdot \overline{B} = \overline{A}(\overline{B} + B) + A \cdot \overline{B} = \overline{A} + A \cdot \overline{B} = \overline{A} + \overline{B} = \overline{A \cdot B}$
　最後の2辺もド・モルガンの定理という. 2入力の否定論理積(Not AND: NAND)を求める演算である.

正解: 5)

(第35回 午前 問題35)

Check! □ □ □

問題 35 次の論理式で誤っているのはどれか．
1) $A \cdot (B + C) = A \cdot B + A \cdot C$
2) $A + A \cdot B = A$
3) $A + \overline{A} = 1$
4) $\overline{A \cdot B} = \overline{A} + \overline{B}$
5) $A + \overline{B} = \overline{A} \cdot B$

解説：
1) 正　$A \cdot (B + C) = A \cdot B + A \cdot C$
　　この関係を分配法則という．
2) 正　$A + A \cdot B = A$
　　この関係を吸収法則という．
3) 正　$A + \overline{A} = 1$
　　$\overline{A}$ を A の補元という．1 は最大元を意味する．
4) 正　$\overline{A \cdot B} = \overline{A} + \overline{B}$
　　これをド・モルガンの法則という．なお，次式の関係もド・モルガンの法則という．
　　$\overline{A + B} = \overline{A} \cdot \overline{B}$
5) 誤　$A + \overline{B} = \overline{A} \cdot B$

なお，選択肢 1)～5) の論理図を図に示す (網掛け部分が，それぞれの論理式が表す領域)．

1)

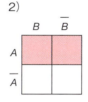

2)

3)

4)

 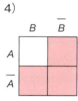

5) 左辺

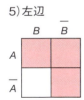

5) 右辺

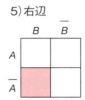

正解：5)

(第 30 回 午前 問題 33)

問題36 論理式として，A・(B + C) に等しいのはどれか．
1) $A \cdot \overline{B} + A \cdot \overline{C}$
2) $\overline{A} \cdot B + \overline{A} \cdot C$
3) $(A + B) \cdot (A + C)$
4) $A \cdot B + A \cdot C$
5) $A + B \cdot C$

解説：
論理式の記述にはブール代数がよく利用される．ブール代数では論理をAやBなどの記号で与え，それが真（成立する）であれば1，偽（不成立）のときを0とする．また，「・」は論理積を表し，たとえばA・Bは「AかつB」のことを意味する．同様に「+」は論理和を表し，A + Bとは「AまたはB」のことである．論理の否定に際しては，Aに対してその否定を $\overline{A}$ と表す．ブール代数の基本的な式を以下に示す．等号の左右で真偽を確かめてみよう．

- **交換則**
 A + B = B + A
 A・B = B・A
- **結合則**
 A + (B + C) = (A + B) + C
 A・(B・C) = (A・B)・C
- **吸収則**
 A・(A + B) = A ⎫
 A + (A・B) = A ⎬ Bが0でも1でもAと同じ値が結果となる．
 0 + A = A
 1 + A = 1
 0・A = 0
 1・A = A
- **二重否定**（ある値を2回否定すると元の値に戻る）
 $\overline{\overline{A}}$ = A
- **分配則**
 A・(B + C) = A・B + A・C
 A + B・C = (A + B)・(A + C)
- **同一則**
 A + A = A
 A・A = A
- **ド・モルガンの定理**（論理式を変形するときに用いられ，和の否定が積に，積の否定が和に置き換わる）
 $\overline{A + B} = \overline{A} \cdot \overline{B}$
 $\overline{A \cdot B} = \overline{A} + \overline{B}$

正解：4)

（第33回 午前 問題35）

問題 37 信号 A を変調する過程で，B のような信号が得られた．この操作を何と呼ぶか．
1) アナログ化
2) 平均化
3) 標本化
4) 符号化
5) 2 進化

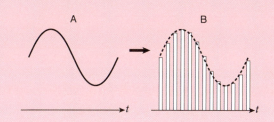

解説：
信号 A は連続的なアナログ信号である．
信号 B は時間的に連続ではない離散的な量の系列で表現された信号である．このような操作を標本化（サンプリング）という．標本化された離散的な値をそれぞれの時刻における標本値という．正解は選択肢 3) である．
アナログ化とは，信号 A のような連続的な信号に変換する操作のことで，たとえば数値表示される時刻（離散的な数値系列）を，時計の針の連続的な動きによる表示に変換するような操作をいう．
信号 A を平均化すると，時間軸に平行な 1 つの直線で表現される．
符号化とは，一般には有限個の記号の系列に変換する操作をいう．電信におけるモールス信号は 50 音の符号化の典型例である．種々の暗号を作り出す操作がこれに相当する．
2 進化とは，数値を 2 進数に変換する操作をいう．たとえば，10 進数の「7」は，2 進数では「111」に変換される．

正解：3)

（第 22 回 午前 問題 30）

問題38 フルスケール 5 V の信号を 8 ビットで AD 変換すると最小分解能（量子化精度）は約何 mV か．

1) 5   2) 10   3) 20   4) 30   5) 45

解説：
8 ビットで AD 変換するということは，アナログ信号のフルスケールを $2^8 = 256$ レベルのディジタル信号に変換するということである．したがって最小分解能は，フルスケールの 1/256 ということになる．
本設問ではフルスケールが 5 V であるから，最小分解能は次式で得られる．

$$\frac{5000}{256} \fallingdotseq 20 \text{ mV}$$

正解：3)

（第 27 回 午前 問題 31）

問題39 AD 変換に直接関係がないのはどれか．
1) スムージング（平滑化）
2) 量子化
3) ナイキスト周波数
4) サンプリング（標本化）
5) 折り返し雑音（エイリアシング）

解説：
AD 変換とは，アナログ信号をディジタル信号に変換することをいう．
心電図，血圧，呼吸など生体から得られる信号は，通常，連続量であり，アナログ信号である．この信号をコンピュータに取り入れて処理するには，AD 変換が必要になる．

1) 誤　スムージング（平滑化）は，例えば，時系列データのそれぞれに隣接する数データを加算することによって，新たな時系列データを作成するような処理をいう．
ちなみに，日常頻繁に用いられている電源アダプタには，交流電圧を直流電圧に変換する直流電源回路が組み込まれている．この回路には，トランス，整流回路の後ろに，整流された交流の脈流をさらに平滑化する回路を備えている．ハードウェアによるスムージングの典型例である．

2) 正　AD 変換には，連続的なアナログ信号から一定の時間間隔でデータを抽出し，抽出したデータの振幅を一定の振幅を単位とした離散的な振幅値に変換する処理が含まれる．前者の時間軸上の処理をサンプリング（標本化）といい，後者の振幅に関する処理を量子化という．

3) 正　ディジタルに変換された信号から元のアナログ信号を復元する処理に関して，サンプリング定理（標本化定理）がある．すなわち，アナログ信号に含まれる最高周波数成分の 2 倍以上の周波数でサンプリングすれば原アナログ信号が復元できるという定理である．原信号の有する周波数帯域の 2 倍の周波数をナイキスト周波数，その逆数をナイキスト間隔という．

4) 正　サンプリング（標本化）については，前述の 2) の解説を参照されたい．

5) 正　原アナログ信号に含まれる周波数成分が有限でなかったり，サンプリング周波数の 2 分の 1 以上の成分が含まれている場合には，変換されたディジタル信号から復元されたアナログ信号と原信号は，量子化に伴う誤差を除けばサンプリングされた時刻では等しい値となるが，それ以外の時刻では等しくはない．この誤差を折り返し誤差（雑音）またはエイリアシング（aliasing）という．

正解：1)

（第 30 回 午前 問題 27）

Check! □ □ □

問題40 生体電気信号を500Hzでサンプリングした．このデータから再構成される信号の理論的周波数範囲はどれか．

1) DC～100Hz　　2) DC～250Hz　　3) DC～500Hz
4) 1Hz～250Hz　　5) 1Hz～500Hz

解説：

サンプリング定理（標本化定理）に関する問題である．

下図に示すような時間に対する連続関数 $f(t)$ の時間軸上で，離散的な（とびとびの）時点 t_{-1}, t_0, t_1 における関数の値を $f(t_{-1})$, $f(t_0)$, $f(t_1)$ とする．一般に，$f(t_i)$ を，時点 t_i におけるこの関数の標本値という．また標本値を取り出す操作を標本化（サンプリング）という．

関数の変化があまり急激でない限り，標本点の間隔をある程度狭くとれば，標本値の系列で原波形をある程度忠実に表現できるであろうことは図から推察できる．実は，標本間隔を一定値以下にすれば，原波形は標本値の系列で完全に再現できることが証明されている．急激な変化をする波形は，高い周波数成分を含むので，標本値系列により忠実な再現を行うには狭い標本間隔が必要になる．すなわち，標本間隔は波形に含まれる周波数成分の最高のものと関連している．

この関係を厳密に記述したものがサンプリング定理である．その内容は次の通りである．

「時間関数が $W[\text{Hz}]$（ヘルツ）以上の周波数成分を含まなければ，時間軸上で $1/2W[\text{s}]$（秒）以下の一様な間隔で取った標本値系列が与えられれば，元の関数は一意に定まる．」

この定理によれば，逆に，ある装置のサンプリング速度の上限で，この装置の処理できる信号の最高周波数が決まってしまうことになる．

標本間隔（サンプリング間隔）を T s，標本化周波数（サンプリング周波数）を $F_S[\text{Hz}]$，信号（時間関数，波形）の最高周波数を $W[\text{Hz}]$ とすると，

$F_S = 1/T$, $T = 1/2W$ だから
$W = 1/2T = F_S/2$

この問題では $F_S = 500$ なので，$W = 250$ である．したがって，正解は選択肢2)である．

なお，サンプリング定理の趣旨からいって，信号に含まれる低い周波数成分のほうは問題がないので，選択肢4)，5)は明らかに誤りである．

サンプリング定理は基本事項であるので覚えておくことが必要である．

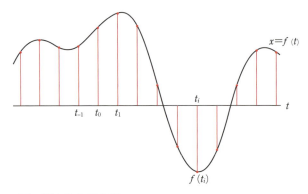

図　標本化と標本値

正解：2)

（第17回 午前 問題28）

問題41 生体電気信号を500μs間隔でサンプルした．復元できる周波数の理論的上限は何Hz未満か．

1) 100　　　2) 200　　　3) 500　　　4) 1000　　　5) 2000

解説：

アナログ信号をディジタル信号へ変換するときのサンプリング（標本化）の頻度は，ディジタル信号から元の信号を再現する際に非常に重要な意味をもつ．一般に，サンプリング周波数は必要となる周波数の2倍を超えて設定することが要求され，サンプリング定理（標本化定理）として知られている．

サンプリング定理によれば，必要となる信号の上限周波数が f_c であるとき，サンプリング周波数 f_s は $f_s > 2f_c$ である必要があり，このようにサンプリングされた信号があれば，元の信号を再現することができる．

しかし，サンプリング定理を満たしていても，ディジタル信号から元の信号を再現する場合に折り返し信号（エイリアシング）と呼ばれる元の情報にはない信号が現れることがある．エイリアシングは「サンプリング周波数 $\times n \pm$ 入力信号の周波数」（$n = 1, 2, \ldots\ldots$）として現れ，サンプリング周波数の前後に出現する．このため，工学的には，原信号に含まれる最大周波数成分の2倍より大きな周波数 f_s で標本化した信号の高域成分を低域（ローパス）フィルタで除去することで信号を正確に復元できるようにする．

設問では500μsでサンプリングが行われているので，サンプリング周波数 f_s は，

$f_s = 1/(500 \times 10^{-6}) = 2000$ Hz

であり，復元できる元信号の周波数は $2000/2 = 1000$ Hz 未満であることがわかる．

正解：4)

（第33回 午前 問題39）

Check! □ □ □

問題42 ある信号を256回の加算回数で平均加算処理をした．S/Nの改善度は何dBか．ただし，2倍は6 dBとする．

  1) 12   2) 18   3) 24   4) 32   5) 36

解説：

雑音（N）のなかからある信号（S）を検出する方法の1つに，同期加算平均処理がある．加算回数を n とするとS/Nは $\sqrt{n}$ 倍に改善される．問題では256回の加算平均であるから，S/Nは16倍に改善される．

これをデシベル（dB）で表現すると $20 \log_{10} 16$ となり，

$$20 \log_{10} 16 = 20 \log_{10} 2^4 = 4 \times 20 \log_{10} 2$$

となる．

2倍，すなわち $20 \log_{10} 2 = 6$ dB であるから，

$$20 \log_{10} 16 = 4 \times 6 \text{ dB} = 24 \text{ dB}$$

となる．

正解：3)

（第26回 午前 問題28）

問題43 図の上段は繰り返し光刺激（図中矢印）を加えたとき後頭部から得られた脳波，下段は光刺激に同期して225回加算平均処理をして得られた視覚誘発電位を示す．加算平均処理によって視覚誘発電位以外の雑音は何分の1に改善されたか．

1) 10   2) 15   3) 100   4) 225   5) 450

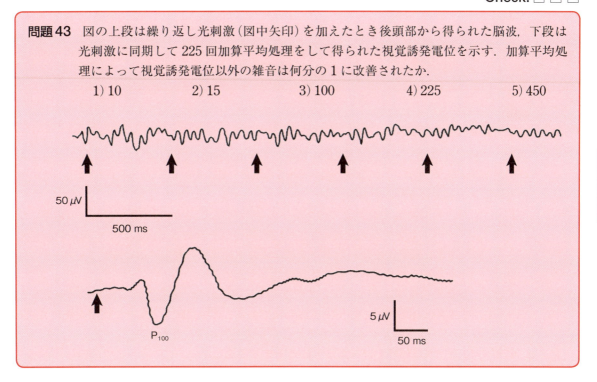

解説：
加算平均法は，不規則雑音を相対的に減らすことができる処理法である．大脳誘発電位など，ある時間を起点として生じる微弱な電位変化を計測する際に効果がある．この場合，刺激後の活動電位を何回も繰り返し測定し，刺激時刻を一致させて加算して平均する．その結果，活動電位は刺激後の一定時間に認められるので，加算されて数倍の大きさになり，加算回数で乗ずると標準的な変化が得られる．一方，不規則なタイミングで現れる雑音は平均化処理によって加算回数が増えるにしたがって次第に小さくなる．この処理により，必要な電位だけを良好なS/N（信号と雑音の比率）で取り出すことができる．

加算平均法は，S/Nの改善を目的とした方法である．信号成分が不変であるとすれば，n回の加算により信号の振幅はn倍になる（信号のパワーは振幅の2乗となるのでn^2倍になる）．一方，雑音は位相がランダムなので，振幅については単純に加算できず，仮にホワイトノイズのように平均が0でパワーが一定のノイズが重なり合ったとすると，雑音のパワーがn倍になる．雑音のパワーは振幅の2乗で表せるので，信号と雑音のパワー比はn倍に，振幅の比（これがS/Nである）は$\sqrt{n}$倍になる．

本問では225回の加算平均なので，S/Nは$\sqrt{225}=15$倍に改善される．すなわち，視覚誘発電位以外の雑音は15分の1に改善された．

正解：2)

（第30回 午後 問題3）

問題44 信号の周期を得ることを目的とした演算はどれか．
1）自己相関関数演算　　2）積分演算　　3）移動平均演算
4）2乗演算　　5）対数演算

解説：
信号の周期を得る方法には，零クロス法やフーリエ解析を基本とした種々の周波数分析法がある．一般には高速フーリエ変換（fast Fourier transform：FFT）によるパワースペクトル解析法が用いられるが，自己回帰（auto regressive：AR）モデル，エントロピー法，その他の方法による周波数分析法がある．

1）正　　自己相関関数と周波数スペクトルの間の関係式（Wiener-Khintchine の定理，ウイナー・ヒンチンの定理）より自己相関関数を求めることによって周波数分析ができる．超音波を用いたドプラ法による血流速度の測定に用いられている．
2）誤　　単なる積分演算からは周波数分析はできない．
3）誤　　移動平均演算はスムージング演算ともいい，信号に重畳した周波数の高い雑音などを除去する目的で使用する演算法である．高域遮断フィルタや商用交流雑音（50 Hz 交流）を除去するフィルタとしても使用されることがある．
4）誤　　2乗演算は周期を計算する方法とあまり関係ない．
5）誤　　対数値に変換する方法で，周期とは関係ない．

正解：1）

（第24回 午前 問題43）

問題 45 誤っている組合せはどれか．
1) CT 画像 ……………… PACS
2) 遠隔病理診断 ……………… MEDLINE
3) 超音波画像 ……………… DICOM
4) 心電図 ……………… MFER
5) 病院情報システム ………… HL7

解説：

1) 正 PACS（picture archiving and communication system，医用画像保管通信システム）は，医用画像とその付属情報の保管と通信を効率的に行うためのシステムである．X 線画像，X 線 CT（computed tomography）画像，MRI（magnetic resonance imaging）画像，PET（positron emission tomography）画像，SPECT（single photon emission computed tomography）画像，シンチグラム，超音波画像，光学写真（内視鏡像，サーモグラフ，眼底写真など）など医用画像を取り扱うシステムである．

2) 誤 MEDLINE（Medical Literature Analysis and Retrieval System On-line）は，米国国立医学図書館（National Library of Medicine：NLM）が提供する医学関連文献情報のオンライン検索用データベースである．
1969 年に NLM が作成した医学文献データベース MEDLARS（Medical Literature Analysis and Retrieval System）のオンライン検索が 1971 年に開始され，その後，改良が重ねられている．世界で最も利用頻度が高い医学文献のデータベースである．

3) 正 DICOM（Digital Imaging and Communications in Medicine，ダイコム）は，医用画像およびその付属情報を伝送・変換するための形式を定めている規格である．ACR（American College of Radiology，米国放射線学会）と NEMA（National Electrical Manufacturers Association，米国電気機器工業会）が共同で 1985 年に制定した ACR/NEMA 規格がこの規格の前身である．1994 年の第 3 版で DICOM 規格と名称が改められた．

4) 正 MFER（Medical waveform Format Encoding Rule，医用波形標準化記述規約）とは，心電図，脳波，呼吸曲線などの医用波形を相互に利用するための標準規約で，現在，次の規約書が発行されている．このうち Part.1 は，2007 年 9 月に ISO/TS 11073-92001: 2007 Health informations-Medical waveform format-Part 92001: Encoding rules として発行された．
　　MFER Part.1 ver.1.05：2006
　　MFER Part.3-1　標準 12 誘導心電図　ver.1.01：2010 draft
　　MFER Part.3-2　長時間心電図　ver.1.00：2008 draft
　　MFER Part.3-3　負荷心電図　ver.0.03：2009 draft
　　MFER Part.3-10　モニター用波形　ver.0.02：2002 draft

5) 正 HL7（Health Level Seven）は，医療情報交換のための標準規格で，患者管理，オーダー，照会，財務，検査報告，マスタファイル，情報管理，予約，患者紹介，患

者ケア，ラボラトリーオートメーション，人事管理など広範囲な情報を扱う．「7」は「医療情報システム間のISO-OSI第7層アプリケーション層」に由来する．米国にHL7協会本部（1987年設立）があり，標準の研究作業を行っている．わが国では，日本医療情報学会とJAHIS（Japanese Association of Healthcare Information Systems Industry，保健医療福祉情報システム工業会）の主要メンバーが発起人となり，1998年に日本HL7協会を設立している．

正解：2)

（第30回 午後 問題10）

問題46 病院情報システムとして誤っている組合せはどれか．
1) MR画像 ……………………PACSによるオンライン化
2) 内視鏡画像 …………………DICOM形式による電子化
3) CR（X線）画像 ……………DICOM形式による電子化
4) 心電図 ………………………HTML形式による電子化
5) 患者カルテデータ …………SQLによる電子化

解説：

1) 正　MR画像は，PACS（picture archiving and communication system，医用画像保管通信システム）で運用する典型的な画像である．PACSでは，通常，各種の画像撮影装置とは原則として直接有線または無線回線で接続して，オンラインで画像データの送受信を行う．

2) 正　DICOM（Digital Imaging and Communications in Medicine，ダイコム）は，医用画像およびその付属情報を伝送・変換するための形式を定めている規格である．ACR（American College of Radiology，米国放射線学会）とNEMA（National Electrical Manufacturers Association，米国電気機器工業会）が共同で1985年に制定したACR/NEMA規格が，この規格の前身である．1994年の第3版でDICOM規格と名称が改められた．内視鏡画像も画像データの一環として，この規格に則って電子化されている．

3) 正　CR（computed radiography）装置は，X線撮影装置の増感紙・フィルム系の性能を維持したまま画像のディジタル化を実現した装置で，増感紙・フィルムに代わって2次元X線センサであるIP（imaging plate）を採用した，本来は，オフライン型のDR（digital radiography）装置である．IPの画像データを電子化して通信する場合には，やはりDICOM規格に則るのが適当である．

4) 誤　心電図，脳波，呼吸曲線などの医用波形を電子情報として相互に利用するための標準規約としては，MFER（Medical waveform Format Encoding Rule，医用波形標準化記述規約）があるので，こちらの規格に沿うほうが適当である．HTML（hypertext markup language）は，ハイパーテキスト（テキスト中に図やキーワードなどのポインタを埋め込み，そこから関連情報にジャンプできる構造をもったテキスト形式で，ファイル中の複数の部分を関連付け，参照できる構造になっている）を記述する言語である．インターネットのホームページの記述言語として名高い．

5) 正　SQL（structured query language）は，リレーショナル・データベースを扱うためのデータベース言語である．米国IBM社が開発したが，1987年にISO（International Organization for Standardization）規格，JIS（Japanese Industrial Standards）になっており，その後，規格は改正されている．データベースとしてはリレーショナル型が一般的であり，電子カルテもそれに適応した言語で記述されるのが適切である．

正解：4)

（第31回 午後 問題20）

問題47 PACS（Picture Archiving and Communication System）について誤っているのはどれか．
1) 医用画像と通信の標準規格である．
2) 必要な医用画像を検索して表示する．
3) フィルムレス運用を可能とする．
4) 画像撮影装置から受信したデータを保管する．
5) ネットワークを通じて医用画像データをやり取りする．

解説：

1) 誤　PACS（医用画像保管通信システム）は規格ではなく，医用画像とその付属情報の保管と通信を効率的に行うためのシステムの総称である．なお，医用画像通信規格としては，DICOM（ダイコム）がある．DICOMは，医用画像およびその付属情報を伝送・変換するための形式を定めている規格である．ACR（American College of Radiology，米国放射線学会）とNEMA（National Electrical Manufacturers Association，米国電気機器工業会）が共同で1985年に制定したACR/NEMA規格がこの規格の前身である．1994年の第3版でDICOM規格と名称が改められた．Digital Imaging and Communications in Medicineの略．

2) 正　PACSの構築は必要な画像をリアルタイムで検索し，表示することが大きな目的の1つである．

3) 正　かつては，年々増加する医用画像フィルムの保管が大問題となっていた．ディジタル画像装置の普及とともに，画像をディジタル化して，電子的に保管することが一般的になってきた．フィルムレス化はPACS導入の目的の1つであり，成果である．

4) 正　PACSにおいては，通常，画像撮影装置からオンラインで画像データを受信する構成になっている．オフラインで，フィルムなどの画像記録媒体をスキャンしてディジタルデータに変換する端末をPACSに組み込むこともある．

5) 正　通常施設内では，PACSはLAN（local area network）によるネットワークを通じて医用画像データが送受信されている．施設間においても，さまざまなネットワークを通じてやり取りが行われる．

正解：1)

（第33回 午前 問題40）

4 電気工学

電気工学

Check! □ □ □

> **問題 1** 誤っているのはどれか．
> 1) 電気力線の密度は電界の強さに比例する．
> 2) 電気力線は正電荷からはじまって負電荷で終わる．
> 3) 電位の変化が急激な部分では等電位線の密度が高くなる．
> 4) 等電位線は交わらない．
> 5) 電気力線と等電位線は平行である．

解説：

電気力線とは電界の強さを仮想的な線で示したものである．電界は方向と大きさをもつベクトル量であるため，電界の状態を電気力線で表現するためには，電気力線の向きと数を電界の状態と対応付ける必要がある．

電気力線が直線の場合，電気力線の方向はどの場所でも一定であるが，電気力線が直線ではなく曲線を描く場合，電気力線の方向は場所によって変化する．そこで電気力線の方向を一般的に表現するために，電気力線の方向を電気力線の接線方向（ある場所での傾き）で定義することにする．このとき，電気力線の方向と電界の方向には式(1)のような関係がある．

電界の方向＝電気力線の方向　　　　　　　　　　　　　　　　　　　　(1)

電気力線の数が多ければ電界も大きくなる．電界はベクトル量であるから，その大きさについて考えるときは，電界の向きがそろっている必要がある．しかし，前述のように電気力線が曲線だった場合，電気力線の方向は場所によって異なるため，ある空間の電気力線の数を数えたときに，その電気力線が必ずしも同じ方向を向いているとは限らない．

そこで電気力線の数を考えるときは，電気力線の方向を考慮する必要がある．ここで，ある電気力線の方向に対し垂直な面を考えたとする．もしこの面に垂直な電気力線がほかにも存在するのであれば，その電気力線の方向は最初に考えた電気力線の方向と同じということになる．このような考えから，電界の大きさとは一定の面に垂直な電気力線の本数であると定義する．このとき，電気力線の密度と電界の大きさには式(2)のような関係がある．

電界の大きさ＝電気力線と垂直な面における電気力線密度　　　　　　　　(2)

ここで，点電荷1個から生じる電気力線について考えてみる．正電荷の周囲の電界の方向はどの場所で考えても電荷から外に向く方向になるため，式(1)で示した条件から，電気力線は正電荷から始まって放射状に広がっていくことがわかる．逆に，負電荷の周囲の電界の方向はどの場所で考えても電荷の方向に向くので，電気力線は負電荷に集中する．つまり，電気力線は負電荷で終わることになる．

また点電荷を中心にした半径rの球を考える．このとき球の表面積は$4\pi r^2$である．点電荷からの電気力線は放射状に広がっているため，どの電気力線の向きもこの球表面に垂直であるので，この電気力線の数によって球表面の電界の大きさが決まる．電気力線はどの方向にも一様に放射していると考えられるので，球の表面積が決まればこの球表面の電気力線密度が決まり，さらにはどの場所でも電気力線密度は一定であることがわかる．

以上から，球表面はどの場所でも同じ大きさの電界となっている．電界の大きさが等しいので，この面の電位はすべて等しい．この球表面をある平面で切り取ると円が得られるが，その円ではどの点でも電位が等しい．このような線を等電位線という．

点電荷からの距離 r が異なると式(2)より電界の大きさが異なるため，切り出される等電位線も異なるものになるが，中心が等しく半径の異なる球表面は決して交わらないため，等電位線も交わらないことがわかる．また，等電位線の密度が高い状況とは，わずかな距離の変化で電界の大きさが大きく変わることを意味する．つまり，等電位面の密度が高いほど電位の変化も急激になる．

1) 正　電気力線の密度は電界の強さと比例関係にある．
2) 正　電気力線は正電荷から始まって，負電荷で終わる．
3) 正　電位の変化が急激な部分では，等電位線の密度が高い．
4) 正　等電位線は決して交わらない．
5) 誤　点電荷を考えたとき，等電位線は球表面にある．一方，電気力線は球表面と垂直であるため，電気力線と等電位線は平行ではなく垂直である．

正解：5)

(第37回 午前 問題27)

Check! ☐ ☐ ☐

問題 2 図のように磁束密度 B の磁場中を電子が速度 v で運動している．このとき，電子にはどの方向の力が働くか．

1) 上方向（磁界の方向）
2) 下方向（磁界と反対方向）
3) 左方向（電子の運動の方向）
4) 手前方向（紙面に垂直）
5) 後ろ方向（紙面に垂直）

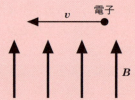

解説：
フレミングの左手の法則に関する問題である．左手の親指，人差し指，中指をそれぞれ，お互いが直交する方向に向けたとき，人差し指を磁束の方向，中指を電流の方向とすると，電流には親指の方向に力が働くというものである（右図参照）．

本問では，電流は電子の流れであり，その方向は電子の運動方向とは逆方向と定義されているので，電流（電子）に働く力は，紙面に垂直で，紙背から手前に向かう方向である．

したがって，正解は選択肢 4) である．

なお，磁束密度 B，磁場中を速度 v で運動する電荷 q の粒子が磁場から受ける力 F（この力をローレンツ力という）は次式で表される．

$$F = qv \times B$$

ここで，F，v，B はベクトル量を表し，× は外積を意味する．
ちなみに，2 つのベクトル

$$a = (x_a, y_a, z_a), \quad b = (x_b, y_b, z_b)$$

に対して，a と b の外積 $a \times b$ は次のように定義される．

$$a \times b = (y_a z_b - y_b z_a, z_a x_b - z_b x_a, x_a y_b - x_b y_a)$$

また，$c = a \times b$ とするとき，以下の性質がある．

① c の向きは，a を b に向けて，180° より小さいほうの角の方向に回転させたとき，右ネジの進む方向に向く．

a と b の角が 0° または 180° のときは，$c = 0$ となるので，向きは問題外である．

② $|c|$（ベクトルの大きさ）は，a と b とで作る平行四辺形の面積に等しい．

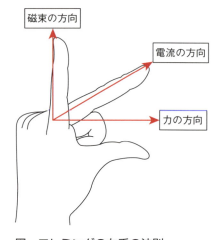

図　フレミングの左手の法則

正解：4)

（第 26 回 午前 問題 39）

Check! □ □ □

問題 3 図のように，2本の平行な導線に同方向に一定の電流 I が流れている．このとき，これら2本の導線に働く力について正しいのはどれか．
1) 力は働かない．
2) 電流の方向に力が働く．
3) 紙面に垂直な方向（手前側から向こう側）の力が働く．
4) 2本の導線間に引力が働く．
5) 2本の導線間に反発力が働く．

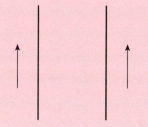

解説：
電流の作る磁界とその中で運動する電荷が，磁界から受ける力に関する問題である．
一定の電流が流れると，電流に垂直で電流の流れる方向に対して右回りに回転する方向に同心円状の静磁界が生じる．図1は，この紙面に水平な電流の流れがあるときに発生する磁束の向きを表した図である．
また，磁界中に置かれた導線に電流が流れる（電荷の運動に相当する）と，導線にはフレミングの左手の法則に従った方向に力が働く．フレミングの左手の法則とは，左手の親指，人差し指，中指をお互いが直交する方向に向けたとき，人差し指を磁束の方向，中指を電流の方向とすると，電流には親指の方向に力が働くというものである（前ページの図参照）．
いま，紙面に垂直で紙背側から手前側に向かう磁束の中（図1の導線の左側の領域に相当）に，紙面に水平な方向に電流が流れる導線を置いたときには，導線には，図2に示すような方向に力が働くことになる．
図1と図2を合わせて考えると，平行に置かれた2本の導線に同じ向きに一定の電流が流れているときには，2本の導線間に引力が働く．
なお，この力をローレンツ力という．力の大きさは2つの電流の大きさの積に比例し，2本の導線間の距離に反比例する．ここでは割愛するが，数式を用いて，この力を導く過程を復習しておくことをお薦めする．

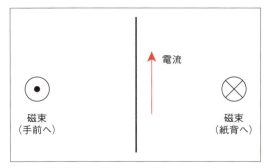

図1 電流が作る磁界

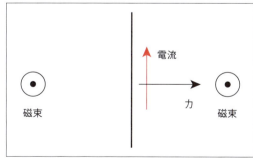

図2 磁界中の，電流が流れる導線が受ける力

正解：4)

（第27回 午前 問題28）

問題 4 導線に定常電流 I が矢印の方向に流れている．周囲の磁界 H の方向を表す図で適切なのはどれか．

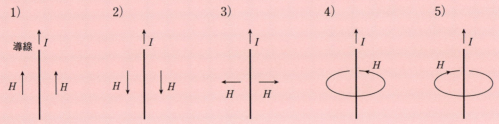

解説：
定常電流が作る磁界に関する法則の1つにアンペールの法則がある．定常電流 I が流れる導線を囲む任意の閉曲線 C に沿う方向の磁界成分 H_s を，閉曲線に沿って1周して線積分した値は，閉曲線に囲まれた導線に流れる電流の強さに等しい，という法則である．
すなわち，次式で表される．

$$\int_C H_s \, ds = I \tag{1}$$

ただし，C に向きを付け，その向きに右ねじを回したときにねじが進む方向が電流の流れる方向に一致する場合，H_s を正の向きとする．
これを，微分形式で表現すると以下の式となる．

$$\text{rot} \, H = i \tag{2}$$

この法則をこの問題に当てはめてみると，選択肢 4) が正解である．

正解：4)

（第 23 回 午前 問題 37）

問題 5 図の回路において1次電流 I_1 が3A，変圧器の巻数比 $\left(\dfrac{n_1}{n_2}\right)$ が4であるとき，2次電流 I_2 は何Aか．

1) 0.75
2) 1.0
3) 3.0
4) 6.0
5) 12.0

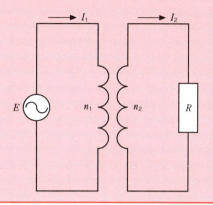

解説：

問題の図に示された記号を用いて変圧器の電流と巻数の関係を記すと，次式のようになる．

$$\dfrac{I_1}{I_2} = \dfrac{n_2}{n_1} \tag{1}$$

したがって，

$$I_2 = \left(\dfrac{n_1}{n_2}\right) I_1 \tag{2}$$

この式に，$I_1 = 3\,\mathrm{A}$，$\left(\dfrac{n_1}{n_2}\right) = 4$ を代入すると，

$I_2 = 12\,\mathrm{A}$

となる．

選択肢1)は1次電流を巻数の比で除した値で，誤りである．選択肢2)，3)，4)は，題意の数値を取り違えた計算ミスと思われる．

正解：5)

（第32回 午前 問題34）

Check! □□□

問題 6 出力抵抗 160Ω の装置から 10Ω の負荷に交流電力を供給したい．変圧器を用いて整合させるとき，最もよい巻数比はどれか．
　　1) 1 : 1　　　2) 4 : 1　　　3) 1 : 4　　　4) 16 : 1　　　5) 1 : 16

解説：
下の図のように，変圧器の 1 次側，2 次側の巻線数，電圧，電流をそれぞれ n_1, n_2, e_1, e_2, i_1, i_2 とし，負荷インピーダンスおよび 1 次側からみた負荷インピーダンスをそれぞれ Z_s, Z_p とする．また，装置の出力電圧および出力抵抗をそれぞれ e, R_0 とする．

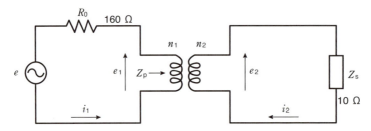

図　変圧器の巻線数，電圧，電流

$$\frac{e_1}{e_2} = \frac{n_1}{n_2} \tag{1}$$

$$n_1 i_1 = n_2 i_2 \tag{2}$$

$$i_2 = \frac{e_2}{Z_s} \tag{3}$$

であり，巻数比を $n = n_1/n_2$ とすると，1 次側からみた負荷インピーダンスは次式で表される．

$$Z_p = \frac{e_1}{i_1} = \frac{ne_2}{\frac{i_2}{n}} = n^2 Z_s \tag{4}$$

負荷に供給される電力 P は次式のようになる．

$$P = Z_p i_1^2 = Z_p \left(\frac{e}{R_0 + Z_p}\right)^2 = e^2 \left(\frac{1}{\frac{R_0}{n\sqrt{Z_s}} + n\sqrt{Z_s}}\right)^2 \tag{5}$$

P が最大となるのは，分数の分母が最小になる次式のときである．

$$\frac{R_0}{Z_s} = n^2 \tag{6}$$

ここでは，$R_0 = 160Ω$，$Z_s = 10Ω$ であるから，負荷に最大の電力が供給される整合時の変圧器の巻数比は，式 (6) から，$n = 4$ となる．
したがって，選択肢 2) が正解である．

正解：2)

(第 22 回 午前 問題 21)

Check! □ □ □

問題 7 変圧器（トランス）について誤っているものはどれか．
1) 直流も変圧できる．
2) エネルギーを電気エネルギー→磁気エネルギー→電気エネルギーと変換する．
3) 1次側の巻線数を N_1，電圧を E_1，2次側のそれを N_2，E_2 とすると，$\dfrac{N_1}{N_2}=\dfrac{E_1}{E_2}$ の関係がある．
4) 1次側の巻線数を N_1，電流を I_1，2次側のそれを N_2，I_2 とすると，$\dfrac{N_1}{N_2}=\dfrac{I_2}{I_1}$ の関係がある．
5) 1次側から2次側に浮遊容量などによる微弱な漏れ電流がある．

解説：
変圧器は一般に，鉄心に2つの巻線を巻き，一方の巻線（巻線数 N_1）に交流電圧 E_1 を加えると，鉄心中に交番磁束 ϕ が発生し，電磁誘導作用により，他方の巻線（巻線数 N_2）に交番電圧 E_2 を発生する機器である．
下の図の理想変圧器では，まず無負荷時に，鉄心中に次式を満たす交番磁界が発生する．

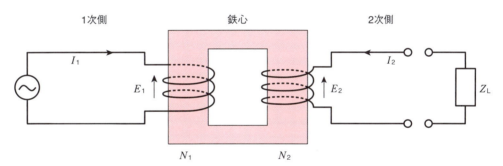

図　理想変圧器

$$E_1 = j\omega N_1 \phi \tag{1}$$

ϕ によって，2次側には，次式で表される電圧が誘導される．

$$E_2 = j\omega N_2 \phi \tag{2}$$

両式から，

$$\frac{E_1}{E_2}=\frac{N_1}{N_2} \tag{3}$$

次に，負荷 Z_L を接続すると，2次巻線に次式の2次電流が流れる．

$$I_2 = \frac{E_2}{Z_L} \tag{4}$$

この電流で新たに生じた起電力 $N_2 I_2$ を打ち消すために，1次巻線に次式の1次電流が流れる．

$$N_1 I_1 = N_2 I_2 \tag{5}$$

$$\therefore \quad \frac{I_1}{I_2}=\frac{N_2}{N_1} \tag{6}$$

この 1 次電流により，鉄心中の磁束 φ が負荷の有無によらず一定に保たれる．
（以上において，E_1，E_2，I_1，I_2，ϕ はベクトル量である．）

1) 誤　　原理的に交流分のみ変圧可能である．
2) 正　　電磁誘導により，このエネルギー変換が行われる．
3) 正　　式(3) 参照
4) 正　　式(6) 参照
5) 正　　実際の変圧器では理想変圧器と異なり，巻線の抵抗が存在する，すべての磁束が両巻線と交わるわけではなく漏れ磁束が生じる，鉄心に主磁束を作るための励磁電流が必要，主磁束によって作られる渦電流が鉄心内に生じる，両巻線間の浮遊容量による漏れ電流がある，などの現象がある．

正解：1)

（第 21 回 午前 問題 31）

Check! □ □ □

問題 8 電界効果トランジスタ（FET）について誤っているのはどれか．
1) 電圧制御型の素子である．
2) ユニポーラトランジスタとも呼ばれる．
3) 接合型 FET はゲートに酸化膜を用いている．
4) 接合型 FET は空乏層の厚さによりドレイン電流を制御する．
5) MOS 型 FET にはエンハンスメント型とデプレッション型がある．

解説：

1) 正　電界効果トランジスタ（field effect transistor：FET）は，ゲートに電圧をかけ，チャネルの電界により電子または正孔の流れに関門（ゲート）を設ける原理で，ソース・ドレイン間の電流を制御する電圧制御型のトランジスタである．

2) 正　FET は，電子と正孔の 2 種類のキャリアの働きによるバイポーラトランジスタに対し，いずれか 1 種類のキャリアだけを用いるユニポーラトランジスタである．

3) 誤　FET は，接合型 FET（junction FET：JFET）と MOS（metal-oxide-semiconductor）型 FET（MOSFET）に大別されるが，ゲートに酸化膜を用いているのは MOS 型 FET のほうである．

4) 正　ゲート・ソース間に負の電圧が印加されると，電子はソース側に引き寄せられ，電子は流れにくくなり，結果的にゲートの直下には電子も正孔も存在しない空乏層というものができる．ゲート電圧でこの空乏層の厚さを変化させて，ドレイン電流を制御する．

5) 正　エンハンスメント型は，ゲート電圧をかけないときはチャネルが存在せずドレイン電流が流れないもので，MOS 型 FET のほとんどはこちらである．また，デプレッション型はゲート電圧をかけないときにチャネルが存在しドレイン電流が流れるもので，逆電圧がかかると電流が止まる．接合型 FET はすべてデプレッション型で，MOS 型 FET でもこのタイプのものがある．

正解：3)

（第 37 回 午前 問題 31）

> **問題 9** 一次電池でないのはどれか．
> 1) アルカリ電池
> 2) 酸化銀電池
> 3) ニッケル水素電池
> 4) マンガン電池
> 5) 空気亜鉛電池

解説：
一次電池とは1回の使い切り電池である．一次電池に対して充電により繰り返し使用できる電池を二次電池と称する（蓄電池ともいう）．
一次電池には，アルカリ電池，水銀電池，酸化銀電池，リチウム一次電池，マンガン電池，空気亜鉛電池などがある．
ちなみに二次電池には，ニッケル・カドミウム電池，鉛蓄電池，リチウムイオン電池，ニッケル水素電池などがある．

1) 正　アルカリ電池とは，アルカリマンガン乾電池を指すことが多い．活物質である MnO_2 と炭素を主剤とする正極，Hg 数%を含む Zn を負極，KOH または NaOH 水溶液を電解液とする一次電池で，マンガン電池に比べ長時間利用できる．

2) 正　酸化銀電池は，活物質である Ag_2O と炭素を主剤とする正極，Hg 数%を含む Zn を負極，KOH または NaOH 水溶液を電解液とする一次電池で，ボタン電池の主流である．

3) 誤　ニッケル水素電池は，水酸化ニッケルを正極，水素吸蔵合金を負極，KOH または NaOH 水溶液を電解液とする二次電池で，体積エネルギー密度が高く，高容量を求められるコードレス機器に多用されている．Zn や Cd を含有せず環境にやさしい．

4) 正　マンガン電池は，活物質である MnO_2 と炭素を主剤とする混合物を正極，Zn を負極，NH_4Cl または $ZnCl_2$ などの中性塩の水溶液を電解液として用いる一次電池をいう．電解質として $ZnCl_2$ だけを用いた電池を塩化亜鉛電池として区別することがある．

5) 正　空気亜鉛電池は空中の酸素を活物質とし，正極は微細孔膜と炭素を主剤として構成し，Zn を負極，KOH または NaOH 水溶液を電解液とする一次電池で，エネルギー密度が大きい．

正解：3)

（第30回 午前 問題22）

問題10 シールドについて正しいのはどれか．
1) 静電シールドは接地することでシールドの電位を 0 にすることができる．
2) 静電シールドには誘電率の高い物質が用いられる．
3) 静電シールドは直流に対しては無効である．
4) 磁気シールドには透磁率の低い物質が用いられる．
5) 磁気シールドは接地することで内部の磁界を 0 にすることができる．

解説：

静電シールドとは，静電誘導により発生する静電気ノイズに起因する回路誤動作，部品破壊などを低減させるために，当該回路や部品を接地した導体で囲む処置をいう．静電誘導とは，帯電している物体の近辺に帯電していない物体を置くと電荷が発生する現象をいう．静電シールド材料は，静電誘導により生じる電荷をアースに流す機能を果たすため，導電率の高い導体が用いられる．

磁気シールドとは，磁束を吸収する材料で回路，部品などを囲むことにより，外部磁界の影響を低減させるための処置をいう．磁気シールドに囲まれた内部には磁束が現れにくくなる現象を利用したもので，磁気シールド材料には透磁率の高い（磁束を吸収しやすい）強磁性材料が用いられる．

1) 正　静電シールドを接地し，電位を 0 にして，静電誘導で発生する電荷を大地に流す．
2) 誤　静電シールドの材料には導電率の高い導体を用いる．
3) 誤　静電シールドは静電気の帯電防止策であり，電位を 0 にすることで周辺の物体との間の電気力線を断つことを目的としている．電気力線に沿って電荷が移動するのが電流であるから，外部からの電荷の移動を遮断するという意味で，電流（直流，交流を問わず）の入出流を防止する効果はある．
4) 誤　磁気シールドの材料には透磁率の高い強磁性体が用いられる．
5) 誤　磁気シールドに囲まれた内部の磁界を 0 にすることができるのは，磁気シールドのあるところでは外部の磁力線がシールド材料内に吸収され，閉じ込められて通過するからで，磁力線を終端させるわけではない．そのため，磁気シールドは接地とは関係なく効果を発生する．

正解：1)

（第 34 回 午前 問題 27）

Check! ☐ ☐ ☐

問題11 図の回路でコンデンサ C_2 の両端電圧 [V] はいくらか.
1) 3
2) 5
3) 10
4) 15
5) 20

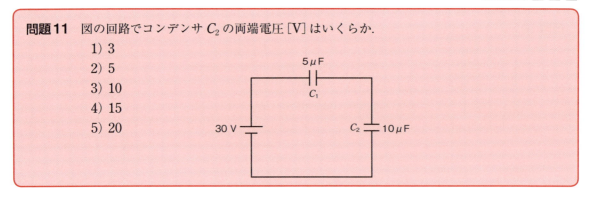

解説：
コンデンサの直列回路では電荷保存の法則により，下図に示すように，どのコンデンサに蓄えられる電荷（Q）もすべて等しい（C_1 と C_2 の間にはもともと電荷はなかったわけで，電圧が加わって C_1 と C_2 に正と負に分かれて分布しただけだから，これらの電荷量は同じで符号が違うだけである）．
コンデンサの容量 C と両端の電圧 V および蓄えられた電荷 Q の間には，$Q = CV$ という関係がある．よって，下図に当てはめると，$V_1 = Q/C_1$，$V_2 = Q/C_2$ となる．
これより，
  $V_1/V_2 = C_2/C_1$
という関係式が導き出される．
設問に戻って，C_2 と C_1 に値を入れると $V_1/V_2 = 10\,\mu\mathrm{F}/5\,\mu\mathrm{F}$ となり，$V_1 = 2V_2$ となる．$V_1 + V_2 = 30\,\mathrm{V}$ であるから，$V_1 = 20\,\mathrm{V}$，$V_2 = 10\,\mathrm{V}$ となる．
なお，電圧源を交流と考えると，コンデンサのインピーダンス [$= 1/(2\pi fC)$] は容量に反比例するので，その両端の電圧は容量が大きいほど小さくなる．よって，上記の $V_1/V_2 = C_2/C_1$ という関係式は容易に想像できる．

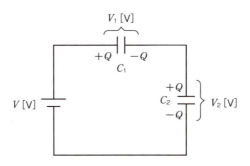

正解：3)

（第34回 午前 問題30）

問題12 図の回路においてキャパシタンス C に蓄えられているエネルギーはどれか．

1) $\dfrac{CV^2}{2}$
2) $\dfrac{CV^2}{4}$
3) $\dfrac{CV^2}{6}$
4) $\dfrac{CV^2}{9}$
5) $\dfrac{CV^2}{18}$

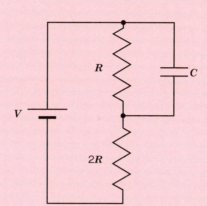

解説：

キャパシタンス C（容量 C [F]）に蓄えられるエネルギー E [J] は，キャパシタンスの両端に加わる電圧を V_C [V] とすると，次式で表される．

$$E = \frac{C V_C^2}{2} \tag{1}$$

本設問の回路においては，電池電圧 V [V] が抵抗 R と $2R$ で分圧され，キャパシタンスの両端に加わる電圧は抵抗 R の両端に加わる電圧に等しい．

したがって，

$$V_C = \frac{R}{R+2R} \cdot V = \frac{V}{3} \tag{2}$$

式(2)を式(1)に代入すると，

$$E = \frac{CV^2}{18}$$

を得る．

正解：5)

（第 27 回 午前 問題 22）

問題13 図の回路でスイッチSが十分長い期間a側に倒してあったものとする．次にこれをb側に切り替え，十分時間が経過した後のxy間の電圧E_{xy}はいくらか．ただし，スイッチSを切り替える以前には，$E_{xy} = 0$であったものとする．

1) E
2) $\dfrac{C_2}{C_1}E$
3) $\dfrac{(C_1 + C_2)}{C_1}E$
4) $\dfrac{C_1}{(C_1 + C_2)}E$
5) $\dfrac{C_2}{(C_1 + C_2)}E$

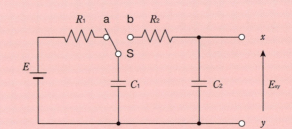

解説：
スイッチSが十分長い時間a側に倒してあったということは，C_1には十分電荷がたまって，電圧は電池の電圧と等しいEになっていたということである．その後，スイッチSをb側に切り替えると，C_1の電荷はR_2を通ってC_2にも流れていく．十分長い時間が経った後は，電荷の移動は平衡に達し，C_1とC_2の電圧は等しくなる．そこで，このときの電圧をVと置くと，C_1およびC_2にたまっている電荷Q_1，Q_2は，それぞれ$Q_1 = C_1V$，$Q_2 = C_2V$となる．これらの電荷の和は，ほかに逃げていくところがないので，はじめにC_1にたまっていた電荷$Q = C_1E$に等しいはずである(電荷保存の法則)．これより，

$$C_1E = C_1V + C_2V$$

という式が成立する．よって正解の式は，

$$V = E_{xy} = \frac{C_1}{(C_1 + C_2)}E$$

となる．

なお余談だが，コンデンサの蓄積エネルギーは$\dfrac{CV^2}{2}$であるが，このエネルギーの和は上記の変化前後で保存されていない．このことを確かめて，理由を考えてみると面白い．

正解：4)

(第17回 午前 問題23)

Check! □ □ □

問題 14 断面積 S，長さ L，導電率 σ である金属棒の抵抗を表す式はどれか．

1) $\dfrac{L}{\sigma S}$　　2) $\dfrac{L\sigma}{S}$　　3) $\dfrac{LS}{\sigma}$　　4) $\dfrac{\sigma S}{L}$　　5) $\dfrac{\sigma}{SL}$

解説：

題意より，下図のような金属棒を考えると，長さ L 方向の抵抗 R は，太いほど小さく，長いほど大きく，また金属の導電率 σ が大きいほど小さいのは自明である．

均一な導体棒の抵抗は，断面の形状によらず，

・長さ L に比例する
・太さ（断面積 S）に反比例する
・導電率 σ に反比例する

となるので，この金属棒の抵抗 R は，

$$R = \frac{L}{\sigma S}$$

と表すことができる．なお，導電率の逆数を抵抗率といい，通常 ρ が使われるが，これを使うと

$$R = \frac{\rho L}{S}$$

と表すことができる．

ちなみに抵抗率の単位は [Ωm] であり，導電率の単位は [S/m] である．ここで S はシーメンスで，コンダクタンス（抵抗の逆数）の単位である．

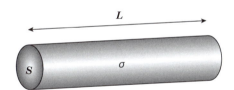

図　金属棒の抵抗を決める要素

正解：1)

（第 28 回 午前 問題 26）

Check! ☐ ☐ ☐

問題15 血液の流れている断面積 3 cm², 長さ 24 cm の血管の両端での電気抵抗はいくらか. ただし, 血液の導電率を 0.8 S/m とする.
　　　　1) 100 Ω　　　　2) 500 Ω　　　　3) 1 kΩ　　　　4) 5 kΩ　　　　5) 10 kΩ

解説：
下図のような円筒管の中の液体（導電率 σ）の長さ方向の電気抵抗 R [Ω] は,

$$R = \frac{L}{S\sigma}$$

と表すことができる. ここで, L は円筒管の長さ, S は断面積である.
この式に, $S = 3$ cm², $L = 24$ cm, $\sigma = 0.8$ S/m（$= 0.008$ S/cm）を入れて計算する.
単位換算に注意すると,

$$R = \frac{24}{3 \times 0.008} = 1000 \ \Omega$$

と計算できる.

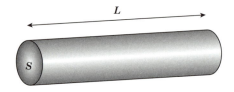

図　血液柱のモデル

正解：3)

（第 26 回 午前 問題 46）

問題16 直径 1 mm，長さ 20 m の銅線の抵抗はおよそ何 Ω か．
ただし，銅の抵抗率を 1.7×10^{-8} Ω・m （1.7×10^{-2} Ω・mm²/m）とする．

1) 0.66×10^{-3}
2) 0.84×10^{-3}
3) 1.1×10^{-3}
4) 0.33
5) 0.43

解説：

現実の導線の抵抗は物質によって異なり，内部の抵抗も均一になっているとは限らない．しかし，金属のように等方性の結晶構造をもつ物質の抵抗は物質の微小部分の抵抗の組み合わせで表現できるので，結果として電気抵抗は長さに比例し，断面積に反比例する．電気抵抗を R として，長さを L，断面積を S で表現すると，

$$R \propto \frac{L}{S}$$

となる．比例係数を ρ で表すと，

$$R = \rho \cdot \frac{L}{S}$$

になるが，このときの ρ を抵抗率（正確には，体積抵抗率または比抵抗）という．抵抗の単位が Ω，長さの単位が m，断面積の単位が m² なので，抵抗率の単位は Ω・m となる．問題に与えられた数値を式に代入すれば抵抗値は簡単に計算できる．

断面積は $\pi \left\{ \frac{1}{2} \times (10^{-3}) \right\}^2 = \frac{\pi}{4} \times 10^{-6}$ m²，長さは 20 m なので，

$$\rho \cdot \frac{L}{S} = 1.7 \times 10^{-8} \times \frac{20}{\frac{\pi}{4} \times 10^{-6}} = 1.7 \times 4 \times 20 \times \frac{10^{-2}}{\pi} = 0.43$$

が得られる．

金属の抵抗は一般に，温度の上昇に伴って増加し，温度が小さくなると低下する．これは，金属にみられる電気抵抗は結晶を構築する原子の熱振動によって電子の流れに抵抗を与えるためである．金属の抵抗率を右表に示す〔理科年表 平成 22 年版，自然科学研究機構国立天文台（編）より作成〕．

金属の種類	抵抗率［Ω・m］×10^{-8}（0℃）
アルミニウム	2.50
金	2.05
銀	1.47
銅	1.55
スズ	11.5
鉛	19.2

正解：5)

問題17 図の回路で電流 I の値は何 mA か．
1) 0.1
2) 0.25
3) 0.5
4) 0.75
5) 1.0

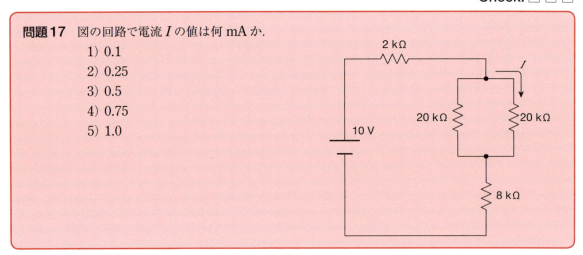

解説：

直流回路に関する問題である．

抵抗回路網は，直列回路と並列回路から構成される．R_1，R_2 [Ω] の2つの抵抗を直列接続したとき (図1)，および並列接続したとき (図2) の合成抵抗をそれぞれ R_S，R_P とすると，次式で表せる．

$$R_S = R_1 + R_2 \tag{1}$$

$$\frac{1}{R_P} = \frac{1}{R_1} + \frac{1}{R_2} \tag{2}$$

問題では，まず式 (2) を用いて 20 kΩ と 20 kΩ の並列の合成抵抗を求めると，10 kΩ である．次に，これと，2 kΩ と 8 kΩ の直列の合成抵抗を式 (1) を用いて求めると，20 kΩ となる．したがって，回路電流は，10 V/20 kΩ = 0.5 mA となる．並列抵抗の一方の抵抗 20 kΩ に流れる電流 I は，この半分の 0.25 mA である．

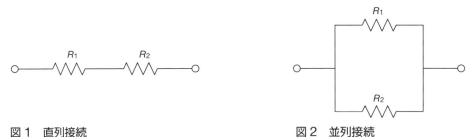

図1　直列接続　　　　　図2　並列接続

正解：2)

(第 19 回 午前 問題 21)

問題18 図の回路で 3Ω の抵抗に流れる電流は何 A か.

1) $\dfrac{1}{3}$　　2) $\dfrac{2}{3}$　　3) $\dfrac{3}{4}$　　4) 1　　5) $\dfrac{3}{2}$

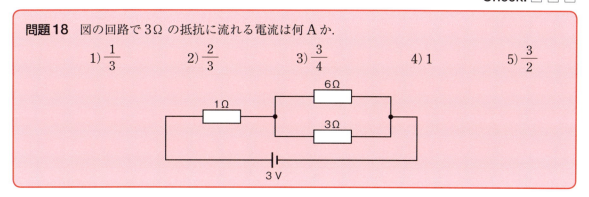

解説:
1Ω, 3Ω, 6Ω のそれぞれの抵抗に流れる電流を I_1, I_3, I_6 とすると, 次式が成り立つ.

$I_1 = I_3 + I_6$ 　　　　　　　　　　　　　　　　　　　　　　(1)
$3 = 1 \times I_1 + 3 \times I_3$ 　　　　　　　　　　　　　　　　(2)
$3 = 1 \times I_1 + 6 \times I_6$ 　　　　　　　　　　　　　　　　(3)

式(1)を式(2),式(3)に代入して I_1 を消去し,式(2),式(3)から I_3 を求めると,

$I_3 = 2/3$ A

となる.

誤りの選択肢はそれぞれ,1)は 6Ω に流れる電流,3)は 6Ω の並列抵抗が接続されていないとした場合に 3Ω に流れる電流,4)は 1Ω に流れる電流,5)は 1Ω がなくて,この部分が短絡しているとした場合に電池に流れる電流である.

正解:2)

(第31回 午前 問題31)

問題19 図の回路において,端子 a-b 間の合成抵抗は何 Ω か.

1) 5
2) 10
3) 15
4) 20
5) 25

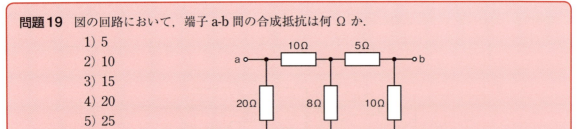

解説:
ちょっと"いじわる"な問題である.問題の図を下の図1のように書き換えると,これが抵抗ブリッジの問題であることがわかる.ブリッジに書き換えても,抵抗値に法則性がないと解くのは難しいが,図1の抵抗ブリッジは,上辺の抵抗比 10Ω:5Ω と下辺の抵抗比 20Ω:10Ω が等しい(10Ω:5Ω = 20Ω:10Ω)ので,この抵抗ブリッジは「平衡状態」にあり,中央の抵抗 8Ω には電流が流れない.よって,この抵抗は無視してかまわない(ないものとしてかまわない).そこで,この抵抗を取り去った図を図2に示す.

図2は,10Ω と 5Ω の直列回路と 20Ω と 10Ω の直列回路が並列接続された回路で,結局,15Ω と 30Ω の抵抗の並列回路という単純な回路になる.よって,a-b 間の合成抵抗は

$$\frac{1}{\frac{1}{15}+\frac{1}{30}} = 10$$ となり,答えは選択肢 2) 10Ω となる.

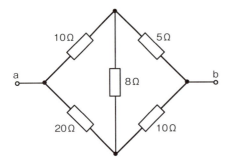

図1 問題の図を抵抗ブリッジに書き換えた回路図

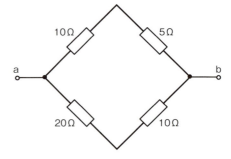

図2 中央の 8Ω の抵抗を削除した回路図

正解:2)

(第35回 午前 問題27)

問題20 回路1と回路2に同じ負荷をつないだとき，負荷にかかる電圧 V_{out} と流れる電流 I が両方の回路で一致した．回路2の電源電圧 E と抵抗 R の値の組合せで正しいのはどれか．

1) $E = 5\,\text{V}$, $R = 1\,\text{k}\Omega$　　2) $E = 5\,\text{V}$, $R = 2\,\text{k}\Omega$　　3) $E = 5\,\text{V}$, $R = 4\,\text{k}\Omega$
4) $E = 10\,\text{V}$, $R = 2\,\text{k}\Omega$　　5) $E = 10\,\text{V}$, $R = 4\,\text{k}\Omega$

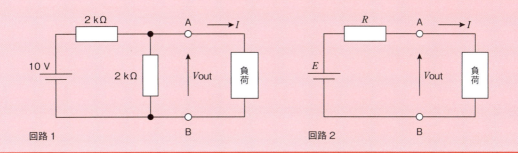

解説：
回路1のテブナンの等価回路が回路2となる．テブナンの定理より，回路1の端子 AB を開放したとき，すなわち負荷抵抗を切り離した状態のときに端子 AB に現れる電圧が，回路2の内部電源 E の電圧となる．ここで負荷抵抗を切り離したとき，回路1は 2 kΩ の抵抗が直列接続された直流回路であるため，抵抗を流れる電流の値は 10 V/(2000 + 2000) = 0.0025 A となる．したがって，このときの端子 AB の電圧は 2000×0.0025 = 5 V となる．つまり，E は 5 V であることがわかる．

一方，回路1の端子 AB を短絡させたとき，すなわち負荷抵抗が 0 Ω であると考えたとき，回路1の端子 AB 間に流れるすべての電流は負荷抵抗に流れ，端子 AB 間の 2 kΩ の抵抗には流れない．この状態における電流 I の大きさは 10/2000 = 0.005 A である．回路2は回路1のテブナンの等価回路であるので，回路2の負荷抵抗が 0 Ω であるとき，回路2に流れる電流 I の値は 0.005 A である．

また，回路2の内部電源 E は 5 V であることがすでにわかっている．いま，負荷抵抗の大きさを 0 Ω と考えているため，このとき回路2は電源 E，抵抗 R からなる直流回路であるため，回路2の抵抗 R，電源電圧 E，電流 I は以下の関係にある．

$$E = RI$$

以上から，$R = \dfrac{E}{I} = \dfrac{5}{0.005} = 1000\,\Omega$，すなわち 1 kΩ であることがわかる．

正解：1)

(第 37 回 午前 問題 28)

Check! □ □ □

問題 21 図の回路で，電圧 V_0 [V] として正しいものはどれか．ただし，回路は定常状態にあるものとする．

1) 0   2) 1   3) 2   4) 5   5) 10

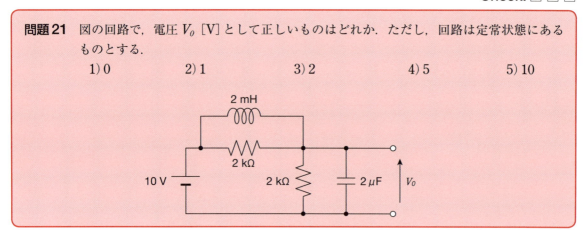

解説：
問題の回路にある電源は 10 V の電池だけなので，定常状態で回路に流れる電流は直流である．したがって，インダクタンスは理想的にはインピーダンス 0 であり，インダクタンスの両端には電位差を生じない．また，キャパシタンスは理想的にはインピーダンス ∞ で開放と同じ状態である．

この状態では，回路は下図のように表すことができる．

図から明らかなように，$V_0 = 10$ V である．

したがって，正解は選択肢 5) である．

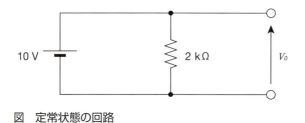

図　定常状態の回路

正解：5)

(第 18 回 午前 問題 26)

Check! ☐ ☐ ☐

問題 22 図の 10Ω の抵抗の両端にかかる電圧は何 V か.

1) 2
2) 3
3) 4
4) 5
5) 6

解説:

直流回路の問題である.電池が相殺する方向で 2 カ所に挿入されている点に注意して解けばよい.いま,回路を右回りに流れる電流を I とすると,それぞれでの電圧降下を加えていくと式 (1) が成り立つ.

$$10 - 2 = 30I + 10I \ [\text{V}] \tag{1}$$

これを解くと,$I = 0.2$ A となる.
したがって,10Ω の抵抗の両端にかかる電圧は,

$$10I = 2 \text{ V}$$

となる.
なお,この問題で,電池の合成起電力を誤り,式 (1) の左辺を 10 + 2 とすると,$I = 0.3$ A となり,選択肢 2) を正解としてしまうことになる.

正解:1)

(第 28 回 午前 問題 22)

Check! ☐ ☐ ☐

問題23 図の回路で，P点とアース間の電位差は何Vか．
1) 3
2) 1.5
3) 1
4) 0.67
5) 0.33

解説：
この問題では，各電池の起電力が同じであるので，直感的に，この回路には電流が流れないことを見抜けば簡単である．もし下図の I_1 が流れ，V_1 の＋側からP点まで R_1I_1 だけ電位が下がるとすると，R_2 にも I_2 の方向に電流が流れ，R_3 にも I_2 と逆方向に電流が流れることになり，矛盾が生じることになる．

これをまともに解くため，回路を一般化したのが下の図である．各ループに流れる電流を I_1，I_2，各抵抗の値を R_1，R_2，R_3，電池の起電力を V_1，V_2，V_3 とすると，次式が成り立つ．

$V_1 - R_1I_1 - R_3(I_1 + I_2) - V_3 = 0$ (1)

$V_2 - R_2I_2 - R_3(I_1 + I_2) - V_3 = 0$ (2)

また，P点とアース間の電位差 V は，次式で与えられる．

$V = V_3 + R_3(I_1 + I_2)$ (3)

ここでは，$R_1 = R_2 = R_3$，$V_1 = V_2 = V_3$，したがって，式(1)，式(2)から $I_1 = I_2 = 0$ となり，式(3)より，$V = V_3$，すなわち，1Vとなる．

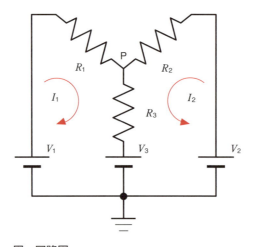

図　回路図

正解：3)

(第21回 午前 問題32)

問題24 図の直流回路で，A 点の電位は何 V か．

1) -5
2) -2.5
3) 0
4) 2.5
5) 5

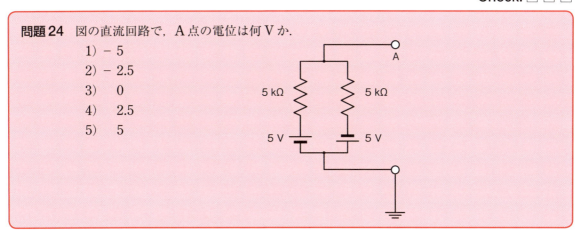

解説：

キルヒホッフの法則の応用問題である．

図で，A 点は開放になっているから，端子 A およびアース端子には電流は流れない．そこで，真ん中の閉回路に流れる電流を，右図の向きに I[A] としよう．この電流は，右図より，

$$I = \frac{(5+5)\ \mathrm{V}}{(5+5)\ \mathrm{k\Omega}} = 1\ \mathrm{mA}$$

である．

アース端子の電位をゼロとすると，左側の回路の電池の上部（P 点）の電位は，当然ながら 5 V である．5 kΩ の抵抗に 1 mA の電流が流れるのであるから，当然，この抵抗で，

$5\ \mathrm{k\Omega} \times 1\ \mathrm{mA} = 5\ \mathrm{V}$

の電圧降下が起きる．よって，A 点の電位（左側の 5 kΩ の抵抗の上部の点の電位）は，

$5\ \mathrm{V} - 5\ \mathrm{V} = 0\ \mathrm{V}$

となる（右側の 5 kΩ と 5 V でも同じように計算することができる）．

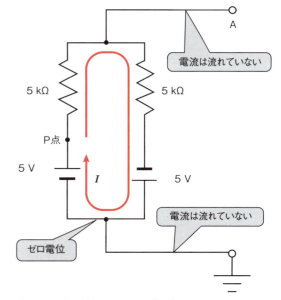

図　問題を理解するための解説図

正解：3)

（第 27 回 午前 問題 21）

問題 25 図の ABCD の各辺に 1 kΩ の抵抗がつながれている．頂点 AD 間の合成抵抗は何 kΩ か．
1) 0.16
2) 0.5
3) 0.66
4) 1
5) 2

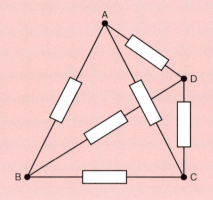

解説：
問題の図の回路構成においては，抵抗が単純な直列あるいは並列接続だけで構成されているわけではないので，直列あるいは並列の合成抵抗を求める式を適用するわけにはいかない．
いくつかの解法があるが，ここではまずオーソドックスに，キルヒホッフの法則を適用した解法を示す．

●**解法 1**
問題の図の回路をわかりやすくするために平面に展開すると，たとえば図 1 のようになる．

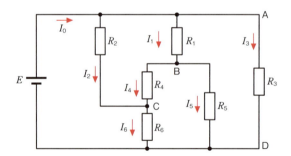

図 1　平面に展開した回路

回路辺に挿入されている抵抗および AD 間に電圧 E を加えたときに各辺に流れる電流を，それぞれ図 1 に示す記号で表現すると，AD 間の合成抵抗 R_t は次式で求められる．

$$R_t = \frac{E}{I_0} \tag{1}$$

電流に関しては次式が成り立つ．

$$I_0 = I_1 + I_2 + I_3 \tag{2}$$
$$I_1 = I_4 + I_5 \tag{3}$$
$$I_6 = I_2 + I_4 \tag{4}$$

ここで，計算式の簡略化のため，各辺に挿入された抵抗の値は同じとする．すなわち，

$$R_1 = R_2 = R_3 = R_4 = R_5 = R_6 = R \tag{5}$$
$$E = R\,(I_1 + I_5) \tag{6}$$
$$E = R\,(I_1 + I_4 + I_6) \tag{7}$$

$$E = R(I_2 + I_6) \tag{8}$$
$$E = RI_3 \tag{9}$$

まず，式(9)から，

$$I_3 = \frac{E}{R} \tag{10}$$

次に，式(3)と式(4)から，I_5，I_6 を I_1，I_2，I_4 で表し，式(6)～式(8)に代入すると，式(8)から，

$$I_4 = \frac{E - 2RI_2}{R}$$

が得られ，これを，式(6)，式(7)に代入すると次式が求められる．

$$I_1 + I_2 = \frac{E}{R}$$

$$3I_2 - I_1 = \frac{E}{R}$$

両式から，次式を得る．

$$I_2 = \frac{E}{2R} \tag{11}$$

$$I_1 = \frac{E}{2R} \tag{12}$$

式(10)～式(12)を式(2)に代入して I_0 を求め，これを式(1)に代入して次式が求められる．

$$R_t = \frac{R}{2} \tag{13}$$

本問では，$R = 1\,\mathrm{k\Omega}$ であるから，合成抵抗は $0.5\,\mathrm{k\Omega}$ となる．

●解法2

第2の解法は，Y－Δ変換（ワイ・デルタ変換あるいはスター・デルタ変換とも称する）を用いる方法である．Y結線の抵抗回路網と，Δ結線の抵抗回路網の間には変換公式がある．

いま，図1の端子Cを中心として，端子A，B，D間との抵抗回路網（Y回路，図2）を，図3に示すΔ回路に変換できたとし，変換された回路と抵抗で図1を書き換えると，図4のようになる．この回路では，抵抗は並列，直列接続の組み合わせになっているので，容易にAD間の合成抵抗が求められる．

Y－Δ変換，Δ－Y変換の変換公式を導く過程は読者各位で学習していただくこととして，ここでは，Y回路からΔ回路に変換する場合のインピーダンス変換公式を記しておく．

$$R_{ab} = \frac{R_a R_b + R_b R_c + R_c R_a}{R_c} \tag{14}$$

$$R_{bc} = \frac{R_a R_b + R_b R_c + R_c R_a}{R_a} \tag{15}$$

$$R_{ca} = \frac{R_a R_b + R_b R_c + R_c R_a}{R_b} \tag{16}$$

これらの公式に，$R_a = R_b = R_c = R$ を代入すると，次式が得られる．

$$R_{ab} = R_{bc} = R_{ca} = 3R \tag{17}$$

式(17)の結果を図4に適用すると，合成抵抗は式(13)のように求められる．

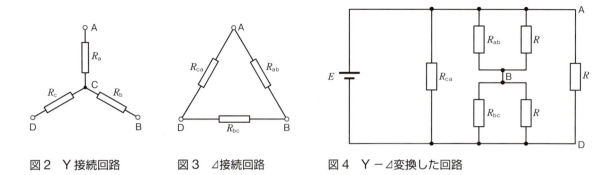

図2 Y接続回路　　図3 Δ接続回路　　図4 Y−Δ変換した回路

●解法3
第3の解法は，AB間の抵抗とAC間の抵抗が等しく，かつBD間の抵抗とCD間の抵抗が等しいことに基づく直観的な解法ともいうべきものである．

この回路は，正四面体の各辺に同じ値の抵抗が接続されている形であるので，辺AB-BD間の回路と，辺AC-CD間の回路は，辺ADに対してまったく対称的な構造になっている．したがって，電流が頂点Aから流れ込んで頂点Dから流れ出すと考えると，頂点Bと頂点Cは同電位となり，辺BC間に回路はあるものの電流は流れず，この間は接続がない状態と等価になる．すなわち，AD間の合成抵抗R_tは，辺AD間の抵抗Rと，辺AB-BDおよび辺AC-CDの抵抗$2R$の3本の抵抗が並列に接続された状態と等価になり，次式から求められる．

$$\frac{1}{R_t} = \frac{1}{R} + \frac{1}{2R} + \frac{1}{2R} \tag{18}$$

結果は，式(13)と同じである．

なお，1 kΩに並列抵抗が接続されているので，合成抵抗が1 kΩを超えることはなく，よって選択肢4)，5)は除外される．選択肢3)は1 kΩと2 kΩを並列接続した場合の合成抵抗であり，選択肢1)は6本の1 kΩの抵抗を並列接続した場合の合成抵抗である．

正解：2)

(第32回 午前 問題31)

問題26 図の回路で1辺の抵抗のみが ΔR だけ減少し，ΔE の電位差が生じた．次式の空欄を埋める数値はどれか．ただし，$|\Delta R| \ll R$ とする．

$$\frac{\Delta E}{E} \simeq \boxed{} \cdot \frac{\Delta R}{R}$$

1) 4
2) 2
3) 1
4) 0.5
5) 0.25

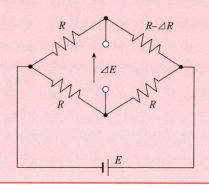

解説：

ブリッジの上側の中点の電位を V_1，下側の中点の電位を V_2 とすれば，$V_1 = \dfrac{E \cdot R}{(R + R - \Delta R)}$

および，$V_2 = \dfrac{E \cdot R}{(R + R)}$ となる．よって $\dfrac{\Delta E}{E}$ は次式のようになる．

$$\frac{\Delta E}{E} = \frac{(V_1 - V_2)}{E} = \frac{R}{(2R - \Delta R)} - \frac{1}{2} = \frac{\Delta R}{2(2R - \Delta R)}$$

ここで，$\Delta R \ll R$ であるから，分母の ΔR を無視すると次のようになる．

$$\frac{\Delta E}{E} = \frac{\Delta R}{4R} = \frac{(\Delta R/R)}{4}$$

よって $\dfrac{(\Delta E/E)}{(\Delta R/R)} = \dfrac{1}{4} = 0.25$ である．

正解：5)

（第17回 午前 問題25）

Check! □ □ □

問題 27 最大目盛 1 mA, 内部抵抗 100 Ω の直流電流計を使って, 最大 10 V まで計れる直流電圧計を構成したい. 正しいのはどれか.
1) 9.9 kΩ の抵抗を電流計に並列接続する.
2) 9.9 kΩ の抵抗を電流計に直列接続する.
3) 10.0 kΩ の抵抗を電流計に並列接続する.
4) 10.1 kΩ の抵抗を電流計に直列接続する.
5) 10.1 kΩ の抵抗を電流計に並列接続する.

解説:
直流電流計に最大の電流 1 mA が流れたときに, 10 V に対応した電圧が計れるようにするためには, 電流計に流れる電流を制限する抵抗回路を電流計と直列に付加しなければならない(下図).
10 V で 1 mA の電流が流れるには, 回路全体として, $10/0.001 = 10^4 \Omega$ の抵抗値でなければならない. 電流計の内部抵抗値は 100 Ω であるから, 電圧測定端子と電流計との間に, 次式で求められる抵抗値をもった抵抗 R を直列に接続する必要がある.

$R = 10^4 - 100 = 9900 \Omega = 9.9 \text{ k}\Omega$

電流計に抵抗を並列に接続しただけでは, 10 V の電圧を電流計の両端に加えることになり, 100 mA の電流が流れ, 電流計を破壊してしまうことになる. したがって, 抵抗の並列接続とした選択肢 1), 3), 5) は正しくない. 選択肢 2) と 4) は, 100 Ω を 10 kΩ から減じるか, 10 kΩ に加えるかの違いで, 4) は単純なミスの結果である.

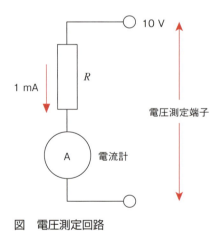

図 電圧測定回路

正解: 2)

(第 32 回 午前 問題 29)

問題 28 最大目盛り3V，内部抵抗5kΩの電圧計Ⓥを使って30Vまでの電圧を計測したい．正しいものはどれか．

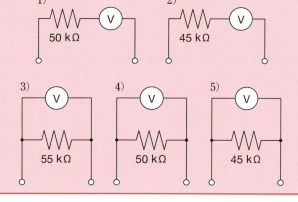

解説：
この電圧計（フルスケール3V，内部抵抗5kΩ）のメータ部は，フルスケールが600μA（＝3V/5kΩ）の電流計である．これをフルスケール30Vの電圧計にするには，50kΩ（＝30V/600μA）の内部抵抗にすればよい．よって，45kΩを電圧計に直列に接続すればよい（メータの内部抵抗が5kΩであるため）．

●**別解法**
30Vを3V（5kΩ負荷）に，すなわち10分の1に分圧すればよいのであるから，5kΩの9倍の抵抗（45kΩ）を直列に接続すればよい [5kΩ／（45kΩ＋5kΩ）＝1/10]．

なお，本問題は若干説明不足のところがある．「30Vまでの電圧」としているので，30Vが測れればよいのであれば，選択肢1)はフルスケール33Vの電圧計であるから，これでも30Vまでの電圧を測ることができる．へ理屈ではあるが，これも「正解」ということになるかもしれない．

正解：2)

(第18回 午前 問題36)

Check! □ □ □

問題29 内部抵抗 $r = 2\,\mathrm{k\Omega}$，最大目盛 $1\,\mathrm{V}$ の直流電圧計Ⓥに，図のように抵抗 R_1 と R_2 を接続し，端子 b，d 間で最大 $10\,\mathrm{V}$，端子 c，d 間で最大 $100\,\mathrm{V}$ の電圧が計測できるようにしたい．抵抗 R_1 と R_2 の組合せで正しいのはどれか．

	R_1	R_2
1)	$18\,\mathrm{k\Omega}$,	$180\,\mathrm{k\Omega}$
2)	$18\,\mathrm{k\Omega}$,	$198\,\mathrm{k\Omega}$
3)	$18\,\mathrm{k\Omega}$,	$200\,\mathrm{k\Omega}$
4)	$20\,\mathrm{k\Omega}$,	$180\,\mathrm{k\Omega}$
5)	$20\,\mathrm{k\Omega}$,	$200\,\mathrm{k\Omega}$

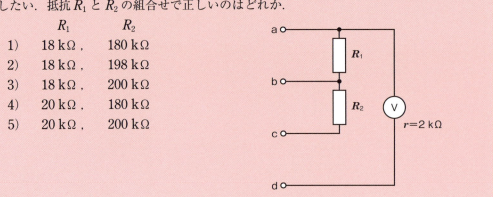

解説：

<u>直流電圧計</u>が最大目盛 $1\,\mathrm{V}$ のとき，電圧計に流れる電流は，$1/2000 = 0.5\,\mathrm{mA}$ である．このとき，端子 b，d 間での最大電圧 $10\,\mathrm{V}$，端子 c，d 間での最大電圧 $100\,\mathrm{V}$ となるようにするためには，次式の関係が成り立たなければならない．

$$10 = 1 + R_1 \times 0.5 \times 10^{-3} \tag{1}$$
$$100 = 1 + (R_1 + R_2) \times 0.5 \times 10^{-3} \tag{2}$$

式 (1) から，$R_1 = 18\,\mathrm{k\Omega}$ を求め，式 (2) に代入すると，$R_2 = 180\,\mathrm{k\Omega}$ を得る．

選択肢の 2) は，式 (2) の右辺で $R_1 + R_2$ を誤って R_2 とした場合，3) は，式 (2) で前述の誤りに加えて，右辺の 1 を見落とした場合，4) は，式 (1)，式 (2) の右辺の 1 を見落とした場合，5) は，4) の誤りに加えて式 (2) の右辺の $R_1 + R_2$ を誤って R_2 とした場合にそれぞれ対応する．

正解：1)

(第 31 回 午前 問題 29)

Check! ☐ ☐ ☐

問題 30 定格 1 mA，内部抵抗 10 Ω の電流計を用いて，最大 100 mA の電流を測定したい．正しいのはどれか．

1) 0.010 Ω の抵抗を電流計に並列接続する．
2) 99.0 Ω の抵抗を電流計に直列接続する．
3) 1.00 Ω の抵抗を電流計に並列接続する．
4) 0.010 Ω の抵抗を電流計に直列接続する．
5) 0.101 Ω の抵抗を電流計に並列接続する．

解説：

電流計には 1 mA の電流しか流せないので，100 mA の電流を計測するには，100 − 1 = 99 mA の電流（全電流の 100 分の 99）を分流させる必要性がある．
電流を分流させるために電流計と並列に分流回路を設け，この回路で電流計に流れる電流の 99 倍の電流を流すようにすればよい．
下図の分流回路の抵抗を R とすると，その抵抗値は次式で求められる．

　　$R \times 99 = 10 \times 1$

すなわち，

　　$R = 10/99 ≒ 0.101$ Ω

である．
選択肢 2)，4) は直列接続であるので，まず正解から除外できる．
選択肢 1)，3)，5) は R の値の桁の違いであるので，R がそれぞれの抵抗値をとる場合には，本図の計測回路で計測可能な A，B 間に流れる電流は，1001 mA，11 mA，100 mA となる．

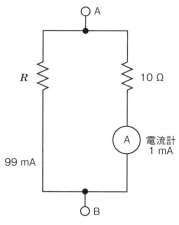

図　計測回路

正解：5)

（第 30 回 午前 問題 32）

Check! □ □ □

問題31 劣化した9Vの電池の内部抵抗を測定した．図のような回路で，スイッチSがオフのときのディジタル電圧計の読みは8.4Vで，オンにしたときは2.8Vであった．内部抵抗は何Ωか．

1) 0.56
2) 1.6
3) 1.2
4) 10
5) 15

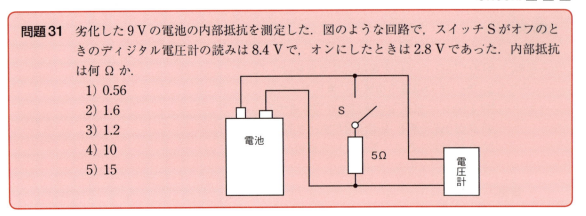

解説：

電池電圧をEの内部抵抗をr，負荷抵抗をRとすると，問題の図のS（スイッチ）がオフのときは解説の下の図1の状態であるから，電池の両端にはEが現れる（電圧計の内部抵抗は通常∞と考えるので，電流は流れず，rによる電圧降下は起こらない）．よって，題意よりE = 8.4 Vである．

Sがオンのときは，負荷としてRが電池の両端子に接続されたわけで，図2のような状態になり，電圧計はRの両端の電圧を表す．この電圧が2.8 Vであるから，rでは8.4 V − 2.8 V = 5.6 Vの電圧降下があったことになる．一方，題意よりR = 5 Ωであるので，この両端の電圧が2.8 Vであるということは，Rには2.8 V/5 Ω = 0.56 Aの電流が流れていることになるので，rに0.56 Aが流れて5.6 Vの電圧降下があったことになる．よって，内部抵抗は，r = 5.6 V/0.56 A = 10 Ωと計算できる．

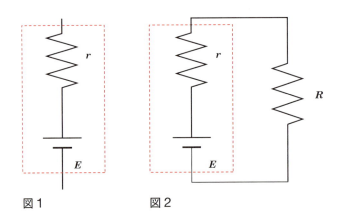

図1　図2

正解：4)

（第31回 午前 問題30）

問題32 入力インピーダンスが10 MΩの記録器で,図の回路のスイッチSを閉じたときの電圧eに対する記録器の振れは12 mmであった.スイッチSを開いたときの振れは何mmか.

1) 2
2) 6
3) 10
4) 15
5) 18

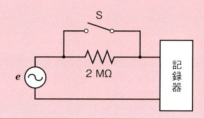

解説:
記録器の振れを,スイッチを閉じたときL_n [mm],スイッチを開いたときL_f [mm]とし,入出力の感度係数をG [mm/V]とすると,スイッチを閉じたときの入出力関係は式(1)で表される.

$$L_n = Ge \tag{1}$$

一方,スイッチを開いたときの入出力関係は式(2)となる.

$$L_f = G \frac{10}{2+10} e \tag{2}$$

ここで,スイッチと並列の抵抗および記録器の入力インピーダンスが,それぞれ,2 MΩ,10 MΩであることを用いている.
式(1),式(2)から,G,eを消去すると,式(3)となる.

$$L_f = \frac{10}{2+10} L_n \tag{3}$$

いま,$L_n = 12$ mmであるから,これを式(3)に代入すると,$L_f = 10$ mmが求められる.

正解:3)

(第27回 午後 問題41)

問題33 図のように内部抵抗 100 kΩ のテスタで回路の R にかかる電圧を測った．測定値はいくらか．ただし，電池の内部抵抗は無視するものとする．

1) 4.5 V
2) 5.0 V
3) 6.6 V
4) 9.0 V
5) 10 V

解説：
テスタを接続した場合の回路は，下図のようにテスタの内部抵抗 R_t が，被測定抵抗 R と並列に接続されることになる．R と R_t との合成抵抗を R_p とすると，R の両端の電圧（テスタの測定電圧）e_t は次式で表される．

$$e_t = \frac{R_p}{R_0 + R_p} e_0 \tag{1}$$

ここで，

$$\frac{1}{R_p} = \frac{1}{R} + \frac{1}{R_t} \tag{2}$$

R_0 は負荷抵抗と直列に接続されている抵抗，e_0 は電池の電圧を示す．
式 (1)，(2) に，図にある R_0，R，R_t，e_0 の数値を代入すると，

$$R_p = 50 \text{ k}\Omega \tag{3}$$
$$e_t = 5 \text{ V} \tag{4}$$

が求められる．

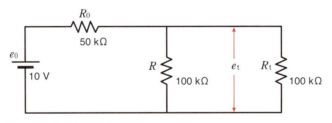

図　テスタを接続した回路

正解：2)

(第 22 回 午前 問題 23)

Check! □□□

問題34 心電計の補助出力端子に図のような入力抵抗 10 MΩ のオシロスコープを接続して 1 mV の校正電圧に対する出力を測定した．今，スイッチ S を開いた状態では 1 V を示した．次にスイッチ S を閉じて（2 kΩ の抵抗を出力側につけて）測定したら，0.9 V を示した．心電計の出力抵抗はおおよそいくらか．

1) 22 Ω
2) 100 Ω
3) 220 Ω
4) 2 kΩ
5) 18 kΩ

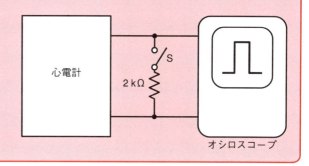

解説：
心電計の出力抵抗を R_0 とすると，スイッチ S を開いた状態および閉じた状態での等価回路は，それぞれ下図の a，b のようになる．ここで，E は，1 mV の校正電圧発生時の，心電計の無負荷出力電圧とする．

a) S を開いた状態　　b) S を閉じた状態

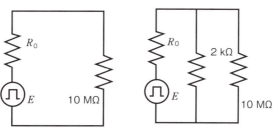

図　等価回路

並列抵抗，2 kΩ と 10 MΩ との合成抵抗は，約 2 kΩ である．
S を開いた状態での出力電圧値と，S を閉じた状態での出力電圧値から，次式が求められる．

$$\frac{10 \times 10^6}{R_0 + 10 \times 10^6} E = 1 \tag{1}$$

$$\frac{2 \times 10^3}{R_0 + 2 \times 10^3} E = 0.9 \tag{2}$$

両式から，R_0 を求めると，$R_0 = 222\,\Omega$ が得られる．したがって，選択肢 3) が正解である．

正解：3)

(第 24 回 午後 問題 46)

Check! ☐ ☐ ☐

問題35 電力増幅器に 0.5 mW の電力を入力したときの出力が 50 mW であった．この電力増幅器の利得はいくつか．

    1) 5 dB   2) 10 dB   3) 20 dB   4) 40 dB   5) 100 dB

解説：

電力増幅率のデシベル (dB) 表示に関する問題である．

電力増幅器の電力利得（倍率表示：P_a，dB 表示：P_b とする）は次式で与えられる．

$$P_a = \frac{出力電力}{入力電力} = \frac{50\,[\mathrm{mW}]}{0.5\,[\mathrm{mW}]} = 100\,[倍] \tag{1}$$

$$P_b = 10 \log P_a = 20\,[\mathrm{dB}] \tag{2}$$

ここで注意すべきは，電力利得の倍率表示と dB 表示の関係は式 (2) で定義されていることである．

最も誤りやすい選択肢は 4) である．

電圧あるいは電流の利得表現はそれぞれ次式で表されるので，誤ってこの式で計算すると，選択肢 4) を選ぶことになる．

$$V_b = 20 \log V_a$$
$$I_b = 20 \log I_a$$

ここで，V_a，V_b，I_a，I_b は，それぞれ倍率表現の電圧利得，dB 表現の電圧利得，倍率表現の電流利得，dB 表現の電流利得を表す．

なお，選択肢 5) は，式 (1) で計算した結果で誤りである．

正解：3)

（第 36 回 午前 問題 58）

Check! □ □ □

問題36 6Ωの抵抗を5本並列に接続し,その端子間に2Vの電圧を10分間加えたときの消費エネルギーは何Jか.

  1) 120 2) 500 3) 1200 4) 1800 5) 2000

解説:

エネルギーの国際単位ジュール[J]にはいろいろな定義の仕方がある.ここでは,「1ワット[W]の仕事率で1秒[s]間行ったときの仕事の量である」という定義を応用する.

抵抗 R の両端に電圧 V を t 秒間印加したときの消費エネルギー E は式(1)から求められる.

$$E = \frac{V^2}{R} \times t \tag{1}$$

いま,6Ωの抵抗を5本並列に接続するのであるから,合成抵抗 R は式(2)から求められる.

$$\frac{1}{R} = 5 \times \frac{1}{6} \tag{2}$$

式(2)から得られる $R = 1.2\,\Omega$,$V = 2\,\text{V}$,$t = 10 \times 60\,\text{s}$ を式(1)に代入すると,エネルギーが求められる.

$$E = \frac{4}{1.2} \times 10 \times 60 = 2000\,\text{J} \tag{3}$$

選択肢3)は,抵抗を3本並列接続したときの消費エネルギーである.

正解:5)

(第33回 午前 問題31)

問題 37 ある抵抗に 100 V の電圧をかけたとき 50 W の電力を消費した．この抵抗を 2 本直列にして 100 V の電圧をかけると何 W の電力を消費するか．

1) 200　　　2) 100　　　3) 50　　　4) 25　　　5) 12.5

解説：
●解法 1 （「ある抵抗」の抵抗値を計算して，2 本直列の抵抗の消費電力を計算する方法）
抵抗 R と両端の電圧 E，およびその抵抗で消費される電力 P との間には

$$P = \frac{E^2}{R}, \quad R = \frac{E^2}{P}$$

の関係がある．よって，「ある抵抗」の抵抗値は，$\dfrac{100 \text{ V} \times 100 \text{ V}}{50 \text{ W}} = 200 \text{ Ω}$ である．

この抵抗を 2 本直列につなげると 400 Ω になる．よって，その中で消費される電力は，

$$P = \frac{100 \text{ V} \times 100 \text{ V}}{400 \text{ Ω}} = 25 \text{ W}$$

と計算できる．

●解法 2 （電力が電流の 2 乗に比例することを利用して，計算を行わないで考える方法）
抵抗 R とその中を流れる電流 I，およびその抵抗で消費される電力 P との間には

　$P = I^2 R$

の関係がある．すなわち，抵抗で消費される電力は，流れる電流の 2 乗に比例するわけである．抵抗を 2 本直列にすれば，電流は $\dfrac{1}{2}$ になる．よって，1 本の抵抗で消費される電力は，$\dfrac{1}{4}$ になり，2 本の抵抗で消費される電力は，合計でははじめの $\dfrac{1}{2}\left(=\dfrac{1}{4}+\dfrac{1}{4}\right)$ になる．はじめが 50 W だから，2 本直列にした抵抗全体で (2 本の抵抗で) 消費される電力は 25 W である

正解：4)

(第 26 回 午前 問題 25)

Check! □□□

問題38 図のような電力パルス波がある．このパルスのエネルギーは何Jか．

1) 2.5
2) 5
3) 25
4) 500
5) 2000

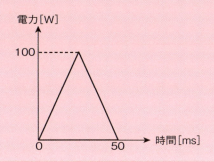

解説：

電力（W）と時間（s）をかけるとエネルギー（J）になる．よって，図のような電力パルス波形の総エネルギーは，波形の面積と等しい．

したがって，

$$\frac{100\ \text{W} \times 50\ \text{ms}}{2} = 2500\ \text{mJ} = 2.5\ \text{J}$$

と計算できる．

波形が電流であったり電圧であったりすると，三角波でも2乗積分をしなければならないので，計算はかなり面倒になる．

正解：1)

（第25回 午前 問題40）

Check! □ □ □

問題39 定格 200 V, 200 W の商用交流用電熱器がある. これを 100 V の商用交流で使用した. 消費電力は何 W か.

1) 25　　　　2) 50　　　　3) 75　　　　4) 100　　　　5) 125

解説：

消費電力を求める問題である. 負荷である電熱器を抵抗器と考えると, 消費電力 W [W] は次式で求められる.

$$W = VI = RI^2 \text{ [W]}$$

V は印加される電圧 (V), I は電流 (A), R は抵抗値 (Ω) である.

本問題では, 定格と異なる電圧を印加するので, まず, R を求める.

定格電圧 200 V のとき, 電流は, 200 (W) / 200 (V) = 1 (A) であるから,

$$R = \frac{200\,(\text{W})}{1^2} = 200\,(\Omega)$$

である. これを, 100 V の電圧で用いると, 電流は 100 (V) / 200 (Ω) = 0.5 (A) となる.
消費電力は, $W = 100 \times 0.5 = 50$ (W) となる.

正解：2)

（第 20 回 午前 問題 23）

Check! □ □ □

問題40 図のようなハンダゴテ過熱防止装置を作って，60 W（100 V 用）のハンダゴテを接続した．スイッチ S をオフ状態にすると，ハンダゴテはいくらの電力を消費するか．ただし，D は整流用ダイオードで，そのオン抵抗は無視でき，また，ハンダゴテの抵抗は変化しないものとする．

1) 50 W
2) 42 W
3) 30 W
4) 21 W
5) 15 W

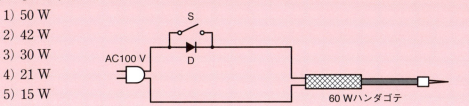

解説：

交流電力の位相制御に関する初歩的な問題である．

問題の図で，スイッチ S がオンのときは，60 W のハンダゴテには，図1のような正弦波電圧がかかって正弦波電流が流れる．図1のAの部分でも，Bの部分でも発熱するわけで，これで平均的に 60 W の電力が消費され，それだけの熱が発生することになる．

一方，スイッチ S をオフにすると，ダイオード D がハンダゴテに直列に入るから，正弦波交流は整流され，図2のような半波整流波形の電圧がハンダゴテにかかり，半波整流波形の電流が流れることになる．すなわち，図1のAの部分だけが流れ，Bの部分はゼロになってしまうわけである．

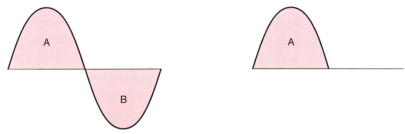

図1 正弦波交流波形　　　　　図2 半波整流波形

単純に考えれば，図2は電流を断続して，図1の半分しか使われないのだから，半分の電力しか消費しないことになる（正解は，60 W/2 = 30 W となる）．

以下に理論的な解説を加える．電力 P の定義は，電圧を E，電流を I とすれば，$P = EI$ である．交流の場合はそれぞれの瞬時値を小文字の p，e，i で表せば，$p = ei$ である．ただし，交流の場合は e も i も時時刻刻と変わっているのだから，1周期の積分を平均しなければならない．負荷が抵抗であるから，電圧と電流の位相は同じなので，

$$e = E_m \cdot \sin(\omega t) \tag{1}$$
$$i = I_m \cdot \sin(\omega t) \tag{2}$$

と表せる．ここで，ω は各周波数で，周波数 f との間に $\omega = 2\pi f$ という関係がある．また，周波数 f の逆数を周期 T というが，これを使うと $\omega = 2\pi/T$ となる．周期 T で式(1)と式(2)を書き直すと

$$e = E_m \cdot \sin\left(\frac{2\pi t}{T}\right) \tag{3}$$

$$i = I_\mathrm{m} \cdot \sin\left(\frac{2\pi t}{T}\right) \tag{4}$$

となる．この式は（ ）の中が角度であることを示している．$t = 0$ のとき（ ）内はゼロであり，$t = T$ のとき，すなわち1周期後は（ ）内は 2π，すなわち $360°$ になるので，元に戻ってくることがわかる．

さて，瞬時電力は式(3)と式(4)の掛け算だから，

$$p = E_\mathrm{m} \cdot I_\mathrm{m} \cdot \sin^2\left(\frac{2\pi t}{T}\right) \tag{5}$$

となる．ここで，$\sin^2(A) = \dfrac{1 - \cos(2A)}{2}$ であるから，

$$p = E_\mathrm{m} \cdot I_\mathrm{m} \cdot \frac{1 - \cos\left(\dfrac{4\pi t}{T}\right)}{2} \tag{6}$$

と表すことができる．

さて，この瞬時電力を1周期積分して周期 T で割ったものが平均電力である．

$$P = \frac{1}{T}\int_0^T \left(E_\mathrm{m} \cdot I_\mathrm{m} \cdot \frac{1 - \cos\left(\dfrac{4\pi t}{T}\right)}{2} \right) dt \tag{7}$$

となる．この式の $E_\mathrm{m} \cdot I_\mathrm{m}$ 以降の cos の項は，0 から T までの間に2回振動するが，その間で＋と－が相殺しあってゼロになる．よって式(7)は非常に簡単になって，

$$P = \frac{1}{T}\int_0^T \left(\frac{E_\mathrm{m} \cdot I_\mathrm{m}}{2} \right) dt \tag{8}$$

になり，結局

$$P = \frac{1}{T}\left(\frac{E_\mathrm{m} \cdot I_\mathrm{m}}{2} \right) \cdot T = \frac{E_\mathrm{m} \cdot I_\mathrm{m}}{2} \tag{9}$$

になる．

さて，図2のような半波整流波形の場合は，上記の積分区間が 0 から $T/2$ になることになる．よって式(7)は，

$$P = \frac{1}{T}\int_0^{\frac{T}{2}} \left(E_\mathrm{m} \cdot I_\mathrm{m} \cdot \frac{1 - \cos\left(\dfrac{4\pi t}{T}\right)}{2} \right) dt \tag{10}$$

のようになり，cos の項は1回振動して＋，－が打ち消しあって，結局，

$$P = \frac{1}{T}\left(\frac{E_\mathrm{m} \cdot I_\mathrm{m}}{2} \right) \cdot \frac{T}{2} = \frac{E_\mathrm{m} \cdot I_\mathrm{m}}{4} \tag{11}$$

となるので，半波整流では，全波のときの半分の電力を消費することになる．

正解：3)

(第24回 午前 問題26)

Check! ☐ ☐ ☐

問題41 電気メスの出力電力を求めるために高周波電流計と分流抵抗を用い，図の回路を使用した．電流計の指示が 30 mA のとき電気メスの出力はおよそいくらか．
ただし，負荷抵抗 300 Ω，高周波電流計の内部抵抗 10 Ω，分流抵抗は 0.5 Ω であり，すべて無誘導抵抗である．

1) 57 W
2) 75 W
3) 97 W
4) 108 W
5) 119 W

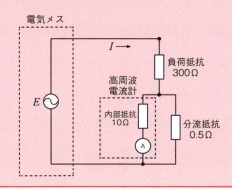

解説：
電気メスの点検を題材にした「電気工学」の問題である．
並列抵抗の電流分配を右図に示す．図で $I_1 \cdot R_1 = I_2 \cdot R_2 = V$ であるので，$I_1/I_2 = R_2/R_1$ となり，分配される電流は，抵抗の比の逆数になる．
よって，高周波電流計に 30 mA 流れているのであるから，その分流器の抵抗（分流抵抗）側を流れる電流は，

30 mA×（10/0.5）= 600 mA

と計算できる．これより，負荷抵抗 300 Ω に流れる電流 I は 630 mA で，負荷抵抗での消費電力は，

0.63 A×0.63 A×300 Ω = 119 W

と計算される．ここで，本来，この電気メスにつながっている負荷抵抗は，上記の負荷抵抗 300 Ω に，10 Ω と 0.5 Ω の並列抵抗が直列になったものであるが，そのための誤差は 0.5/300 = 0.17％ 以下であるので，ここでの計算では無視してよい（3桁以下の選択肢では，この誤差は小数点以下にしか影響しないので）．よって，正解は 5) が最も近い．

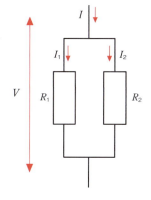

図　並列抵抗の電流分配

なお，本問題のように，キルヒホッフの法則を使ってしっかり解いていくとかなりの時間がかかるが，問題に「およそいくらか」と書いてある場合は，問題の本質をきちんと理解し，近い値を出せばよいので，上記のような「簡易法」が有効である．

正解：5)

（第 35 回 午後 問題 42）

Check! □ □ □

問題42 交流電圧を $v(t) = A\sin(\omega t + \theta)$ と表したとき，誤っているものはどれか．ただし，t は時間とする．

1) 実効値は $\sqrt{2}A$ である．
2) 最大振幅は A である．
3) θ は位相角である．
4) ω は角周波数である．
5) 周期は $\dfrac{2\pi}{\omega}$ である．

解説：

1) 誤　実効値は，$\dfrac{A}{\sqrt{2}}$ である．

実効値 V_{rms} は以下の式で求められる．

$$V_{\text{rms}} = \sqrt{\dfrac{\omega}{2\pi}\int_0^{\frac{2\pi}{\omega}}\{A\sin(\omega t + \theta)\}^2 dt}$$

$$= \dfrac{\sqrt{2}}{2}A$$

なお，実効値はこのように求められるので，root mean square（2乗平均値の平方根）と称され，その頭文字をとって，rms と略号で表されることがある．

2) 正　正弦関数 $\sin(\omega t + \theta)$ の絶対値は最大 1 をとるから，最大振幅は A である．

3) 正　θ は，$t = 0$ のときの交流電圧の位相を角度で表したもので，位相角という．

4) 正　ω は角周波数と称し，周波数f とは $\omega = 2\pi f$ の関係にある．

5) 正　周期 T と角周波数は以下の関係にある．

$$T = \dfrac{1}{f} = \dfrac{2\pi}{\omega}$$

正解：1)

（第19回 午前 問題22）

問題 43 $v(t) = 282 \sin\left(200\pi t + \dfrac{\pi}{4}\right)$ [V] で表される交流について誤っているものはどれか．

1) 周波数　　：200 Hz
2) 実効値　　：200 V
3) 位相進み　：45°
4) 振幅　　　：282 V
5) 角周波数　：628 rad/s

解説：
正弦波交流を題意のように表現する場合，

$$\text{瞬時値} = \text{振幅} \cdot \sin(\text{角周波数} \times \text{時間} + \text{位相角}) \tag{1}$$

のように表す．
ここで，角周波数 (ω) は，円運動の角速度に相当するもので，周波数 (f) との間には，$\omega = 2\pi f$，$f = \dfrac{\omega}{2\pi}$ の関係がある．なお，角周波数の単位は [ラジアン／秒：rad/s] であり，周波数の単位は [Hz] である．
そこで，題意の

$$v(t) = 282 \sin\left(200\pi t + \dfrac{\pi}{4}\right) \tag{2}$$

で表される交流について，それぞれの数値の意味するところは次のようになる．

1) 誤　式 (2) から，角周波数は 200π rad/s であるから，周波数は $\dfrac{200\pi}{2\pi} = 100$ Hz となる．

2) 正　式 (2) から，この交流の振幅（ゼロ線から正のピーク値までの幅）は 282 V で，実効値は正弦波の場合，実効値 $= \dfrac{\text{振幅}}{\sqrt{2}}$ であるから，この交流の実効値は $\dfrac{282}{\sqrt{2}} = 200$ V である．

3) 正　式 (2) から，位相角は $+\dfrac{\pi}{4}$ である．この単位はラジアンである．これを度 (°) に直すと，π ラジアン $= 180$ 度であるから，$\dfrac{\pi}{4}$ ラジアン $= \dfrac{180°}{4} = 45°$ となる．なお，位相の $+$ は進み位相，$-$ は遅れ位相を表す．

4) 正　選択肢 2) の説明のように，この交流の振幅は 282 V である．

5) 正　選択肢 1) より，この交流の角周波数は 200π rad/s であるから，
　　角周波数 $= 200\pi$ rad/s $= 628$ rad/s
である．

正解：1)

Check! □□□

問題44 図は 50 Hz 正弦波交流の全波整流波形である．実効値は何 V か．

1) 140
2) 100
3) 71
4) 50
5) 32

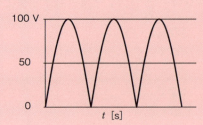

解説：

正弦波交流電圧 $V\sin\omega t$ の実効値 (<u>r</u>oot <u>m</u>ean <u>s</u>quare：RMS) V_r は式 (1) で与えられる．

$$V_r = \sqrt{\frac{1}{T}\int_0^T (V\sin\omega t)^2 dt} \tag{1}$$

ここで，T は正弦波の周期である．すなわち，$\omega T = 2\pi$ となる．

式 (1) を解くと，

$$V_r = \sqrt{\frac{V^2}{2T}\int_0^T (1-\cos 2\omega t)dt} = \sqrt{\frac{V^2}{2T}\left[t - \frac{1}{2\omega}\sin 2\omega t\right]_0^T} = \frac{V}{\sqrt{2}} \tag{2}$$

ここで，V は正弦波の振幅（最大値）である．すなわち，実効値 V_r は振幅値の $\frac{1}{\sqrt{2}}$ である．

ところで，本問では正弦波ではなく，「正弦波の全波整流波形」とあるが，式 (1) からわかるように，実効値の計算では元の信号の 2 乗の操作を行っているので，元の信号のマイナス部分をプラス側に折り返した信号（全波整流波形もその一例）の場合は，元の信号の実効値と同じになる．

したがって，式 (2) からこの正弦波交流電圧の全波整流電圧の実効値は次の通りである．

$$V_r = \frac{100}{\sqrt{2}} \fallingdotseq 71 \text{ V} \tag{3}$$

なお，選択肢 1) は実効値が 100 V の正弦波電圧の振幅値である．

正解：3)

（第 33 回 午前 問題 32）

Check! □ □ □

問題45 平均信号電圧 0.1 mV（実効値），SN 比 20 dB の生体信号に含まれる雑音電圧（実効値）はおよそいくらか．
1) $1\,\mu\text{V}$　　　2) $5\,\mu\text{V}$　　　3) $10\,\mu\text{V}$　　　4) 0.2 mV　　　5) 1 mV

解説：
SN 比とは，信号電力と雑音電力の比のことである．電圧でいうと，信号電圧と雑音電圧の比の 2 乗になる．dB でいうと，係数が 10 と 20 の違いである．電圧で表した場合，
　SN 比（dB）= 20 log（信号電圧 / 雑音電圧）
である．よって，SN 比 20 dB というのは，信号電圧 / 雑音電圧 = 10 倍という意味である．したがって，信号電圧 $100\,\mu\text{V}$（0.1 mV）に対して，雑音電圧は 10 分の 1 の $10\,\mu\text{V}$ ということになる．

正解：3)

（第 17 回 午前 問題 24）

Check! ☐ ☐ ☐

問題46 端子 ab 間のインピーダンスの大きさが周波数によって，図のように変化するのはどれか．

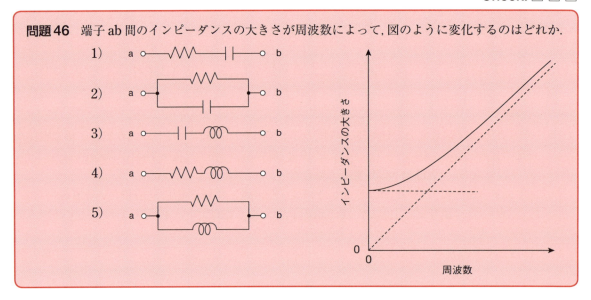

解説:
抵抗器の抵抗値を R，コンデンサの容量を C，インダクタのインダクタンスを L，角周波数を ω として，回路のインピーダンス Z とその大きさ $|Z|$ を求めると，それぞれ以下のようになる．

1) $Z = R + \dfrac{1}{J\omega C}$ ， $|Z| = \sqrt{R^2 + \left(\dfrac{1}{\omega C}\right)^2}$

2) $Z = \dfrac{1}{\dfrac{1}{R} + J\omega C}$ ， $|Z| = \dfrac{1}{\sqrt{\left(\dfrac{1}{R}\right)^2 + (\omega C)^2}}$

3) $Z = J\omega L + \dfrac{1}{J\omega C}$ ， $|Z| = \left|\omega L - \dfrac{1}{\omega C}\right|$
   （ $\omega = \dfrac{1}{\sqrt{LC}}$ で共振）

4) $Z = R + J\omega L$ ， $|Z| = \sqrt{R^2 + (\omega L)^2}$

5) $Z = \dfrac{1}{\dfrac{1}{R} + \dfrac{1}{J\omega L}}$ ， $|Z| = \dfrac{1}{\sqrt{\left(\dfrac{1}{R}\right)^2 + \left(\dfrac{1}{\omega L}\right)^2}}$

インピーダンスの大きさが，図のように $\omega = 0$ である値をとる回路は選択肢 2) と 4) である．選択肢 1) と 3) は∞であり，5) は 0 である．周波数が大きくなるとインピーダンスも大きくなるのは，このうち 4) である．2) は 0 に近づく．したがって，正解は選択肢 4) である．
なお，抵抗器，コンデンサ，インダクタの周波数特性を知っていれば，インピーダンスの正確な計算式を求めなくとも，最後に記したような考察で正解はすぐ求められる．

正解:4)

(第17回 午前 問題40)

問題47 端子 ab 間のインピーダンスの大きさ ($|Z|$) が周波数 (f) によって図のように変化するのはどれか.

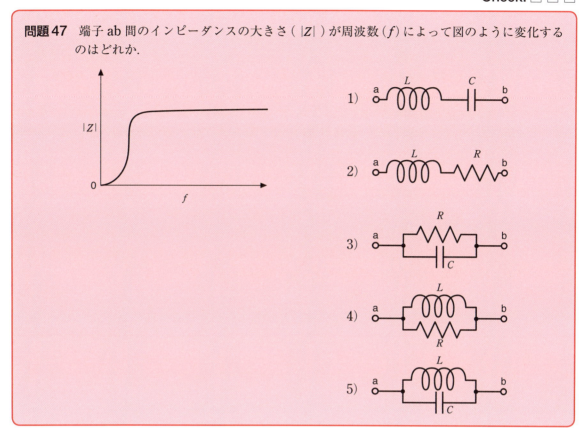

解説:
図の R, L, C の値が示されていないので厳密な議論はできないが, 題意のインピーダンスの周波数特性図に合うのは, 選択肢 4) の L と R の並列回路である.
それぞれの特性を概説する (図参照).

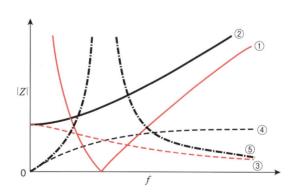

図 合成インピーダンスの絶対値の周波数特性

1) 誤　LC 直列共振回路で，図の①に示すようにインピーダンスの絶対値は，共振周波数でゼロになり，それより低い周波数では C のインピーダンス，それより高い周波数では L のインピーダンスが支配的になる．

2) 誤　LR 直列回路で，図の②に示すように，合成インピーダンスの絶対値は周波数とともに大きくなる．直流付近では R の値に近くなり，高周波領域では L のインピーダンスに近くなるため周波数に比例して増加していく．

3) 誤　CR 並列回路で，図の③に示すように，合成インピーダンスの絶対値は周波数とともに小さくなる．直流付近では R の値に近くなり，高周波領域では C のインピーダンスに近くなるため減少してゼロに近付く．

4) 正　LR 並列回路で，図の④に示すように，合成インピーダンスの絶対値は低周波領域では L の特性を示し，周波数とともに増加していくが，周波数が高くなると一定値（R の値）に近づく．これが問題の周波数特性図に最も近い傾向を示す．

5) 誤　LC 並列共振回路で，図の⑤に示すようにインピーダンスの絶対値は，共振周波数で無限大になり，それより低い周波数では L のインピーダンス，それより高い周波数では C のインピーダンスが支配的になる．

正解：4)

（第 21 回　午前　問題 30）

Check! □ □ □

問題 48 図の回路について誤っているものはどれか．
1) コイル L に流れる電流とコンデンサ C に流れる電流の位相は同じである．
2) 共振時のインピーダンスは無限大である．
3) 直流ではインピーダンスは 0 である．
4) 共振周波数より十分大きな周波数での
   インピーダンスはほとんど 0 である．
5) 共振周波数は $\dfrac{1}{2\pi\sqrt{LC}}$ である．

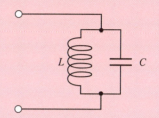

解説：

1) 誤　図の回路の両端に $v = A\sin\omega t$ の電圧が印加されたとき，L と C に流れる電流 i_L，i_C はそれぞれ

$$L\frac{di_\mathrm{L}}{dt} = v$$

$$\therefore\ i_\mathrm{L} = \frac{1}{L}\int v\,dt = -\frac{A}{\omega L}\cos\omega t = \frac{A}{\omega L}\sin\left(\omega t - \frac{\pi}{2}\right)$$

$$i_\mathrm{C} = C\frac{dv}{dt} = \omega CA\cos\omega t = \omega CA\sin\left(\omega t + \frac{\pi}{2}\right)$$

すなわち，i_L と i_C の位相の差は π である．

2) 正　インピーダンス Z は

$$\frac{1}{Z} = \frac{1}{j\omega L} + j\omega C$$

$$\therefore\ Z = \frac{j}{\dfrac{1}{\omega L} - \omega C}$$

共振時すなわち $\dfrac{1}{\omega L} = \omega C$ のとき，$Z = \infty$ となる．

3) 正　直流すなわち $\omega = 0$ のとき，L，C のインピーダンスは，それぞれ，0，∞ となる．

4) 正　$\omega \to \infty$ のとき，$\dfrac{1}{\omega L} \to 0$，$\omega C \to \infty$ となり，$Z \to 0$ となる．

5) 正　共振周波数 f_0，共振角周波数 ω_0 は次式から求められる．

$$\omega_0 = 2\pi f_0 = \frac{1}{\sqrt{LC}}$$

$$\therefore\ f_0 = \frac{1}{2\pi\sqrt{LC}}$$

正解：1)

（第 20 回 午前 問題 31）

問題49 図の回路で $\omega = \infty$ における電圧 V を求めたい．正しい式はどれか．

1) $V = \dfrac{R_1 \cdot E(\omega)}{\dfrac{1}{C} + R_1 + R_2}$

2) $V = \dfrac{R_2 \cdot E(\omega)}{\dfrac{1}{C} + R_1 + R_2}$

3) $V = E(\omega)$

4) $V = \dfrac{R_1 \cdot E(\omega)}{R_1 + R_2}$

5) $V = \dfrac{R_2 \cdot E(\omega)}{R_1 + R_2}$

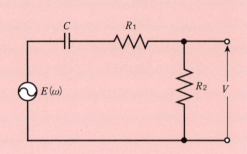

解説:

$\omega = \infty$ の状態では，キャパシタンス C のインピーダンス $1/j\omega C$ の値は 0 であるから，問題の回路は等価的に右図のようになる．
したがって，

$$V = \dfrac{R_2}{R_1 + R_2} E(\omega) \qquad (1)$$

となり，選択肢 5) が正解である．
なお，任意の値 ω における V の一般式を求めると，

$$V = \dfrac{R_2}{\dfrac{1}{j\omega C} + R_1 + R_2} E(\omega) \qquad (2)$$

図　等価回路

となる．振幅は，

$$|V| = \dfrac{R_2}{\sqrt{\left(\dfrac{1}{\omega C}\right)^2 + (R_1 + R_2)^2}} |E(\omega)| \qquad (3)$$

で与えられる．
式 (3) に $\omega = \infty$ を代入すると，式 (1) が得られる．

正解：5)

(第 23 回 午前 問題 21)

Check! ☐ ☐ ☐

問題50 入力信号 V_i の周波数が無限大になっても出力信号 V_o が 0 にならない回路はどれか．

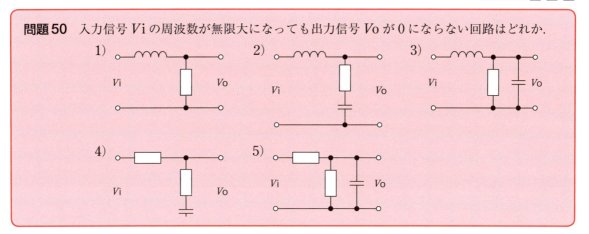

解説：

1) 誤 この回路は，コイルと抵抗の直列回路である．コイルのインピーダンスは $j\omega L$ で表される．ただし，ω は入力信号の角周波数，j は虚数である．したがって入力信号の周波数が無限大になると，コイルのインピーダンスも無限大になる．そのためこの回路には電流が流れず，抵抗の両端に電位差は発生しない．つまり出力電圧 V_o は 0 となる．

2) 誤 この回路は，コイルと抵抗とコンデンサの直列回路である．入力信号の周波数が無限大になると，コイルのインピーダンスが無限大になるので，この回路には電流は流れない．したがって，抵抗の両端に電位差は発生しない．また電流が流れないためコンデンサにも電荷は充電されず，コンデンサの両端の電位差も発生しない．つまり出力電圧 V_o は 0 となる．

3) 誤 この回路は，抵抗とコンデンサを並列接続した回路をコイルに直列接続した回路である．入力信号の周波数が無限大になるとコイルのインピーダンスが無限大になるので，この回路には電流が流れない．したがって，抵抗の両端に電位差は発生しない．また電流が流れないためコンデンサにも電荷は充電されず，コンデンサの両端の電位差も発生しない．つまり出力電圧 V_o は 0 となる．

4) 正 この回路は，2つの抵抗とコンデンサを直列接続した回路である．コンデンサのインピーダンスは $\dfrac{j}{j\omega C}$ で表される．ただし ω は入力信号の角周波数，j は虚数である．入力信号の周波数が無限大になると，コンデンサのインピーダンスは 0 となる．このとき，この回路は単なる2つの抵抗の直列接続回路となるため，出力電圧 V_o は入力電圧 V_i を2つの抵抗によって分圧したものとなる．したがって，入力信号の周波数が無限大となっても出力電圧 V_o は 0 とならない．

5) 誤 この回路は，抵抗とコンデンサを並列接続した回路を抵抗に直列接続した回路である．入力信号の周波数が無限大になると，コンデンサのインピーダンスは 0 となり，出力端子はアースに接地されることになる．つまり出力電圧 V_o は 0 となる．

正解：4)

（第37回 午前 問題34）

Check! □□□

問題51 図の交流回路で，R，C の両端の電圧（実効値）は図に示す値であった．電源電圧 e（実効値）は何 V か．

1) $\sqrt{2}$
2) $2\sqrt{2}$
3) 4
4) $3\sqrt{2}$
5) 8

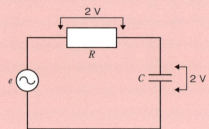

解説：
交流電圧の合成に関する問題である．交流回路では，各回路部品で生じる電圧の位相が流れる電流の位相とはそれぞれ異なるので，位相を考慮した合成を行う必要がある．

合成電圧（ここでは電源電圧），抵抗で生じる電圧，コンデンサで生じる電圧および回路電流を，それぞれ位相を考慮した複素数面上のベクトル量で表す場合を，e，V_R，V_C，I とし，大きさを表すスカラー量を，e，V_R，V_C，I で表すと，次式が成り立つ．

なお，| | はベクトルの絶対値を求める操作を，j は虚数単位を，ω は交流電圧の角周波数を表す．

$$V_R = RI \text{（電流と同位相）}, \quad V_R = |V_R| = R|I| = RI \tag{1}$$

$$V_C = \frac{1}{\frac{1}{j\omega C}} I \text{（電流より 90°位相が進む）}, \quad V_C = \left|\frac{1}{\frac{1}{j\omega C}}\right| \cdot |I| = \omega CI \tag{2}$$

$$e = V_R + V_C = RI + j\omega CI \tag{3}$$
$$e = |e| = |RI + j\omega CI| = \sqrt{(RI)^2 + (\omega CI)^2} \tag{4}$$

本問では，$RI = 2$ V，$\omega CI = 2$ V が与えられて e を求めるので，式(4)にこれらの値を代入すると，次の値が求められる．

$$e = \sqrt{(2)^2 + (2)^2} = 2\sqrt{2}$$

なお，電流の向きを x 軸（実数軸）の正の方向にとって，式(1)，式(2)，式(3)を複素数面上に表示すると，右図のようになる．

各回路素子での電圧降下の大きさを誤って単に加えると，選択肢 3) になる．

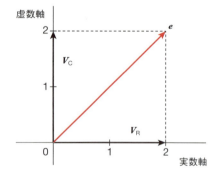

図 合成電流の流れ

正解：2)

（第 36 回 午前 問題 31）

問題 52 図の交流回路で R と L の両端間の電圧(実効値)を測定したところ,図のような値を得た. ab 間の電圧(実効値)は何 V か.

1) 1
2) 3
3) 5
4) 7
5) 9

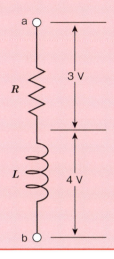

解説:
位相差のある電圧の合成に関する問題である.このような場合には,電圧をベクトルとして取り扱うのが便利である.R と L の両端間の電圧を V_r,V_l とすると,それぞれ次式で表される.

$$V_r = \frac{R}{R + j\omega L} \cdot E \tag{1}$$

$$V_l = \frac{j\omega L}{R + j\omega L} \cdot E \tag{2}$$

ここで,V_r,V_l,E はベクトル量であり,E は ab 間の電圧である.ω は交流の角周波数,j は虚数単位を表す.
両式から,ベクトル V_r,V_l の大きさを求めると,それぞれ次式のようになる.

$$|V_r| = \frac{R}{\sqrt{R^2 + (\omega L)^2}} \cdot |E| \tag{3}$$

$$|V_l| = \frac{\omega L}{\sqrt{R^2 + (\omega L)^2}} \cdot |E| \tag{4}$$

両式から R,L を消去すると,次式が求められる.

$$|V_r|^2 + |V_l|^2 = |E|^2 \tag{5}$$

この式に,$|V_r| = 3$ V,$|V_l| = 4$ V を代入すると,

$$|E| = 5 \text{ V}$$

が求められる.

なお,本設問は直感的に次のように考えてもよい.
すなわち,V_r と V_l は 90° 位相が違うので,2 つのベクトルを合成したベクトルは次ページの図から簡単に求めることもできる.

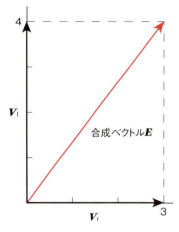

図　合成ベクトルの求め方

合成ベクトルの大きさは次式から求められる．
$|E| = \sqrt{3^2 + 4^2} = 5$

正解：3)

（第27回 午前 問題25）

問題53 図の交流回路で，R，L，Cの両端電圧（実効値）がそれぞれ3V，6V，2Vであった．電源電圧E（実効値）は何Vか．

1) $\sqrt{2}$
2) 5
3) 7
4) 9
5) 11

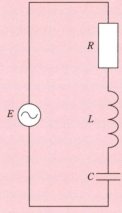

解説：

この回路は，抵抗R，コイルL，コンデンサCが直列に接続された<u>交流回路</u>である．コイルLの<u>インピーダンス</u>は，交流電源の<u>角周波数</u>をωとしたとき$j\omega L$となる．ただしjは虚数である．一方，コンデンサCのインピーダンスは$-\dfrac{j}{\omega C}$となる．直列接続された回路であるので，各素子に流れる電流Iはすべて等しく，その値は式(1)より求められる．

$$I = \frac{E}{R + j\omega L - j\dfrac{1}{\omega C}} \tag{1}$$

したがって，各素子での電圧とはそれぞれのインピーダンスにこの電流Iを乗じたものとなる．すなわち抵抗R，コイルL，コンデンサCの両端の電圧は，それぞれ式(2)～式(4)となる．

$$RI \tag{2}$$
$$j\omega LI \tag{3}$$
$$-j\dfrac{I}{\omega C} \tag{4}$$

式(2)～式(4)からわかるように，コイルL，コンデンサCの両端の電圧は<u>複素数</u>である．抵抗Rの電圧は実数であるので，これらの電圧をまとめて取り扱うときは複素平面を考える必要がある．抵抗Rの電圧は，複素平面の実数軸の正の方向に存在する．一方，コイルLの電圧は複素平面の虚数軸の正の方向に，コンデンサCの電圧は虚数軸の負の方向にそれぞれ存在することになる．コイルL，コンデンサCの電圧はともに虚数軸上に存在するため，そのまま加減算を行うことができる．

いま，コイルLの両端の電圧の実効値が6V，コンデンサCの両端の電圧の実効値が2Vであるので，コイルLとコンデンサCの合成電圧は6－2＝4Vとなる．すなわち，この回路では，複素平面の虚数軸の正の軸上に4Vの電圧が存在することになる．一方，抵抗Rの両端の電圧の実効値は3Vであるので，複素平面の実数軸の正の軸上に3Vの電圧が存在する

ことになる．
　これらの電圧は大きさと方向をもつベクトル量であるため，その合成には単純な数値の加減算でなく，ベクトルの加減算が必要となる．実数軸と虚数軸は直交しているため，抵抗 R の電圧とコイル L，コンデンサ C の合成電圧のベクトル和は直角三角形の斜辺となる．
　ピタゴラスの定理より，直角三角形の斜辺の長さは残りの 2 辺の長さの 2 乗の和の平方根を求めたものに等しいため，合成電圧の大きさは式 (5) の値となる．

$$\sqrt{3^2+4^2} = \sqrt{9+16} = \sqrt{25} = 5 \tag{5}$$

正解：2)

(第 37 回 午前 問題 29)

問題 54 図の交流回路で，R, L, C に流れる電流はそれぞれ図に示す値であった．合成電流 I [A] はいくらか．

1) 6
2) 10
3) 14
4) 22
5) 30

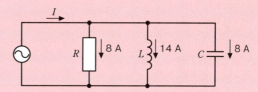

解説：

交流回路の合成電流を求める問題である．交流回路では，各回路部品に流れる電流の位相が電源電圧の位相とはそれぞれ異なるので，位相を考慮した合成が求められる．

合成電流，抵抗を流れる電流，インダクタを流れる電流，キャパシタ（コンデンサともいう）を流れる電流を，それぞれ位相を考慮した複素数面上ベクトルで表示される場合を $\boldsymbol{I}, \boldsymbol{I}_R, \boldsymbol{I}_L, \boldsymbol{I}_C$，大きさを表すスカラー量を I, I_R, I_L, I_C で表すと，それぞれ次式が成り立つ．ここで，電源電圧はベクトル量を $\boldsymbol{E}$，大きさを E とする．なお，$|\ |$ はベクトルの絶対値を求める操作を，j は虚数単位を，ω は交流の角周波数を意味する．

$$\boldsymbol{I}_R = \frac{\boldsymbol{E}}{R},\ I_R = |\boldsymbol{I}_R| = \frac{|\boldsymbol{E}|}{R} \quad \text{（電源電圧と同位相）} \tag{1}$$

$$\boldsymbol{I}_L = \frac{\boldsymbol{E}}{j\omega L},\ I_L = \left|\frac{\boldsymbol{E}}{j\omega L}\right| = \frac{|\boldsymbol{E}|}{\omega L} \quad \text{（電源電圧より 90°位相が遅れる）} \tag{2}$$

$$\boldsymbol{I}_C = j\omega C\boldsymbol{E},\ I_C = |j\omega C\boldsymbol{E}| = \omega C|\boldsymbol{E}| \quad \text{（電源電圧より 90°位相が進む）} \tag{3}$$

$$\boldsymbol{I} = \boldsymbol{I}_R + \boldsymbol{I}_L + \boldsymbol{I}_C = \frac{\boldsymbol{E}}{R} + \frac{\boldsymbol{E}}{j\omega L} + j\omega C\boldsymbol{E} \quad \text{（ベクトル合成）} \tag{4}$$

$$I = |\boldsymbol{I}| = \left|\frac{\boldsymbol{E}}{R} + \frac{\boldsymbol{E}}{j\omega L} + j\omega C\boldsymbol{E}\right| = \left|\frac{1}{R} + \frac{1}{j\omega L} + j\omega C\right| \cdot |\boldsymbol{E}|$$

$$= \sqrt{\left(\frac{1}{R}\right)^2 + \left(\omega C - \frac{1}{\omega L}\right)^2} \cdot E \quad \text{（大きさ）} \tag{5}$$

いま，式(1)，式(2)，式(3)の各電流の大きさが，8 A，14 A，8 A と与えられているので，それぞれのベクトルとしての方向を考慮して複素数表面にプロットすると，右の図のようになる．

図から，合成電流ベクトル $\boldsymbol{I}$ の大きさ I は，次式により簡単に求められる．

$$I = \sqrt{8^2 + (8-14)^2} = 10$$

この計算式は式(5)の形式になっていることがわかる．式(5)は本回路構成において，各回路素子の抵抗値，インダクタンス，キャパシタンス，電源電圧，周波数が与えられて合成電流の大きさを求める場合の一般式である．

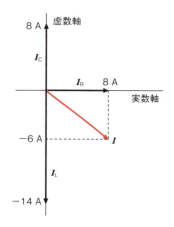

図　合成電流の求め方

各回路の電流の大きさを単に加えると選択肢 5) となり，選択肢 3) はインダクタを流れる電流である．選択肢 1) はインダクタとキャパシタを流れる電流の大きさの差であり，選択肢 4) はその電流の和である．いずれも誤りである．

正解：2)

（第 35 回 午前 問題 28）

Check! □ □ □

問題55 図に示す抵抗 R，インダクタンス L，キャパシタンス C の直列回路について誤っているものはどれか．ただし，R，L，C はすべて理想的な素子とし，ω は交流電源の角周波数を表すものとする．

1) 抵抗 R のインピーダンス Z_R は，$Z_R = \omega R$ である．
2) インダクタンス L のインピーダンス Z_L は，$Z_L = j\omega L$ である．
3) キャパシタンス C のインピーダンス Z_C は，$Z_C = \dfrac{1}{j\omega C}$ である．
4) この回路の共振角周波数 ω_0 は，$\omega_0 = \dfrac{1}{\sqrt{LC}}$ である．
5) ω が共振角周波数 ω_0 に等しいとき，回路に流れる電流 I は，$I = \dfrac{E(\omega_0)}{R}$ である．

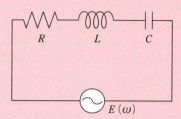

解説：
R，L，C の直列回路の動作解析に関する問題である．
まず，インピーダンス $Z(\omega)$ は，抵抗 R，インダクタンス L，キャパシタンス C のそれぞれのインピーダンスを Z_R，Z_L，Z_C とすると，次式で与えられる．

$Z(\omega) = Z_R + Z_L + Z_C$

ここで，$Z_R = R$，$Z_L = j\omega L$，$Z_C = \dfrac{1}{j\omega C}$ であるから，

$$Z(\omega) = R + j\omega L + \dfrac{1}{j\omega C} = R + j\left(\omega L - \dfrac{1}{\omega C}\right)$$

この回路の共振角周波数 ω_0 は，

$$\omega_0 L = \dfrac{1}{\omega_0 C}$$

で与えられる．すなわち，

$$\omega_0 = \dfrac{1}{\sqrt{LC}}$$

$\omega = \omega_0$ のとき，$Z(\omega) = Z(\omega_0) = R$
したがって，$\omega = \omega_0$ のときの回路電流 I は，

$$I = \dfrac{E(\omega_0)}{Z(\omega_0)} = \dfrac{E(\omega_0)}{R}$$

以上から，選択肢のうち誤りがあるのは1)である．理想的素子では，Z_R は ω に関係なく一定の値をとる．

正解：1)

（第18回 午前 問題30）

Check! □□□

問題56 図の回路が共振状態にあるとき，回路に流れる電流[A]はいくつか．

1) 10
2) 5
3) 1
4) 0.5
5) 0.1

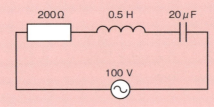

解説：

交流回路で共振時の電流を求める問題である．

まず，正攻法で解く．

抵抗，コイル，コンデンサの回路素子の値を，それぞれ R, L, C とし，合成インピーダンス，電源電圧，回路電流をそれぞれベクトル量で表す場合は $\mathbf{Z}$, $\mathbf{V}$, $\mathbf{I}$, 大きさをスカラー量で表す場合は Z, V, I とし，j は虚数単位，ω は電源電圧の角周波数，$|\ |$ はベクトルの絶対値を求める操作を表すと，回路電流は次式で表される．

$$\mathbf{I} = \frac{\mathbf{V}}{\mathbf{Z}} = \frac{\mathbf{V}}{R + j\omega L + \dfrac{1}{j\omega C}} \tag{1}$$

$$I = \left|\frac{\mathbf{V}}{\mathbf{Z}}\right| = \frac{|\mathbf{V}|}{\left|R + j\omega L + \dfrac{1}{j\omega C}\right|} = \frac{V}{\sqrt{(R)^2 + \left(\omega L - \dfrac{1}{\omega C}\right)^2}} \tag{2}$$

式(2)で共振状態になるのは，次式が成立する場合である．

$$\omega L = \frac{1}{\omega C} \tag{3}$$

このときの電流の大きさは次式で与えられる．

$$I = \frac{V}{R} \tag{4}$$

本問では，$V = 100\,\mathrm{V}$，$R = 200\,\Omega$ が与えられているので，共振時の回路電流は式(4)から，$I = 0.5\,\mathrm{A}$ が求められる．選択肢4)が正解である．

ほかの選択肢に対応する抵抗値 R は，選択肢1)では $R = 10\,\Omega$，選択肢2)では $R = 20\,\Omega$，選択肢3)では $R = 100\,\Omega$，選択肢5)では $R = 1\,\mathrm{k}\Omega$ であり，いずれも誤りである．

なお，この直列の共振回路での共振時には，共振を生じているリアクタンス素子からなる回路のインピーダンスがゼロになるという知識を得ていれば，直ちに式(4)を導くことができる．

正解：4)

(第36回 午前 問題32)

Check! □ □ □

問題 57 図において回路に流れる電流 I は何 A か．ただし，X_L，X_C はリアクタンスを表す．

1) 0.5
2) 1.0
3) 1.5
4) 2.0
5) 3.0

解説：
直列に接続された回路素子の総合インピーダンスを求め，回路電流を求める問題である．
インダクタンス L のインダクタおよびコンダクタンス（容量）C のコンデンサのリアクタンス（複素数表示）X_L，X_C は，それぞれ次式で与えられる．

$$X_L = j\omega L \tag{1}$$
$$X_C = \frac{1}{j\omega C}$$

ここで，ω は交流信号の角周波数，j は虚数単位をそれぞれ表す．
直列インピーダンス Z は次式で与えられる．

$$Z = R + X_L + X_C = R + j\left(\omega L - \frac{1}{\omega C}\right) \tag{2}$$

したがって，

$$|Z| = \sqrt{R^2 + \left(\omega L - \frac{1}{\omega C}\right)^2} \tag{3}$$

いま，$R = 4\,\Omega$，$\omega L = 5\,\Omega$，$1/\omega C = 8\,\Omega$ を式(3)に代入すると，

$$|Z| = \sqrt{4^2 + (5-8)^2} = 5\ \Omega$$

が求められる．
すなわち，直列インピーダンスの絶対値は $5\,\Omega$ である．
したがって，

$$I = \frac{E}{|Z|} = \frac{10}{5} = 2\ \text{A}$$

求める回路電流は 2 A である．

この問題では，Z を複素平面にプロットしてみると分かりやすい．
ベクトル量である R，X_L，X_C を，横軸を実数軸，縦軸を虚数軸にとる複素平面にプロットすると，次ページの図のようになる．
この 3 つのベクトルの合成ベクトル Z は次ページの図のようになり，その大きさ $|Z|$ は，

$$|Z| = \sqrt{4^2 + 3^2} = 5$$

として簡単に求められる．

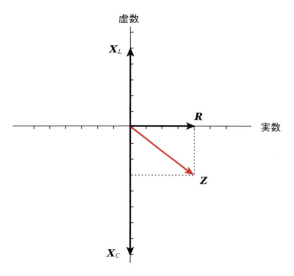

図　直列インピーダンスを求める図

正解：4)

（第30回 午前 問題21）

問題 58 図のフィルタについて誤っているものはどれか．

1) 遮断周波数は $\dfrac{1}{2\pi CR}$ である．
2) 遮断周波数より低い周波数成分を減衰させる．
3) 時定数は CR である．
4) 積分回路として使用することができる．
5) 遮断周波数の領域では入出力信号の位相がずれる．

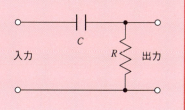

解説：

1) 正　本回路は低域遮断フィルタであり，その遮断周波数 $f_c = \dfrac{1}{2\pi CR}$ で示される．

2) 正　低域遮断フィルタの周波数特性は，下図に示すように，遮断周波数 f_c を境にして，これより低い周波数成分を減衰させる働きがある．

3) 正　時定数 $\tau = CR$（秒）で表される．

4) 誤　本回路は微分回路であり，積分回路は C と R の位置が入れ替わった回路である．

5) 正　遮断周波数において，入出力信号は 45°の位相ずれを生ずる．

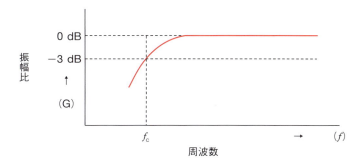

正解：4)

（第 18 回 午前 問題 33）

問題59 図aの周期信号（周期1 ms）を図bのフィルタに入力した．出力電圧 $v(t)$ に最も近い波形はどれか．

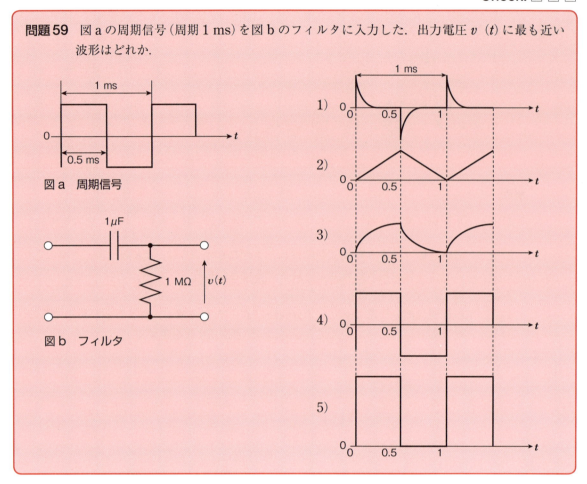

図a　周期信号

図b　フィルタ

解説：
問題の図bの回路は，高域通過CRフィルタ（低域遮断CRフィルタ）である．この回路は別名，微分回路とも呼ばれる．入力波形の微分に近い波形を出力するからである（ただし，不完全な微分回路である）．
この回路に，ステップ電圧（階段状電圧．$t<0$ で0，$t=0$ で1になるような電圧）を入力すると，出力には，

$$V_{\text{out}} = e^{-\frac{t}{CR}} \tag{1}$$

という電圧が現れる．式(1)は，いわゆるエクスポーネンシャルカーブ（指数関数減数曲線）であるが，CとRの積は時定数と呼ばれる，減衰の速さを示すもので，小さいほど減衰は速い．問題の図bのフィルタでは，$CR = 1\,\mu\text{F} \times 1\,\text{M}\Omega = 1\,\text{s}$ であるので，その出力は次ページの図の $CR=1\,\text{s}$ の曲線となる．時定数1秒後には，$1/e = 0.37$ になる．また，時定数の4倍の4秒後には，ほぼゼロになる（0.02程度）．時定数秒後には約3分の1，時定数の4倍秒後にはほぼゼロになると覚えておくとよい．
本問題に戻ると，このCRフィルタの時定数は1秒であるのに対して，問題の入力波形（図a）のパルス幅は0.5 msと実に2000分の1であるので，設問の選択肢の図では，ほとんど $t =$

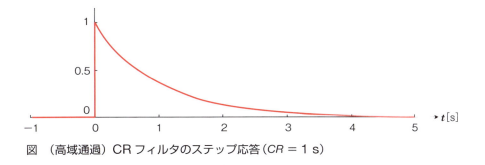

図 （高域通過）CRフィルタのステップ応答（$CR = 1$ s）

0のところと同じで，電圧はほぼ1（入力振幅のままということ）である（計算すると0.9995となる）．よって，正解は選択肢4)の波形で，入力波形とほとんど変わらないことになる．なお，入力が－1のときでも同じで，波形が逆転する（マイナス側に振れること）だけである．「微分回路」というだけで，すぐに選択肢1)の波形に飛びつくのは間違いで，上記の説明をじっくり理解することが，このような「イジワル問題」への「正しい対処法」である．

正解：4)

（第28回 午前 問題24）

問題60 図1の単発の方形波パルスを図2のCR回路に入れた．出力波形の図3に示されるVの値は何Vか．ただし，図3は正確に書かれているとは限らない．

1) -0.37　　2) -0.5　　3) -0.63　　4) -0.75　　5) -1

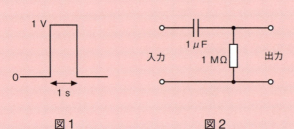

図1　　　　　　　図2

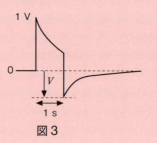

図3

解説：
ステップ入力電圧 V_i [V]，出力電圧 V_o [V]，コンデンサの容量 C [F]，抵抗 R [Ω] とすると，コンデンサの両端の電圧は，容量と電荷量（すなわち，流れる電流 i の積分）で表される．

すなわち，$\dfrac{1}{C}\int i\,dt$ であるから，出力電圧 V_o は次式で表される．

$$V_o = V_i - \frac{1}{C}\int i\,dt \tag{1}$$

一方，
$$V_o = Ri \tag{2}$$

であるから，式(1)，式(2)から，V_o を消去し，時間微分すると次の微分方程式が求められる．

$$\frac{di}{dt} = -\frac{1}{CR}i \tag{3}$$

この方程式の解として，次式を得る．

$$i = Ae^{-\frac{t}{CR}} \tag{4}$$

ここで，A は積分定数で，$t=0$ のときの初期値，$i=\dfrac{V_i}{R}$ から，$A=\dfrac{V_i}{R}$ となり，

$$i = \frac{V_i}{R} e^{-\frac{t}{CR}} \tag{5}$$

したがって，式(2)から，

$$V_o = V_i e^{-\frac{t}{CR}} \tag{6}$$

ステップ入力電圧が加わってから t 秒後にステップ電圧が急に0になった直後の出力電圧を V_t（t はステップ電圧が印加された時点を0秒とした時刻を表す）とすると，コンデンサの両端の電圧は急な変化はしないので，出力電圧は入力電圧のステップ変化分の影響を直接受けることになり，式(6)より，

$$V_t = V_i e^{-\frac{t}{CR}} - V_i \tag{7}$$

ここで，$V_i = 1\,\text{V}$，$C = 1\,\mu\text{F}$，$R = 1\,\text{M}\Omega$，$t = 1\,\text{s}$ とすれば，式(7)より V が求められる．

$$V = e^{-1} - 1 \tag{8}$$

自然対数の底である e（ネイピア数またはオイラー数）は，$e = 2.71828\cdots$ であるから，

$$V = -0.63$$

が得られる．

選択肢 1) は，$-\dfrac{1}{e}$ の値であり，選択肢 2)，4) はおそらく計算式にオイラー数が含まれていない値である．いずれも計算式の誤りであろう．選択肢 5) は，パルスの立ち下がりが 1 秒後であるので，$-1\,\mathrm{V}$ に達するはずはなく誤りである．

正解：3)

（第 32 回 午前 問題 32）

Check! □ □ □

問題61 図の回路について誤っているものはどれか．

1) 時定数は CR である．
2) 遮断周波数は $\dfrac{1}{2\pi CR}$ である．
3) 積分回路としても使用できる．
4) 入出力間に周波数に依存した位相ずれを生ずる．
5) 遮断周波数より低い周波数を減衰させる．

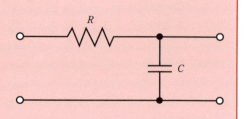

解説：

入力信号を V_i，出力信号を V_o として，この回路の入出力特性を求めると，

$$V_\mathrm{o} = \dfrac{\dfrac{1}{j\omega C}}{R + \dfrac{1}{j\omega C}} V_\mathrm{i} \tag{1}$$

振幅は絶対値をとって，

$$|V_\mathrm{o}| = \dfrac{\dfrac{1}{\omega C}}{\sqrt{R^2 + \dfrac{1}{(\omega C)^2}}} |V_\mathrm{i}| = \dfrac{1}{\sqrt{1 + (\omega CR)^2}} |V_\mathrm{i}| \tag{2}$$

ここで，$\omega = 2\pi f$ である．

遮断周波数 $\omega_0 = 2\pi f_0$ は，式(2)で $|V_\mathrm{o}| = \dfrac{1}{\sqrt{2}} |V_\mathrm{i}|$ となる周波数であり，$\omega_0 CR = 2\pi f_0 CR = 1$ から求められる．すなわち，

$$f_0 = \dfrac{1}{2\pi CR} \tag{3}$$

1) 正　時定数 τ は，$\tau = \dfrac{1}{2\pi f_0}$ で与えられるので，式(3)から $\tau = CR$ となる．
2) 正　遮断周波数は式(3)で与えられる．
3) 正　下図のようにステップ入力を与えたとき，過渡状態における出力は積分演算に相当する信号を出力する．
4) 正　式(1)を変形すると以下の式になる．

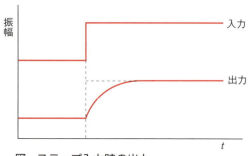

図　ステップ入力時の出力

$$V_o = \frac{1}{\sqrt{1+(\omega CR)^2}}(1-j\omega CR)V_i$$

したがって，入力信号に対し，出力信号は $\theta = -\tan^{-1}\omega CR$ で与えられる位相ずれを生じる．

5) 誤　この回路は低域ろ波回路であり，遮断周波数より高い周波数の信号が減衰する．したがって，選択肢5)が正解である．

正解：5)

(第23回 午前 問題28)

問題62 図の回路と同様なフィルタ特性を示す回路はどれか．

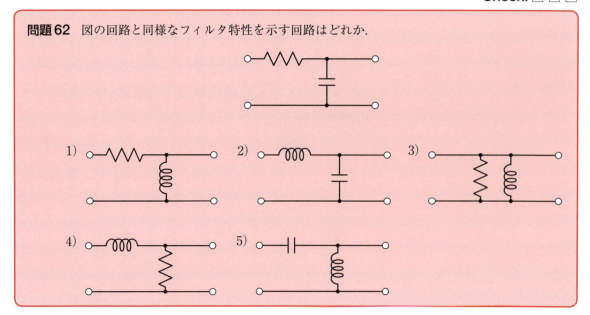

解説：
問題の回路の入出力特性は式(1)で表される．

$$\frac{e_o}{e_i} = \frac{\frac{1}{j\omega C}}{R + \frac{1}{j\omega C}} = \frac{1}{1 + j\omega CR} \tag{1}$$

ここで，e_i，e_o はそれぞれ入力電圧，出力電圧を示し，R，C はそれぞれ抵抗の抵抗値，コンデンサの容量，ω は角周波数を示す．式(1)より，入出力電圧の大きさの比は式(2)になる．

$$\left|\frac{e_o}{e_i}\right| = \frac{1}{\sqrt{1 + (\omega CR)^2}} \tag{2}$$

ここで，$\omega \to 0$ とすれば $|e_o| = |e_i|$ となり，この回路での減衰はない．逆に，$\omega \to \infty$ とすれば $|e_o| \to 0$ となる．すなわち，このフィルタは低周波成分を通過（ろ波）させ，高周波成分を減衰させる低域ろ波フィルタである．

このフィルタの遮断周波数は，定義により $\left|\frac{e_o}{e_i}\right| = \frac{1}{\sqrt{2}}$ となる周波数，すなわち $\omega CR = 1$ となる周波数である．角周波数 ω と周波数 f とは，$\omega = 2\pi f$ の関係にあるから，このフィルタの遮断周波数は $f = \frac{1}{2\pi CR}$ である．

1) 誤

$$\frac{e_o}{e_i} = \frac{j\omega L}{R + j\omega L} = \frac{1}{1 - j\frac{R}{\omega L}}$$

$$\left|\frac{e_o}{e_i}\right| = \frac{1}{\sqrt{1 + \left(\frac{R}{\omega L}\right)^2}}$$

ここで，$\omega \to 0$ とすれば $|e_o| \to 0$，逆に $\omega \to \infty$ とすれば $|e_o| = |e_i|$ となる．

すなわち，このフィルタは低周波成分を減衰させ，高周波成分を通過させる高域ろ波フィルタである．遮断周波数は $\dfrac{R}{\omega L}=1$ となる周波数，すなわち $f=\dfrac{R}{2\pi L}$ である．

2) 誤
$$\dfrac{e_o}{e_i} = \dfrac{\dfrac{1}{j\omega C}}{j\omega L + \dfrac{1}{j\omega C}} = \dfrac{1}{1-\omega^2 LC}$$

この回路は，分母 $=0$ となる $\omega = \dfrac{1}{\sqrt{LC}}$ $\left(f = \dfrac{1}{2\pi\sqrt{LC}}\right)$ で $|e_o|=\infty$ となる．すなわち，この周波数では，入力電圧の大きさに関係なく出力電圧が無限に大きな振幅（実際には制限されるが）となる共振回路である．

3) 誤
$$\dfrac{e_o}{e_i}=1$$

これは，入出力を単に接続した回路である．

4) 正
$$\dfrac{e_o}{e_i} = \dfrac{R}{R+j\omega L} = \dfrac{1}{1+j\dfrac{\omega L}{R}}$$

$$\left|\dfrac{e_o}{e_i}\right| = \dfrac{1}{\sqrt{1+\left(\dfrac{\omega L}{R}\right)^2}}$$

これは，遮断周波数 $\dfrac{R}{2\pi L}$ の低域ろ波フィルタである．

5) 誤
$$\dfrac{e_o}{e_i} = \dfrac{j\omega L}{j\omega L + \dfrac{1}{j\omega C}} = \dfrac{1}{1-\dfrac{1}{\omega^2 LC}}$$

これは，共振周波数 $\dfrac{1}{2\pi\sqrt{LC}}$ の共振回路である．

以上から，問題の回路と同様なフィルタ特性を示す回路は選択肢 4) である．

正解：4)

（第 25 回 午前 問題 29）

問題63 心電図モニタリング中に患者の体動で基線が動揺しても，図のようにいずれ元のレベルに戻る．このように信号に含まれる直流分をカットする作用のある回路はどれか．

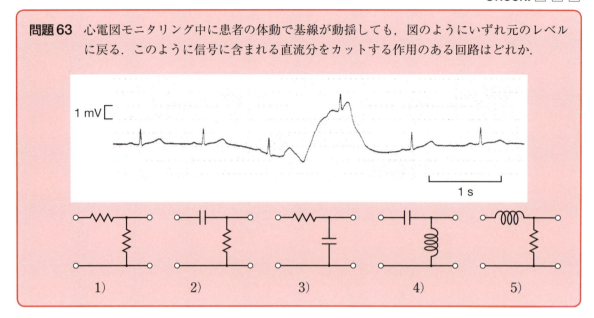

解説：
題意のような直流分をカットするフィルタとしては，コンデンサを直列に入れる必要がある．選択肢の中でこの条件を満たすのは 2) と 4) である．しかし，心電図モニタや心電計の中には，選択肢 2) のいわゆる，時定数回路が使われている．これは高域通過フィルタで，一定以上の周波数の信号を通し，それ以下の低い周波数（直流も入る）を減衰・遮断する回路である．心電図観測中に患者が動くと，電極貼り付け部で電極の微妙な移動が起こり，その結果，その部分の電極電圧（直流電圧）が変化する．この変化は信号に比較してかなり大きく，ときにモニタ画面や記録紙幅を外れて記録がとれなくなる．選択肢 2) の回路は，これを抑え，基線の復帰を早める役目をしている．

さて，選択肢 4) の回路が"原理的に" 2) と同様の働きをしないかどうかを調べる．コンデンサ C [F] とコイル L [H] の値を $LC = 10 \text{ s}^2$ となるように選んだとすると，次ページの図のような応答（入出力比＝出力電圧／入力電圧）をする．この回路は LC 共振回路で，この定数（$LC = 10 \text{ s}^2$）では，およそ 0.05 Hz に共振点があり，この周波数では応答は∞になるが，これ以下の周波数では低域遮断の役目をするので直流分はカットされる．また，0.05 Hz 以上では応答はほぼ 1 で，入力電圧は減衰しないで出力に出てくる．しかし，この回路は部品定数を選ぶうえからも現実的ではないし，また，共振が起こるため観測心電図波形に影響を及ぼすので，実際問題としては使えないことになる．

1) 誤　単なる「減衰器」で，直流分は減衰するが通過する．
2) 正　高域通過フィルタ（低域遮断フィルタ）で，直流分をカットできる．
3) 誤　低域通過フィルタ（高域遮断フィルタ）で，直流分はそのまま通過する．
4) 誤　LC 共振回路であるが，周波数帯によっては 2) と同じような働きをする．ただし，実用上はこの目的には使われない．
5) 誤　低域通過フィルタ（高域遮断フィルタ）で，直流分はそのまま通過する．

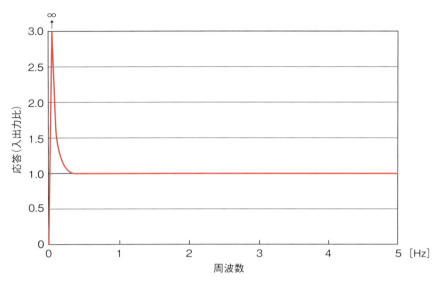

図 LCフィルタの応答($LC = 10 \text{ s}^2$)
$f = 0.05$ Hz 付近で共振している.

正解：2)

(第28回 午前 問題43)

問題64 観血式血圧計で動脈圧を測定中にカテーテル内の凝血で圧波形がなまることがある．この現象は，次のどの応答に似ているか．
1) 低域通過フィルタ　　2) 高域通過フィルタ　　3) バッファ回路
4) 微分回路　　5) 共振回路

解説：
図1のように，生理食塩液で満たしたカテーテル（血圧を伝える導管）の途中に凝血ができると，血圧波が通りにくくなる．すなわち，凝血は，圧力波に対して「抵抗」の役目をし，電気回路では「電気抵抗」として表せる．一方，受圧膜は，圧力を受けて凹む（たわむ）ので，弾性をもち，電気回路では「キャパシタ（コンデンサ）」の役目をする．よって，この系は，最も簡単には，抵抗Rとキャパシタ Cがつながった図2のような電気的な等価回路で書き表せる．この回路は，RC 低域通過フィルタである．

なお，カテーテル内に凝血ができると血圧波形は「なまる」わけであるが，これは波形の高周波成分がなくなって全体に丸く平均波形に近くなることを示している．よってこれは「高周波をカットするフィルタ＝低域通過フィルタ」と同じ働きであることが，直感的にもわかる．

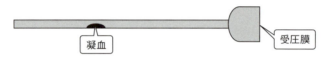

図1　カテーテルと血圧トランスデューサの圧力伝搬

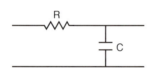

図2　電気的な最も簡単な等価回路

正解：1)

（第 29 回 午前 問題 41）

Check! ☐ ☐ ☐

問題65 図の回路に(A)のような方形波(1波形のみ)を入力した．出力波形はおよそどのようになるか．ただし，ダイオードは理想ダイオードとし，$C = 10\,\mu\mathrm{F}$，$R = 100\,\mathrm{k}\Omega$ とする．

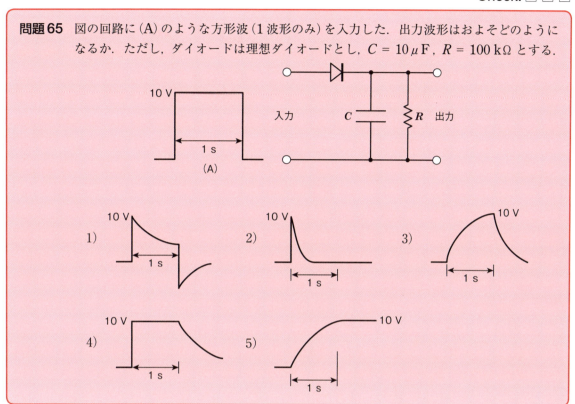

解説：

コンデンサの充放電回路である．時定数を考えて，回路の応答を考える．

本問題の回路では，下図に示すように，ダイオード D があるため，充電経路と放電経路が違う．充電時は，ダイオードを介してコンデンサ C に充電される（正確には，抵抗 R を介して充電される部分もあるが，ダイオードが理想ダイオードとされているので，その抵抗はきわめて小さい．よって，抵抗 R からの充電は無視できる）．このときの充電時定数は，ダイオードの抵抗 R_d とコンデンサ C の積の CR_d であるが，$R_\mathrm{d} = 0$ であるから，これはほとんど 0（ゼロ）である．よって，出力波形は入力波形と同じで，急激に立ち上がる．

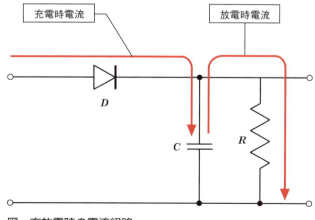

図　充放電時の電流経路

一方，放電時は，ダイオードのアノード側（三角形側）が0（ゼロ）電位になるので，ダイオードは遮断される（ダイオードの抵抗 $R_d = \infty$）．よって，放電は抵抗 R を介して行われる．このときの時定数は CR である．題意より，$C = 10\,\mu\text{F}$，$R = 100\,\text{k}\Omega$ であるから，$CR = 1$ 秒である．よって，入力波形が急激に0（ゼロ）になっても，時定数1秒で指数関数的に減衰していく波形となる．

したがって，出力波形は選択肢4)のように，方形波状に急激に立ち上がり，立ち下りは CR 放電波形を呈する．

正解：4)

(第25回 午前 問題22)

問題66 図の回路で C と R の両端間の電圧（実効値）を測定したところ，図のような値を得た．正弦波電圧 E [V]（実効値）の値はどれか．

1) 2
2) 7
3) 10
4) 14
5) 16

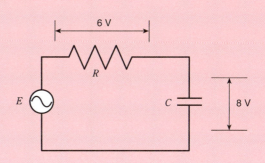

解説：
位相差のある電圧の合成に関する問題である．このような場合には，電圧をベクトルとして取り扱うのが便利である．C と R の両端間の電圧を V_c，V_r とすると，それぞれは以下の式で表される．

$$V_c = \frac{\frac{1}{j\omega C}}{R + \frac{1}{j\omega C}} E \tag{1}$$

$$V_r = \frac{R}{R + \frac{1}{j\omega C}} E \tag{2}$$

ここで，V_c，V_r，E はベクトル量であり，ω は電源角周波数である．
式(1)，式(2)から，ベクトル V_c，V_r の大きさ V_c，V_r を求めると，それぞれ次式のようになる．

$$V_c = \frac{\frac{1}{\omega CR}}{\sqrt{1 + \left(\frac{1}{\omega CR}\right)^2}} E \tag{3}$$

$$V_r = \frac{1}{\sqrt{1 + \left(\frac{1}{\omega CR}\right)^2}} E \tag{4}$$

式(3)，式(4)に，$V_c = 8$，$V_r = 6$ を代入して，E を消去すると，

$$\frac{1}{\omega CR} = \frac{4}{3} \tag{5}$$

が求められる．この値と V_c または V_r の値から，式(3)または式(4)を用いて計算すると，$E = 10$ が求められる．選択肢3)が正解である．
また，V_c と V_r では 90°位相が違うので，2つのベクトルを合成したベクトルは次ページの図からも簡単に求めることもできる．

合成ベクトルの大きさは，次式から簡単に求められる．
$$E = \sqrt{6^2 + 8^2} = 10$$

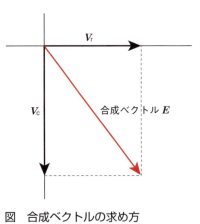

図　合成ベクトルの求め方

正解：3)

（第 24 回 午前 問題 23）

Check! □ □ □

問題67 図の直流定電流電源は 1 mA である. $t = 0$ でスイッチ S を閉じて $10\,\mu$s 経過した後の $1\,\mu$F のキャパシタの両端の電圧は何 V か. ただし, スイッチ S を閉じる前のキャパシタの両端の電圧はゼロとする.

1) 0.01
2) 0.1
3) 1
4) 10
5) 100

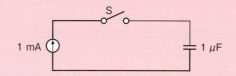

解説:

定電流源とは,「どのような負荷に対しても一定電流を流し得る電源」のことである.

キャパシタ(コンデンサ)のキャパシタンス(静電容量) C と, 両端の電圧 V およびキャパシタに蓄積される電荷 Q との間には,

$$Q = CV \tag{1}$$

という関係がある. 両辺を微分すると,

$$\frac{dQ}{dt} = C \cdot \frac{dV}{dt} \tag{2}$$

となるが, 電流 I の定義は電荷の時間変化であるから, 式(2)の左辺は電流 I になる. よって, 式(2)の両辺を積分すると,

$$\int I dt = CV \tag{3}$$

となるので, 結局,

$$V = \frac{1}{C} \cdot \int I dt$$

となり, キャパシタの両端の電圧は, 流入する電流を積分したものをキャパシタンス C で割ったものになる.

ここで, $I = 1$ mA を代入し, 0 から 10μs 間積分すると 10 mμAs* となる. これを $C = 1\,\mu$F で割ると, 10 m [As/F] となる. ここで, [ ] で囲った部分(単位)は [V] となるので, 結局,

$$V = 10 \text{ mV} = 0.01 \text{ V}$$

ということになる.

*:mμ は n(ナノ)であるが, 以下の計算で μ で割る過程を分かりやすくするため, あえて mμ で表示した.

●別解

キャパシタの作用を原理的に考えると, さらに簡単に解を導ける.
1 mA の定電流源とは, 1 秒間に 1 mC(クーロン)の電荷を供給できる電源である. よって, $10\,\mu$s 間には 10 mμC の電荷が供給される. 一方, キャパシタンスの両端の電圧は, 式(1)より, $V = \frac{Q}{C}$ であるから, $1\,\mu$F のキャパシタンスに 10 mμC の電荷が貯まると,

$V = \dfrac{10 \text{ m}\mu\text{C}}{1\ \mu\text{F}} = 10 \text{ mV}$ 電圧が上昇することになる．

なお，厳密にいうと，定電流源にスイッチ S を付けても電流を遮断できないと考えることもできる（理想的な電流源と理想的なスイッチは矛盾する存在である）が，ここでは実際の定電流源装置を考えて，スイッチをオンにした瞬間に 1 mA が流れると考えた．

正解：1)

(第 29 回 午前 問題 31)

問題68 図の回路のスイッチSを閉じて10 ms後のV_Cに最も近い電圧は何Vか．ただし，スイッチを閉じる前，コンデンサには電荷は充電されていないものとし，自然対数の底eは2.7とする．

1) 0.63
2) 3.7
3) 5.0
4) 6.3
5) 10

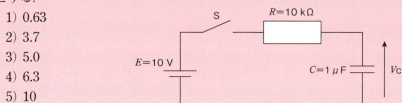

解説：

問題の図の回路は<u>積分回路</u>である．スイッチSを閉じる前にコンデンサに電荷は充電されていないため，コンデンサの両端の電圧V_Cの初期値は0 Vとなる．スイッチを閉じた後は抵抗に電流が流れるため，コンデンサに電荷が充電されV_Cが時間とともに増加する．十分に時間がたつとV_Cは電源電圧Eと等しくなり，抵抗の両端の電位差は0 Vとなって抵抗に電流が流れなくなるため，コンデンサへの電荷の充電も止まる．

前述したように，V_Cは初期値が0 Vで時間とともに単調に増加し，最終的にEに漸近する時間変化を示す．V_Cの増加の仕方はコンデンサに流れ込む電流の大きさ，あるいはコンデンサの静電容量Cに影響される．もし，コンデンサに流れ込む電流が大きければコンデンサは素早く充電されるため，V_Cの増加速度は上昇する．逆に流れ込む電流が小さければコンデンサの充電には時間がかかるため，V_Cの増加速度は減少する．コンデンサに流れ込む電流の大きさは，この回路の抵抗Rの大きさによって決定される．抵抗Rが大きければ電流は小さく，抵抗Rが小さければ電流は大きくなる．

V_Cは，コンデンサの静電容量Cの大きさによっても変化する．もし一定の速度で電荷が流れ込んだ場合でも，静電容量Cが大きければV_Cの増加速度はあまり上昇しないが，静電容量Cが小さければ急激に増加する．

以上に述べたように，抵抗Rが小さいほど，あるいは静電容量Cが小さいほどV_Cの増加速度は速く，逆に抵抗Rが大きいほど，あるいは静電容量Cが大きいほどV_Cの増加速度は遅い．つまりV_Cの増加速度は，抵抗Rと静電容量Cの積RCで決まることになる．このRCを時定数という．

この回路の時刻tにおける$V_C(t)$は，式(1)で表すことができる．

$$V_C(t) = E\left(1 - e^{-\frac{t}{RC}}\right) \tag{1}$$

ただし，eは自然対数の底である．

いま，この回路の時定数RCは抵抗Rの値が10 kΩ，コンデンサの静電容量Cが1 μFであることから以下の値となる．

$$RC = 10 \times 10^3 \times 1 \times 10^{-6} = 10 \times 10^{-3} \text{ s} = 10 \text{ ms} \tag{2}$$

このRCの値を式(1)に代入すると，スイッチを閉じて10 ms後の$V_C(t)$の値は以下となる．

$$V_C(t) = E\left(1 - e^{-\frac{t}{RC}}\right) = 10\left(1 - \frac{1}{e}\right) \tag{3}$$

いま，e は 2.7 であるから式(3)の値は

$$Vc(t) = 10\left(1 - \frac{1}{e}\right) = 10(1 - 0.37) = 6.3 \tag{4}$$

となる．すなわち，スイッチを閉じて 10 ms 後の Vc は 6.3 V となる．

正解：4)

（第 37 回 午前 問題 30）

Check! ☐ ☐ ☐

問題69 図の回路で電圧 V はおよそ何 V になるか．ただし，ダイオード D は理想ダイオードとする．

1) -140
2) -100
3) 0
4) 100
5) 140

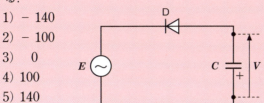

E：実効値 100 V，50 Hz 正弦波交流電圧源
C：10 μF のキャパシタ

解説：

理想的なダイオードの特性は，順方向のインピーダンス（アノードからカソードに流れる電流に対するインピーダンス）が 0，逆方向のインピーダンスが無限大であるから，ダイオードのアノード側の電圧 V_a は，カソード側の電圧 V_c より高くなることはない．V_c は交流電源 E に接続されているから，その最低値は負の波高値に相当する値である．V_a は V_c が最低値になったときに V_c と同じ値になり，V_c がこの値より高くなった場合には，V_a の値はこれに追随しない状況になる．したがって，V_a は交流電源電圧の負の波高値にホールドされる．

E の実効値は 100 V であるから，その振幅値は $100\sqrt{2} \fallingdotseq 140$ V である．したがって，

$V_a \fallingdotseq -140$ V となる．

誤りの選択肢は，それぞれ，2) は実効値を振幅値と誤った場合，3) は電源が回路から切り離されている場合，4) はダイオードの極性が逆に接続されていて，実効値を振幅値と誤った場合，5) はダイオードの極性が逆に接続されていると誤った場合に相当する．

なお，この回路の動作については，図 1 あるいは図 2 のような基本的な検波回路を考える

a) 検波回路 1

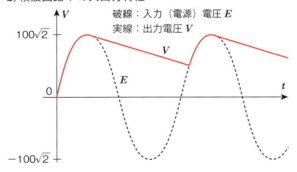

b) 検波回路 1 の入出力特性

図 1　検波回路 1 の回路と入出力特性

a) 検波回路 2

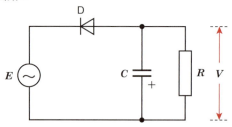

b) 検波回路 2 の入出力特性

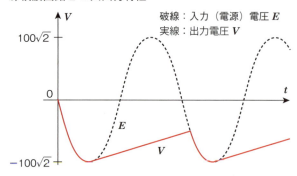

図2　検波回路2の回路と入出力特性

と分かりやすい．両回路とも，キャパシタが電源から充電された後，ダイオードの特性で電源から遮断された状況で，抵抗Rを通して放電する動作を周期的に繰り返す．本設問では，図2の回路でキャパシタが充電されても，負荷Rが無限大で放電されず，Vが電源電圧の負の最高値にホールドされる状態であると考えればよい．

正解：1）

（第31回 午前 問題33）

Check! □ □ □

問題70 図の回路に(A)のような方形波を入れた．出力波形はどのようになるか．ただし，ダイオードは理想ダイオードとする．

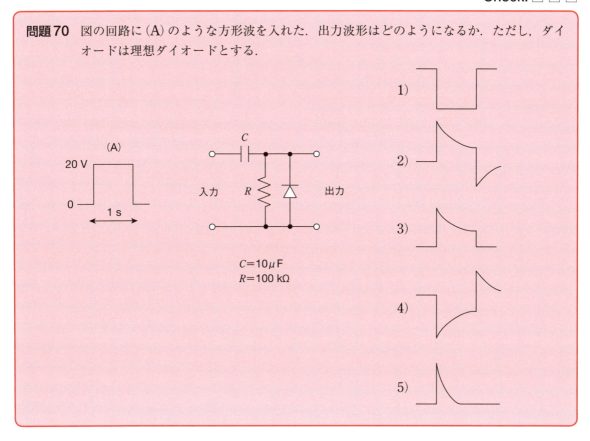

解説：

クランプ回路（ダイオードなどを利用して，所定時間，電圧を所定の値に固定する回路）の働きに関する問題である．理想ダイオードは，順方向では抵抗値0，逆方向では抵抗値∞の抵抗器として扱える（図1）．

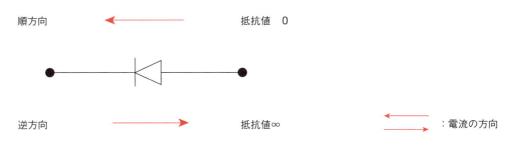

図1 理想ダイオード

したがって，本回路ではダイオードに逆方向に電圧が加わる場合は，次ページの図2の回路，順方向に加わる場合は次ページの図3の回路と等価である．図2の回路の時定数 CR は，

$$10 \times 10^{-6} \times 100 \times 10^3 = 1 \text{ s}$$

である．

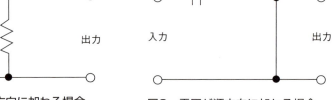

図2　電圧が逆方向に加わる場合　　　図3　電圧が順方向に加わる場合

入力波形は正のパルスであり，コンデンサ C の両端の電圧は連続的に変化するから，パルスの立ち上がり時点では図2の回路で考えればよく，出力波形の極性から選択肢 1) と 4) は誤りであることがわかる．

次に，出力波形の変化に注目すると，入力波形と同一の振幅まで正に振れた後，時定数 1 秒で減衰し，入力パルスの立ち下がり時には減衰は 63 % に達する．ただし，0 V にはならないので，選択肢 5) は誤りである．

入力パルスの立ち下がり部分の波形は，図2の回路では選択肢 2) の出力波形となるが，20 V × (1 − 0.63) = 7.4 V から負の方向に 20 V 振れるので，この時点で等価回路が図3となり，出力電圧値は 0 V に固定される．したがって，選択肢 3) が正解である．

正解：3)

(第 17 回 午前 問題 39)

Check! □ □ □

問題71 図の回路で入力電圧 (V_{in}) を 0 V ~ 10 V に可変した場合，P 点の電圧 (V_p) の変化で正しいものはどれか．ただし，図中のダイオードは理想ダイオードとする．グラフは横軸が入力電圧で，縦軸が P 点の電圧である．

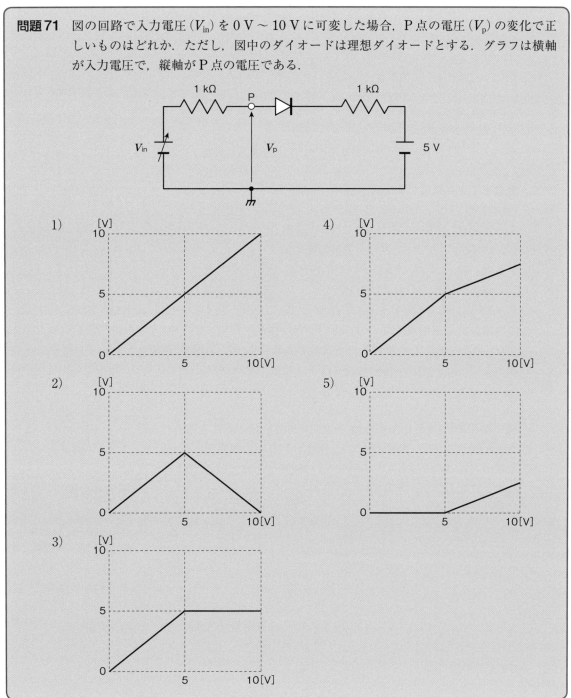

解説：
ダイオードによるクランプ回路であるが，選択肢の図がなければ第 1 種 ME 技術実力検定試験レベルの難問である．
次ページの図の回路のように，ダイオードをスイッチ S に置き換えて，これがどのような動作をするかを考えていくと容易に理解できる．

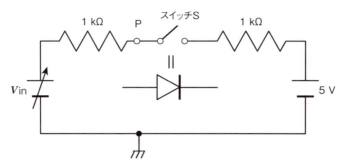

図　ダイオードをスイッチに置き換えた回路

理想ダイオードは，アノード側（三角形側）がカソード側（棒側）より電位が高い場合は「導通（抵抗ゼロ）」で，その逆の場合は「遮断（抵抗∞）」である．

入力電圧 V_{in} が 0～5 V のときは右側の回路，すなわち，ダイオードのカソード側の回路電圧は 5 V であるから，ダイオードは遮断状態である．すなわち，図のスイッチ S は off 状態（開状態）である．よって，V_{in} が大きくなるにしたがって，P 点の電位は，V_{in} と同じように大きくなっていく（電流が流れないので，左側の 1 kΩ の抵抗での電圧降下はない）．

V_{in} が 5 V を超えるとダイオードは導通状態になり，スイッチ S は on 状態（閉状態）になる．この場合の P 点の電位は，入力電圧 V_{in} と電池電圧 5 V の中間値（左右の抵抗値が同じだから）になる．このことは V_{in} にいろいろな値を入れてオームの法則で確認しておいていただきたい．例として，V_{in} = 10 V の場合，1 kΩ + 1 kΩ の直列回路には，10 − 5 = 5 V の電圧がかかっているから，$\frac{5\,\mathrm{V}}{2\,\mathrm{k\Omega}}$ = 2.5 mA の電流が流れていることになる．よって，これが 1 kΩ の抵抗に流れると，2.5 mA×1 kΩ = 2.5 V の電圧降下が起きる．したがって，P 点の電圧は 7.5 V となる．これは，前記のように，10 V と 5 V の中間値になっていることがわかる．

よって，P 点の電位と入力電圧 V_{in} との関係は，選択肢 4) のようになる．

なお，この方式は，簡易型のファンクションジェネレータでは，三角波から正弦波を擬似的に作り出すときの「ピースワイズリニア方式」に利用されている．

正解：4)

（第 25 回 午前 問題 32）

問題72 図の回路に振幅10 Vの正弦波電圧を入力したときの出力波形はどれか．ただし，Dは理想的なダイオードとする．

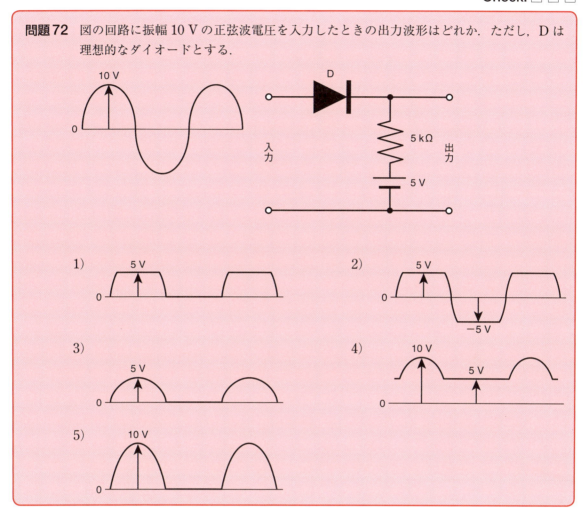

解説：

ダイオードによるクランプ回路の問題である．

クランプ回路とは波形整形回路の1つで，波形の上限あるいは下限，または双方を所定の電圧に抑える回路である．ダイオードは，アノード側（p形半導体側）よりカソード側（n形半導体側）の電位が低いと導通（オン）し，逆の場合は電流を遮断（オフ）する「整流特性」を有する．図の回路で，電池がない場合は通常の「半波整流回路」になるので，選択肢5)のような半波整流波形が出力される．電池がついている場合は，この電池の電圧以上の入力がないとダイオード（D）は導通しない（オフの状態）．Dがオフのときは，Dがない回路と考えればよいので，5 Vがそのまま出力に現れる．入力が5 V以上になると，Dが導通して入力波形が通過してくる．よって，出力には選択肢4)のような波形が現れる．

この回路は，正弦波波形の下限（最低値）を5 Vにクランプ（"clamp"とは「締め具」のことで，「クランプする」というのは「ここで止める」という意味）する回路である．

なお，題意の中の「理想的なダイオード」とは，アノード側がカソード側に対して正電圧（＋）のときは「完全導通（抵抗はゼロ）」で，アノード側が負電圧（－）のときは「完全遮断（抵抗は∞）」であることを意味している．実際のダイオードは，アノード側が正電圧でも，ある電圧

以上にならないと導通しない．この電圧をフォワードドロップ（順方向電圧降下）といい，通常 0.3 ～ 0.8 V くらいである．

正解：4)

（第 24 回 午前 問題 25）

5 電子工学

電子工学

Check! ☐ ☐ ☐

> **問題 1** 半導体について誤っているのはどれか．
> 1) 金属と絶縁体の中間の電気抵抗を示す．
> 2) p型半導体とn型半導体を接合させると整流現象を示す．
> 3) 温度が上昇すると導電率は減少する．
> 4) ゲルマニウムに3価の不純物を添加した半導体は正孔が電気伝導をになう．
> 5) 電流と直角に磁場にかけると両者に直交する方向に起電力を生ずる．

解説：

半導体に関する「一般的な」性質を問うものと考える（特殊な場合は除く）．

1) 正　半導体の「半」は「半分」導体という意味で，その電気抵抗は，良導体の代表である金属と不良導体の代表である絶縁体の中間に位置するといえる．しかし，真性半導体（不純物を含まない共有結合をしている4価の元素）は，ほとんど絶縁物と考えてもよい．ここでいう「半導体」は不純物を添加したものを考える．

2) 正　p型半導体は不純物として3価の元素を含み，ホール（正孔）をもち，n型半導体は不純物とし5価の元素を含み，自由電子をもつ．2種類を接合させたものをpn接合というが，p型にプラス，n型にマイナスの電圧をかけたときのみ電流が流れるので，「整流現象」を呈することになる．

3) 誤　半導体の中で電流を運ぶもの（キャリアという）は非常に少ない．温度が上がると，その熱エネルギーによって，半導体を形成している原子が激しく振動して軌道中の電子をまき散らすので，キャリアが増える．よって，一般に温度が上昇すると導電率は増加する．一方，金属も温度が上がるとキャリアが増えるが，それ以上に伝導に関与しない原子の振動が激しくなり，電子の移動を妨げるようになるので，逆に導電度は減少する．なお，半導体も，ある程度高温になると金属と同じ挙動をするので，すべての温度領域に当てはまる性質ではない．

4) 正　ゲルマニウムは4価の元素である．これに3価の不純物を添加したりするとゲルマニウムと共有結合をするが，最外殻の軌道には7個の電子しかないことになり，もう1つ電子の入る「席」が生じる．これは「電子を落とし込む孔」と見なすことができるので，正の電荷をもった孔という意味で「正孔」と呼ばれる．これはプラスの電子と同じような働きをして，この正孔が電気伝導を担う．このような半導体をp型半導体という．

5) 正　ホール効果と呼ばれる現象で，半導体中を動く電子は，周囲磁界（直交磁界）から電磁誘導の力を受け，「両者に直交する方向に起電力を生ずる」ことになる．ホール素子は，この原理を使って，磁界に比例した電圧を出力する磁界検出素子である．

正解：3)

（第29回 午前 問題40）

Check! ☐ ☐ ☐

> **問題 2** 理想演算増幅器の特徴として正しいのはどれか.
> 1) スルーレートがゼロである.
> 2) 出力インピーダンスが無限大である.
> 3) 入力インピーダンスがゼロである.
> 4) ゲインが無限大である.
> 5) 同相信号除去比がゼロである.

解説：

1) 誤 スルーレートは，演算増幅器などの最大応答特性を表す指標であり，スルーレートを高めた増幅器も市販されているが，入力段や位相補償の回路構成にも影響される．理想演算増幅器は周波数帯域特性が広い（無限大）が，スルーレートは広域特性とは必ずしも連動しない．
2) 誤 理想演算増幅器の特徴の1つは，出力インピーダンスがゼロという特性である．
3) 誤 入力インピーダンスが無限大であることが，理想演算増幅器の重要な特徴の1つである．
4) 正 ゲイン（正確には差動増幅度あるいは差動利得であるが）が無限大であることが，理想演算増幅器の重要な特徴である．
5) 誤 同相信号除去比（同相弁別比）は理想演算増幅器では無限大として扱う．

正解：4)

（第36回 午前 問題34）

Check! □ □ □

問題 3 生体電気現象計測用増幅器の入力インピーダンスが高い理由はどれか．
1) 外乱雑音を軽減するため
2) 周波数特性をよくするため
3) 増幅器雑音を少なくするため
4) 信号源インピーダンスが高いため
5) 増幅器のオフセット電圧を低くするため

解説：
心電計，脳波計，筋電計などの「生体電気」を増幅する増幅器の入力インピーダンスは高い（数 $M\Omega$ ～数百 $M\Omega$）．下の解説図は，その入力部分を簡略的に模式化したものである．

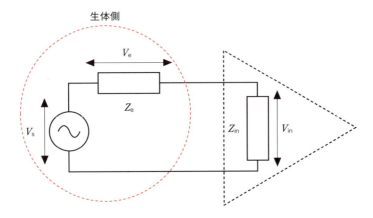

図　生体電気増幅器の入力部分の模式図
Z_e：電極接触インピーダンス（信号源インピーダンス），Z_{in}：増幅器入力インピーダンス，V_s：信号源電圧，V_e：電極部電圧，V_{in}：増幅器入力電圧．

選択肢4）の「信号源インピーダンス」とは，信号源（この場合は生体内の生体電気を発生している臓器）の周囲のインピーダンスと検出用電極部の接触インピーダンス（おもに皮膚と電極との接触部のインピーダンスで，皮膚のインピーダンス，ペーストのインピーダンス，電極自身のインピーダンスなどが含まれる）が合成された，増幅器の入力部から生体側をみたインピーダンスのことである．

解説図で，実際に増幅器に入力される電圧 V_{in} は次式で表される．

$$V_{in} = \frac{V_s \cdot Z_{in}}{Z_e + Z_{in}} \tag{1}$$

式(1)より，一般には $V_{in} < V_s$ となって，増幅器に入力される真の入力電圧は信号源の電圧より低いことになる．しかし，$Z_{in} \gg Z_e$ であれば $V_{in} \fallingdotseq V_s$ となり，Z_e の影響は無視し得ることになる．よって，生体電気増幅器の入力インピーダンスは十分高い必要がある．

1) 誤　前述のように，信号源インピーダンスが高く，かつ電極ごとに異なるため，電極接触インピーダンスと入力インピーダンスとで作る回路部分の弁別比は，入力インピーダンスが大きいほど高くなる．すなわち，入力インピーダンスが高いほど，交流障害のような同相信号の除去能力は高まることになるので，この選択肢は一見正しそうにみえるが，「外乱雑音」そのものを小さくすることはできない．「外

乱雑音の影響を軽減できる」とすれば正しい選択肢になるだろう．ただし，実際の生体電気計測で，生体に重畳する交流障害は，患者の対地インピーダンスが高くなればなるほど大きくなり，必ずしも「外乱雑音の影響を軽減できる」ことにはならないので注意を要する．

なお，「外乱雑音」という言い方はあまり一般的ではない（むしろ間違いともいえる）．「外来雑音」というべきであろう．

2）誤　この選択肢も微妙で，解説図の Z_e は大略，皮膚の抵抗と電極，筋肉組織とで作るコンデンサの容量の並列回路で表されるので，入力インピーダンスが低いと生体電気信号波形が微分されることになり，低域の周波数特性が悪くなり（低域遮断周波数が高くなる），入力インピーダンスが高いほど周波数特性は良くなるといえなくはない．しかし実際には，入力インピーダンスが相当低下しないと影響は現れない．

3）誤　「増幅器雑音」とは増幅器内部で発生する雑音なので，入力を高くしても雑音は少なくはならない．

4）正　正しいが，「信号源インピーダンスが高く，<u>不安定なため</u>」といったほうがより適切だろう．

5）誤　増幅器の入力部の素子の不揃いによって，入力がゼロでも出力に現れる電圧をオフセット電圧というが，これは増幅度によって異なるので，入力に換算した電圧をオフセット電圧という．これは，入力抵抗にはほとんど関係がない．一方，増幅器は動作するために入力部に電流（バイアス電流）が必要であるが，その電流が入力部の抵抗に流れると直流電圧が発生し信号に重畳する．この電流も，入力電圧がゼロでも出力に電圧を発生させ，出力のオフセット電圧としても観測される．このバイアス電流の総和をオフセット電流というが，この電流は回路の内部および外部の入力部抵抗に流れてオフセット電圧を発生させる．この意味では入力インピーダンスはオフセット電圧に影響を与えるのであるが，入力インピーダンスが大きいほど影響は大きくなるので，「増幅器のオフセット電圧を低くするため」ではない．なお，実際の生体電気増幅器では，通常，信号の直流成分は診断に不要なためカットされるので，オフセット電圧はあまり問題にならない．

正解：4）

（第34回 午前 問題44）

問題 4 生体電気現象のような微弱な電気信号の増幅に差動増幅器がよく用いられる．差動増幅器の特性について正しいものはどれか．
1) 直流を含む信号の増幅に適している．
2) 入力信号電圧が小さいほど歪みが増大する．
3) CMRR（同相弁別比）は 30 dB 程度が最適である．
4) 電源電圧の変動の影響が大きい．
5) 逆相入力信号は抑圧される．

解説：
1) 正　差動増幅器そのものは直流や交流に限定された増幅器ではない．したがって直流を含む信号の増幅に適している．いわゆる直流増幅器としても使用することができる．
2) 誤　差動増幅器の基本原理はプッシュプル増幅器であり，プッシュプル増幅器は小さい入力信号に対する歪みを少なくするような回路構成をしている．したがって，差動増幅器は脳波や心電位のような低入力信号に対しても歪みの少ない増幅が得られる．
3) 誤　商用交流雑音のような同相雑音の混入を抑える能力を差動増幅器の同相弁別比という．通常，脳波計や心電計の JIS では 60 dB 以上と規定している．
4) 誤　差動増幅器の同相入力電圧に対する CMRR が高いことが望ましく，またこの値が通常高いことが差動増幅器の特徴でもある．一般に商用交流雑音を同相雑音の代名詞のようにいわれるが，実は電源電圧の変動も同相雑音の 1 つである．電源電圧の変動分は差動構成されている 2 つの増幅素子（たとえば FET のドレイン）に加わることになるため，これも同相電圧といえる．その意味で差動増幅器は電源電圧の変動のような同相電圧の変動の影響を受けにくい増幅器ともいえる．
5) 誤　差動増幅器は生体電気現象のような逆相と考えられる入力信号を増幅するのに都合がよい増幅器である．ここでいう逆相入力電圧とは，あくまでも差動増幅器の 2 つの入力端子の間に電位差のあるような入力信号を意味している．

正解：1)

（第 17 回 午前 問題 55）

Check! ☐ ☐ ☐

問題 5 生体用差動増幅器の特性について誤っているものはどれか．
1) 同相利得 − 20 dB，差動利得 60 dB のときの同相弁別比は 80 dB である．
2) 環境温度の変動の影響が小さい．
3) 大きな同相信号を含む信号の増幅に適している．
4) 電源電圧の変動の影響が小さい．
5) 逆相入力信号は抑圧される．

解説：

1) 正　同相弁別比（common mode rejection ratio：CMRR）は（逆相入力分の増幅度）/（同相入力分の増幅度）で示される．したがって同相利得 − 20 dB は 0.1 倍，差動利得（逆相利得）60 dB は 1000 倍より，CMRR は 1000/0.1 = 10,000 倍，すなわち 10^4 倍となる．これを dB で表現すると $20 \log 10^4 = 80$ dB である．

2) 正　環境の温度の変化は 2 つの差動入力端子に同じような変化をもたらす（同相入力信号と考える）ため，差動増幅器ではその影響を小さく抑えることができる．

3) 正（誤）大きな同相入力信号を大きな交流雑音として置き替えると増幅に適しているというのは誤りである．しかし大きな交流雑音を含む信号，すなわち信号に大きな交流雑音が入っていると解釈すると，差動増幅器は交流雑音を抑制する働きがあるので信号のみを増幅するのに適していると解釈され，正解となる．したがって本問題は若干設問が不親切といえる．

4) 正　電源電圧の変動は差動構成である増幅器の 2 つの出力側（たとえば FET であれば 2 つのドレイン側）に同じ変動として出力されるが，これは結果として 2 つの入力に同じ電圧が加わる同相電圧と同じように考えられる．したがって差動増幅器は電源電圧のような同相変化分を抑制することに役立つ．なお，FET（field effect transistor）とは電界効果トランジスタを示す．

5) 誤　50 Hz または 60 Hz のような商用交流雑音は同相入力信号（雑音）といい，差動増幅器の 2 つの入力端子間に入力する生体現象を逆相入力信号と呼ぶ．差動増幅器ではこのように同相入力信号（雑音：N）を抑制し，逆相入力信号（S）を増幅することができ，結果として生体現象を信号対雑音比（S/N）を大きくして増幅することができる．

正解：5)

（第 19 回 午前 問題 51）

問題 6 差動増幅器で生体の電気現象を測定する場合に，差動増幅器の入力インピーダンスと同相弁別比（CMRR）がともに十分大きい場合でも影響を取り除くことができないものはどれか．
1) 増幅器の電源電圧変動
2) 電極の分極電位の変動
3) 電極インピーダンスの変動
4) 生体に誘導された電圧の変動
5) 信号源インピーダンスの変動

解説：

1) 正 増幅器の電源電圧変動は出力側で等価的な同相入力変動と考えられ，またその変動の大きさによって差動増幅器の同相のバイアス変動と考えられるので，同相弁別比（CMRR）が大きければこれらの変動による影響を除くことが可能である．

2) 誤 差動増幅器の2つの入力端子に接続されている個々の電極電位は，必ずしも2つが同相・同電位で変化するとは限らず，むしろ逆相としての変化と考えたほうがよく，その意味では除去することができない．

3) 正 電極インピーダンスの変動は，生体現象が電圧増幅という前提に立ち，増幅器の入力インピーダンスより十分に大きければ，これによる変動を取り除くことができる．

4) 正 生体に誘導される電圧変動の意味が明確ではないが，おそらく外部の電源線などから静電誘導的に混入する商用交流などの同相入力電圧を指していると考えられるので，本問題はCMRRが高いと除去できるということになる．

5) 正 3) と同様に電圧増幅器であるから，信号源インピーダンスは入力インピーダンスと等価的に直列に接続されていることから，入力インピーダンスが信号インピーダンスより十分大きければ，その変動を無視することができる．

正解：2)

（第18回 午前 問題60）

Check! ☐ ☐ ☐

問題 7 電圧増幅度 46 dB は何倍か．ただし，$\log_{10}2 = 0.3$ とする．

1) 46　　　2) 92　　　3) 100　　　4) 150　　　5) 200

解説：

増幅度 G（倍）を dB で表す値は，$20 \log_{10}G$ で求められる．

したがって，

$$\begin{aligned}
46 &= 40 + 6 \\
&= 20\,(2 + 0.3) \\
&= 20\,(\log_{10}100 + \log_{10}2) \\
&= 20 \log_{10}200
\end{aligned}$$

すなわち，$G = 200$（倍）である．

したがって，選択肢 5) が正解である．

10 倍は 20 dB，100 倍は 40 dB，1000 倍は 60 dB，10,000 倍は 80 dB である．
$\sqrt{2}$ 倍は 3 dB，2 倍は 6 dB である．

正解：5)

（第 19 回 午前 問題 24）

Check! ☐ ☐ ☐

問題 8 図の回路の電圧増幅度は全体でいくらか．
1) 2 倍
2) 40 倍
3) 100 倍
4) 399 倍
5) 10000 倍

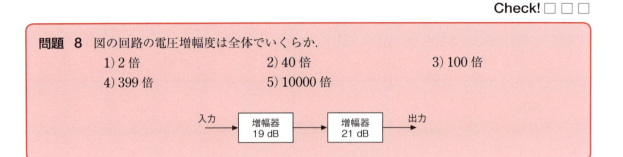

解説：
2段の増幅器を接続した場合の総合増幅度を求める問題である．
増幅器の増幅度が dB で与えられているので，これを用いると総合増幅度は次式で簡単に求められる．

$$\text{総合増幅度[dB]} = \text{初段増幅器の増幅度[dB]} + \text{2段の増幅器の増幅度[dB]}$$
$$= 19 + 21 = 40 \tag{1}$$

式 (1) で，dB 表記だと総合増幅度が加算になる理由を，念のため次式で示しておく．

$$\text{総合増幅度[倍率]} = \text{初段増幅器の増幅度[倍率]} \times \text{2段の増幅器の増幅度[倍率]}$$
$$\text{総合増幅度[dB]} = 20 \log_{10} \text{総合増幅度[倍率]}$$
$$= 20 \log_{10} (\text{初段増幅器の増幅度[倍率]} \times \text{2段の増幅器の増幅度[倍率]})$$
$$= 20 \log_{10} \text{初段増幅器の増幅度[倍率]} + 20 \log_{10} \text{2段の増幅器の増幅度[倍率]}$$
$$= \text{初段増幅器の増幅度[dB]} + \text{2段の増幅器の増幅度[dB]} \tag{2}$$

さて，式 (1) で求めた 40 dB を式 (2) を用いて倍率表記にすると，100 倍となる．
選択肢 1) は 40 dB = $20 \log_{10} 10^2$ となるので，誤って 10^2 の 2 とした場合，選択肢 2) は誤って dB 表記の値とした場合，選択肢 4) は誤って $19 \times 21 = 399$ とした場合，選択肢 5) は誤って 10^4 とした場合などが考えられる．

正解：3)

(第 35 回 午前 問題 55)

Check! ☐ ☐ ☐

問題 9 電圧増幅度10倍の増幅器と電圧増幅度20倍の増幅器を直列に接続した．全体の電圧増幅度は何dBか．ただし，$\log_{10}2 = 0.3$ とする．

  1) 30   2) 33   3) 40   4) 46   5) 60

解説：

全体の増幅度は，10×20（$= 200$）倍である．

増幅度 G（倍）を dB で表現する場合には，$20 \log_{10} G$ の変換を行う．したがって，

  $20 \log_{10} (10 \times 20) = 40 + 20 \log_{10} 2 = 46$ dB

選択肢 4) が正解である．

正解：4)

（第22回 午前 問題32）

Check! ☐ ☐ ☐

問題10 差動増幅器の2入力端子間に2 mVを入力したら1 Vが出力された．次に入力端子を短絡し，アースとの間に1 Vを入力したら0.5 Vが出力された．この差動増幅器のCMRRは何dBか．

1) 20　　　　2) 40　　　　3) 60　　　　4) 80　　　　5) 100

解説：

CMRR（common mode rejection ratio，同相弁別比）を求める問題で，ほぼ毎年出題されている．

増幅器のCMRR（単位はdB）は次式で与えられる．

$$\mathrm{CMRR} = 20\log_{10}\frac{A_d}{A_c} = 20\log_{10}A_d - 20\log_{10}A_c = G_d - G_c \tag{1}$$

ここで，A_d：差動増幅度（倍率表現），G_d：差動増幅度（dB表現），A_c：同相増幅度（倍率表現），G_c：同相増幅度（dB表現）．

いま，2入力端子間に2 mVを入力したら1 Vが出力されたのであるから，式(2)から差動増幅度A_dが求められる．

$$A_d = \frac{1}{2\times 10^{-3}} = 500 \tag{2}$$

また，入力端子を短絡し，アースとの間に1 Vを入力したら0.5 Vが出力されたのであるから，式(3)から同相増幅度A_cが求められる．

$$A_c = \frac{0.5}{1} = 0.5 \tag{3}$$

式(2)，式(3)の結果を式(1)に代入して，CMRRは式(4)から求められる．

$$\mathrm{CMRR} = 20\log_{10}\frac{500}{0.5} = 60\ \mathrm{dB} \tag{4}$$

なお，

$$G_d = 20\log_{10}\frac{1000}{2} = 20\log_{10}1000 - 20\log_{10}2 = 60 - 6 = 54\ \mathrm{dB}$$

$$G_c = 20\log_{10}\frac{1}{2} = -20\log_{10}2 = -6\ \mathrm{dB}$$

である．

正解以外の選択肢は数値の取り違えであろう．500倍を5000倍と間違えると選択肢4)になり，50倍と間違えると選択肢2)になる．dBに変換することによって倍率での1桁の違いが20 dBの差になるので，比較的簡単に計算結果をチェックできる．

正解：3)

（第34回 午前 問題34）

Check! ☐ ☐ ☐

問題11 CMRR（同相信号除去比）が 80 dB の差動増幅器がある．差動増幅器の入力端子間に 1 mV を入力すると 1 V が出力された．差動増幅器の二つの入力端子を短絡し，アースとの間に 1 V を入力すると出力電圧は何 V になるか．
1) 0.01　　　2) 0.1　　　3) 1　　　4) 10　　　5) 100

解説：

差動増幅器の CMRR（common mode rejection ratio，同相除去比）とは，差動増幅器に入力された同相信号をどの程度まで除去できるかの指標である．差動増幅率を A_d，同相増幅率を A_c とすると CMRR は式(1)で定義される．

$$\text{CMRR} = 20 \log_{10} \frac{A_d}{A_c} \tag{1}$$

この差動増幅器の入力端子間に 1 mV が入力されたときに 1 V が出力されたということは，この差動増幅器の差動増幅率 A_d は式(2)のようになる．

$$A_d = \frac{1}{1 \times 10^{-3}} = 10^3 \tag{2}$$

CMRR の式を対数の性質を利用して変形すると，式(3)のようになる．

$$\text{CMRR} = 20 \log_{10} \frac{A_d}{A_c} = 20 \log_{10} A_d - 20 \log_{10} A_c \tag{3}$$

CMRR，A_d の値は既知であるので，式(3)より同相増幅率 A_c を求めることができる．

$$20 \log_{10} A_c = 20 \log_{10} A_d - \text{CMRR} = 20 \log_{10} 10^3 - 80 = 60 - 80 = -20 \tag{4}$$

$$\log_{10} A_c = -1 \tag{5}$$

$$A_c = 10^{-1} = 0.1 \tag{6}$$

以上より，この差動増幅器に同相信号が入力された場合，0.1 倍に増幅されることがわかる．いま，この差動増幅器の入力端子を短絡し，この短絡された端子とアースの間に 1 V が入力されたということは，差動増幅器の入力端子に 1 V の同相信号が入力されたことを意味する．式(4)～式(6)より同相信号は 0.1 倍されるので，同相信号 1 V が入力されると 0.1 V が出力されることになる．

正解：2)

（第 37 回 午前 問題 33）

Check! □ □ □

問題12 入力換算雑音 $5\,\mu$V, 利得 40 dB の増幅器の出力雑音は何 mV か.
　　　　1) 0.2　　　　2) 0.5　　　　3) 10　　　　4) 100　　　　5) 200

解説：

増幅器の利得（増幅度）と入力電圧を与えられて出力電圧を求める，最も典型的な問題である．利得 G は，通常，dB で与えられる．dB 表示の利得 G_{dB} は，倍率表示の利得 G と式 (1) の関係にある．

$$G_{dB} = 20\log G \tag{1}$$

本問では，$G_{dB} = 40$ であるから，

$$G = 10^{\frac{G_{dB}}{20}} = 10^2 = 100 \tag{2}$$

したがって，入力電圧 $5\,\mu$V に対する出力電圧は，

$$5\times 10^{-6} \times 100 = 0.0005\,\text{V} = 0.5\,\text{mV}$$

となる．

ここで，入力電圧を誤って，40 倍，2000 倍，20,000 倍，40,000 倍とすると，それぞれ，選択肢 1），3），4），5) となる．

正解：2)

（第 30 回 午前 問題 48）

Check! □ □ □

問題13 増幅率 40 dB，CMRR 100 dB の増幅器に，1.2 V の雑音(同相信号)が入力された．出力に現れる雑音の大きさはどれか．
   1) 48 V   2) 30 mV   3) 12 mV   4) 1.2 mV   5) 12 μV

解説：

増幅器の同相弁別比（common mode rejection ratio：CMRR）と増幅度（差動および同相），入出力信号との関係に関する問題である．

増幅器の CMRR（単位は dB）は次式で与えられる．

$$\mathrm{CMRR} = 20 \log_{10} \frac{A_d}{A_c} = 20 \log_{10} A_d - 20 \log_{10} A_c = G_d - G_c \tag{1}$$

ここで，A_d：差動増幅度(倍率表現)，G_d：差動増幅度(dB 表現)，A_c：同相増幅度(倍率表現)，G_c：同相増幅度(dB 表現)．

いま，同相(雑音)入力信号 V_{ci} が与えられて，同相(雑音)出力信号 V_{co} を求める問題であるから，次式が成立する．

$$V_{co} = A_c \cdot V_{ci} \tag{2}$$

一方，A_c は，式(1)から次式で導かれる．

$$G_c = 20 \log_{10} A_c = G_d - \mathrm{CMRR} \tag{3}$$

いま，$G_d = 40$ dB，CMRR $= 100$ dB が与えられているので，式(3)から $G_c = -60$ dB が得られ，$A_c = 10^{-3}$ が求められる．

この値と，$V_{ci} = 1.2$ V を式(2)に代入すると，$V_{co} = 1.2 \times 10^{-3}$ V，すなわち 1.2 mV が求められる．

誤った選択肢では，同相増幅度がそれぞれ，選択肢 1) では 40 倍，2) では 1/40 倍，3) では 1/100 倍，5) では 1/100,000 倍となり，選択肢 1)，2) では増幅率 40 dB を誤って解釈したものと考えられ，選択肢 3)，5) では同相増幅率の桁数を誤ったものと考えられる．

正解：4)

(第 36 回 午前 問題 36)

問題14 電圧増幅度 60 dB の増幅器に実効値 100 μV の信号を入力したとき，出力における SN 比が 40 dB となった．出力における雑音成分の実効値はいくらか．

1) 10 μV　　　2) 100 μV　　　3) 1 mV　　　4) 10 mV　　　5) 100 mV

解説：

SN比とは，S（signal，すなわち信号）対 N（noise，すなわち雑音）の比のことで，この比が大きいほど増幅器の雑音に関する性能が高いことを表す．

まず，信号の出力を求める．

$$出力[V] = 入力 \times 増幅器の増幅度 = 100 \times 10^{-6} \times 10^3 = 10^{-1} \text{ V}$$

すなわち，100 mV である．

ここで，増幅度 60 dB は倍率に換算している．倍率と dB との関係は次式の通りである．

$$増幅度[dB] = 20 \log_{10} 増幅度[倍率] = 20 \log_{10} \frac{出力電圧}{入力電圧}$$

次に，出力における雑音電圧を求める．

$$雑音電圧[V] = 信号電圧 \times \frac{1}{SN比[倍率]} = 10^{-1} \times \frac{1}{100} = 10^{-3} \text{ V}$$

すなわち，1 mV である．

したがって，選択肢 3) が正解である．

ここでも，次式より dB 表現の SN 比から倍率を導いている．

$$SN比[dB] = 20 \log_{10} SN比[倍率] = 20 \log_{10} \frac{信号電圧}{雑音電圧}$$

正解以外の選択肢 2) は入力信号電圧，選択肢 5) は出力信号電圧，選択肢 4) は入力信号電圧に SN 比を乗じた電圧，選択肢 1) は出力雑音電圧を SN 比で除した電圧と考えられる．

正解：3)

（第 35 回 午前 問題 34）

Check! □ □ □

問題 15 筋電計の前置増幅器の出力をオシロスコープで観察し，弁別比を点検したい．いま，逆相入力電圧 1 mV に対してオシロスコープの輝点の振れは 5 cm を示した．次に，オシロスコープの感度を 2 倍にして同相入力電圧 10 mV の振れを観察したとき，5 mm を示した．弁別比は何 dB か．

 1) 20   2) 26   3) 40   4) 46   5) 66

解説：

弁別比に関する問題である．

弁別比とは，同相信号増幅率に対する逆相信号の増幅率で定義される．

増幅率は出力／入力で表されるため，設問では，逆相増幅率は 5/1（cm/mV）であり，同相増幅率は 0.5/10×1/2（cm/mV）である．ここで，2 倍感度での測定値を通常感度に換算するために，1/2 を乗じている．

したがって，弁別比は

$$\frac{\frac{5}{1}}{\frac{0.5}{10} \times \frac{1}{2}} = 200$$

である．これを dB で表すと，

$$\begin{aligned}
20 \log 200 &= 20\,(\log 100 + \log 2) \\
&= 20\,(2 + 0.3) \\
&= 46\ (\text{dB})
\end{aligned}$$

正解は選択肢 4) である．

正解：4)

（第 19 回 午後 問題 50）

Check! ☐ ☐ ☐

問題16 入力抵抗 1 MΩ，電圧増幅率 110 倍の直流増幅器に，図のように直流信号を入力した．信号源の内部抵抗を 100 kΩ，直流電圧を 10 mV とすると増幅器の出力電圧 [V] はいくらか．

1) 0.1
2) 0.5
3) 1.0
4) 1.1
5) 10.0

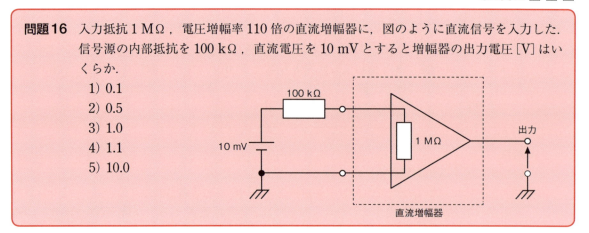

解説：
信号源には一般的に内部抵抗がある．増幅器の入力抵抗に比べて十分小さい場合には，内部抵抗を省略（0 と仮定する）して出力電圧を計算する場合があるが，本問では内部抵抗を考慮して解くことが求められている．
増幅器の入力端での入力電圧は次式で求められる．

$$信号源電圧 \times \frac{増幅器入力抵抗}{信号源内部抵抗 + 増幅器入力抵抗}$$

$$= 10 \times 10^{-3} \times \frac{1 \times 10^6}{100 \times 10^3 + 1 \times 10^6}$$

$$= \frac{1}{1.1} \times 10^{-2} \text{ V}$$

したがって，電圧増幅率 110 倍の直流増幅器の出力電圧は次式で求められる．

$$入力端電圧 \times 増幅器増幅率 = \frac{1}{1.1} \times 10^{-2} \times 110 = 1 \text{ V}$$

選択肢 4) は，信号源内部抵抗を無視（0 とみなす）した場合，選択肢 1) および選択肢 5) は計算で桁違いをした場合と考えられる．

正解：3)

（第 35 回 午前 問題 33）

Check! □ □ □

問題17 図のオペアンプ回路の $\dfrac{V_o}{V_i}$ はどれか.

1) $1 - \dfrac{R_2}{R_1}$

2) $-\dfrac{R_2}{R_1}$

3) $-\dfrac{R_1}{R_2}$

4) $-\dfrac{R_1}{R_1 + R_2}$

5) $-\dfrac{R_2}{R_1 + R_2}$

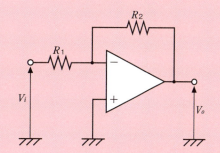

解説:

理想オペアンプは増幅度が無限大であるから,下図のP端子の電位はQ端子の電位と等しく0Vである.したがって,R_1 には,

$$I = \dfrac{V_i}{R_1} \tag{1}$$

の電流が流れる.

ここで,理想オペアンプの入力インピーダンスは無限大であるから,PQ端子間には電流は流れないので,式(1)で求められる電流はそのまま R_2 を流れる.したがって,S端子の電位は,P端子より,式(2)で与えられる R_2 での電圧降下分だけ小さい電位となる.

$$V_o = -IR_2 \tag{2}$$

式(1),式(2)から I を消去すると,式(3)が求められる.

$$\dfrac{V_o}{V_i} = -\dfrac{R_2}{R_1} \tag{3}$$

オペアンプ回路の問題では,入力インピーダンスが無限大で,+入力端子と−入力端子間には電流が流れないこと,また,増幅度が無限大で+入力端子と−入力端子間には電位差がないことを前提として解析するのがポイントである.

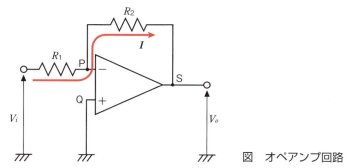

図 オペアンプ回路

正解:2)

(第29回 午前 問題30)

問題18 図の回路でRを流れる電流が$0.1\,\mathrm{mA}$であるとき，Rは何$\mathrm{k\Omega}$か．ただし，オペアンプは理想オペアンプとする．

1) 0.1
2) 1.0
3) 2.0
4) 5.0
5) 10.0

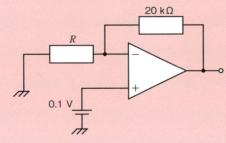

解説：
理想オペアンプでは増幅度（差動利得）が無限大であるから，入力端子の－，＋極間の電位差はゼロであり，－入力極の電位は＋入力極の電位と同じく$0.1\,\mathrm{V}$である．したがって，Rの値は次式から求められる．

$$R = \frac{0.1}{0.1 \times 10^{-3}} = 1.0 \times 10^3$$

すなわち，抵抗は$1\,\mathrm{k\Omega}$である．
理想オペアンプに関する基礎的な知識があれば，＋入力端子の電位から簡単に正解が求められるので，理想オペアンプの特徴とその利用法を理解しておく必要がある．
この種の問題は例年ほぼ確実に出題されている．

正解：2)

（第36回 午前 問題35）

問題19 理想オペアンプを用いた図の増幅器で誤っているものはどれか．

1) 増幅度は $\left(1+\dfrac{R_2}{R_1}\right)$ である．
2) 入力抵抗は無限大である．
3) オペアンプの2つの入力端子は等電位である．
4) 出力抵抗は0である．
5) 入力と出力の信号の位相差は180°である．

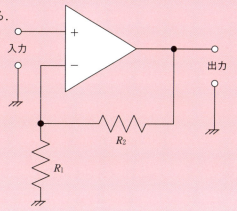

解説：
理想的なオペアンプには，入力抵抗が無限大，出力抵抗が0，増幅度は無限大という仮定をおく．

1) 正　入力電圧，出力電圧，オペアンプの入力端子間電圧をそれぞれ V_i, V_o, V_e とし，入力端子間電流を i_e とする．

入力抵抗が無限大であるから，入力端子間には電流が流れない．すなわち，$i_e = 0$ である．したがって，R_1 に流れる電流は，R_2 に流れる電流に等しい．R_1 と R_2 の接続点における電位に注目すると次式が成り立つ．ここで，オペアンプ単体の増幅度が無限大であるから，V_e は無限小となり，$V_e = 0$ が成り立つことが用いられている．

$$\frac{R_1}{R_1+R_2}V_o = V_i - V_e = V_i$$

したがって，この回路の増幅度は次式で与えられる．

$$\frac{V_o}{V_i} = 1 + \frac{R_2}{R_1}$$

2) 正　理想オペアンプであるから正しい．
3) 正　理想オペアンプであるから，$V_e = 0$ が成り立つ．
4) 正　これも理想オペアンプだから正しい．
5) 誤　上の式にみるように，入力，出力の電圧は同位相である．

正解：5)

(第19回 午前 問題23)

Check!□□□

問題20 図の増幅器の出力電圧 e_0 の大きさはいくらか．

1) 0.1 V
2) 0.2 V
3) 0.25 V
4) − 0.1 V
5) − 0.2 V

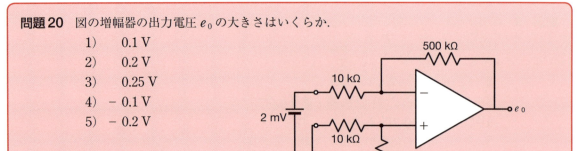

解説：
逆相入力端の入力抵抗 R_i に流れる電流を I_i，入力信号電圧を e_i とし，フィードバック抵抗 R_f に流れる電流を I_f とする．
理想的な<u>直流増幅器</u>では，入力インピーダンスを無限大と考えて，

$$I_i = - I_f \tag{1}$$

同じく，増幅度∞と考えて，増幅器の誤差入力は無限小で，入力端の電位はゼロ（仮想接地）と仮定する．したがって，

$$I_i = \frac{e_i}{R_i} \tag{2}$$

$$I_f = \frac{e_0}{R_f} \tag{3}$$

式(1)～式(3)より，

$$e_0 = - \frac{R_f}{R_i} e_i \tag{4}$$

問題では，$e_i = 2\,\mathrm{mV}$，$R_i = 10\,\mathrm{k\Omega}$，$R_f = 500\,\mathrm{k\Omega}$ であるから，式(4)より，

$$e_0 = - \frac{500}{10} \times 2\,[\mathrm{mV}] = - 0.1\,[\mathrm{V}] \tag{5}$$

したがって，選択肢4)が正解である．

正解：4)

（第22回 午前 問題22）

問題21 図の回路の出力電圧 V_O [V] はいくらか.

1) -4
2) -1
3) 1
4) 2
5) 4

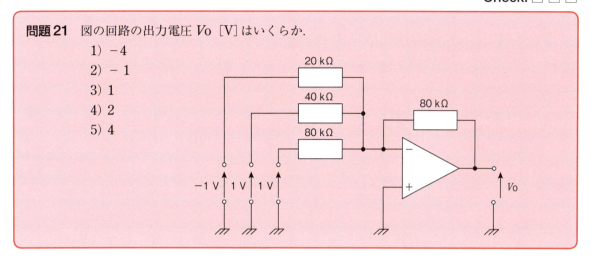

解説:

問題の図の回路は<u>演算増幅器</u>を用いた<u>加算回路</u>である. 演算増幅器の非反転入力端子は接地されているため, 非反転入力端子の電位は 0 V である. 理想的な演算増幅器においては, 非反転入力端子の電位と反転入力端子の電位は常に等しい (バーチャルショート). したがって, この回路における反転入力端子の電位は 0 V である.

図の回路の左側にある 80 kΩ の抵抗は左端の電位が 1 V, 右端の電位が 0 V であるため, 抵抗には図の左から右に向かって電流が流れ, その大きさは 1/80 mA である. 同様に左側にある 40 kΩ の抵抗は左端の電位が 1 V, 右端の電位が 0 V であるため, 抵抗には図の左から右に向かって電流が流れ, その大きさは 1/40 mA である.

一方, 左側にある抵抗 20 kΩ の抵抗は左端の電位が − 1 V, 右端の電位が 0 V であるため, 抵抗には図の右側から左側に向かって電流が流れる. そのため符号はマイナスとなり, その大きさは − 1/20 mA となる.

キルヒホッフの法則より, 演算増幅器の反転入力端子に流れる電流は,

$$\frac{1}{80} + \frac{1}{40} - \frac{1}{20} = \frac{1+2-4}{80} = -\frac{1}{80} \text{ mA} \tag{1}$$

となる.

理想的な演算増幅器においては入力インピーダンスが無限大のため, 演算増幅器への入力電流は 0 となる. したがって, 反転入力端子において図の右から左へ向かって流れる電流 − 1/80 mA はすべて図の右側にある 80 kΩ の抵抗から流れ込んだものである. 反転入力端子の電位は 0 V であるため, 図の右側の 80 kΩ の抵抗の左端の電位は正の値となる. 80 kΩ の抵抗に 1/80 mA の大きさをもつ電流が流れているので, 80 kΩ の抵抗の右端の電位は,

$$80 \times 10^3 \times \frac{1}{80} \times 10^{-3} = 1 \text{ V} \tag{2}$$

となる.

正解:3)

問題22 図の電子回路の入力端子にそれぞれ 1 V を印加した．出力電圧 V_o が -10 V であった．抵抗 R_f の値は何 kΩ か．

1) 1
2) 5
3) 10
4) 15
5) 20

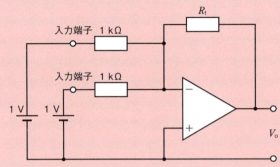

解説：

問題の図の増幅器は理想的な演算増幅器と仮定する．

増幅度は無限大で，＋，－の両入力端子間には電位差は生じないので，本問では－入力端子の電位は 0 である．したがって，2 つの電池から－入力端子に流れ込む電流はそれぞれ 1 mA である．

増幅器の入力インピーダンスは無限大であるから，－入力端子に流れ込んだ電流 2 mA はそのまま R_f を流れることになる．出力電圧が -10 V であるから，R_f で 10 V の電位差が生じたことになる．したがって，R_f の値は式 (1) で求められる．

$$R_f = \frac{10}{2} = 5 \text{ kΩ} \tag{1}$$

正解：2)

（第 33 回 午前 問題 33）

Check! ☐ ☐ ☐

問題 23 図のオペアンプ回路で，R_t はサーミスタである．抵抗 $R_1 \sim R_3$ はすべて 10 kΩ である．R_t が 10 kΩ のとき出力 V_O はゼロであった．温度が上昇し R_t が 9 kΩ に変化したとすると，出力電圧 V_O は何 V になるか．ただし，オペアンプは理想的とする．

1) 10
2) 4.5
3) −0.5
4) −4.5
5) −10

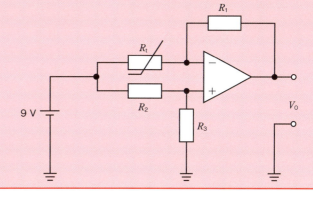

解説：

問題の図のオペアンプ回路は<u>差動増幅回路</u>である．この回路は，差動増幅器の同相増幅度の測定回路で，$R_1 \sim R_3$ および R_t がすべて同じである場合，V_O はゼロとなる．

さて，本問題は差動増幅の公式から解くこともできるが，ここではオペアンプの基本に戻って解いてみよう．

下の解説の図は差動増幅器の抵抗のバランスが崩れたときの出力電圧を計算するための方法を示したもので，オペアンプの反転入力点を P，非反転入力点を Q とし，R_t, R_1 側に流れる電流を I_1 とする（理想オペアンプは入力抵抗が∞であるので，反転入力にも非反転入力にも電流は流れ込まない）．

Q 側の R_2, R_3 の回路に着目すると，Q 点の電位 V_Q は，

$$V_Q = 9 \cdot \frac{R_3}{R_2 + R_3} \tag{1}$$

となる．ここで，$R_2 = R_3$ を入れると，$V_Q = 4.5$ V となる．

一方，理想オペアンプの増幅度を∞とすると，P 点の電位 V_P は Q 点の電位 V_Q と同じになるので，$V_P = 4.5$ V である．ここで，R_t が 10 kΩ から 9 kΩ に変化すると，I_1 は，

$$I_1 = \frac{9 - 4.5}{9} = 0.5 \text{ mA} \tag{2}$$

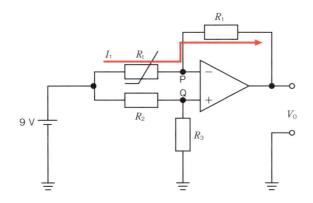

図　差動増幅器の同相増幅度の測定回路

となる．この電流 I_1 は R_1 も流れるから，R_1 の両端の電圧は，$0.5\,\text{mA} \times 10\,\text{k}\Omega = 5\,\text{V}$ となる．よって，V_O は V_P より 5 V 低いことになるので，$V_\text{O} = V_\text{P} - 5 = 4.5 - 5 = -0.5\,\text{V}$ となる．

正解：3)

（第 33 回 午前 問題 44）

Check! □ □ □

問題 24 図のオペアンプ回路で，出力端子 A と B の間に 500 Ω の抵抗を接続した．この 500 Ω の抵抗には何 mA の電流が流れるか．

1) 12
2) 6
3) 4
4) 3
5) 1.5

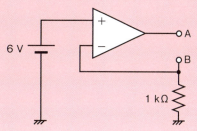

解説：
問題のオペアンプ回路は定電流電源回路としてよく知られたものである．
下図は AB 間に 500 Ω の抵抗をつないだ状態である．ここでオペアンプの ＋ in 入力端子を P，－ in 入力端子を Q とする．P の入力電圧は 6 V である．理想オペアンプは増幅度が無限大であるから，Q 端子の電圧は P 端子と同じ 6 V である．すると，1 kΩ の抵抗の上端 B と同じ電圧である．よって，1 kΩ の抵抗に流れる電流は，

$$\frac{6\,\text{V}}{1\,\text{k}\Omega} = 6\,\text{mA}$$

ということになる．理想オペアンプの入力インピーダンスは無限大と考えられるので，QB 間には電流は流れない．よって，1 kΩ の抵抗に流れる電流は，AB 間の抵抗 500 Ω にも流れる．したがって，AB 間に流れる電流は 6 mA である．この回路では，理論的には AB 間にどのような大きさの抵抗をつないでも，そこを流れる電流は 6 mA である．これを定電流回路という．

なお，オペアンプ回路の問題では，発振回路やコンパレータ回路のような非線形回路を除いて，2 つの入力端子 ＋ Vin 端子と － Vin 端子の電圧は同じであるとして解析するのが重要なポイントである．

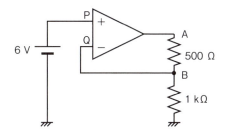

図　定電流電源回路

正解：2)

(第 26 回 午前 問題 24)

問題25 理想オペアンプで構成した図の回路で,30 kΩ の抵抗を流れる電流を 0.3 mA にしたい. R は何 kΩ にすべきか.

1) 18
2) 9
3) 1
4) 0.3
5) 0.1

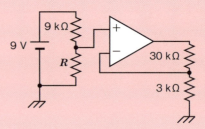

解説:

9 kΩ と R との接続点の電位を V とすると,理想オペアンプでは増幅度が無限大であるから,＋入力端子と－入力端子間には電位差がなく,30 kΩ と 3 kΩ の接続点の電位も V となる.また,理想オペアンプでは入力インピーダンスが無限大であるから,＋入力端子と－入力端子間には電流は流れないので,30 kΩ の抵抗を流れる電流はそのまま 3 kΩ の抵抗を流れる.いま,30 kΩ（したがって 3 kΩ）を流れる電流が 0.3 mA であるから,

$$V = 3\,\mathrm{k\Omega} \times 0.3\,\mathrm{mA} = 0.9\,\mathrm{V} \tag{1}$$

一方,

$$V = 9 \times \frac{R}{9+R}\ [\mathrm{V}] \tag{2}$$

であるから,式(1)の値を式(2)に代入すると,

$$R = \frac{9V}{9-V} = 1\,\mathrm{k\Omega}$$

を得る.

正解：3)

(第 30 回 午前 問題 25)

Check! □ □ □

問題26 図のように反転増幅器にステップ電圧を入力した（$t=0$ でスイッチSを入れる）．出力電圧 V_o はどれか．ただし，コンデンサ C の電荷の初期値は0とする．

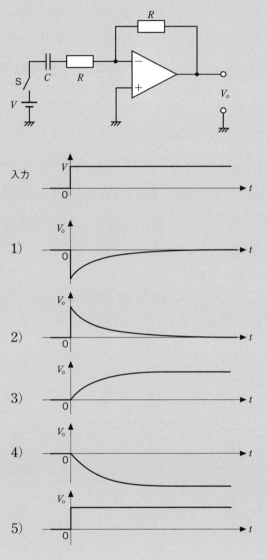

解説：

入力回路のコンデンサと抵抗の接続点の電位を V_i，入力回路に流れる電流を i とする．
ステップ電圧を入力した後のコンデンサの両端の電圧は次式で表される．

$$\frac{1}{C}\int i\,dt = V - V_i \tag{1}$$

演算増幅器の仮想接地の条件から，マイナスの入力端子はプラス入力端子と同電位であるから，次式が成り立つ．

$$V_i = Ri \tag{2}$$

増幅器の入力インピーダンスは無限大で，プラス，マイナスの両端子間には電流は流れない

ので，入力回路を流れる電流はフィードバック抵抗にそのまま流れる．フィードバック抵抗の値は入力回路の抵抗の値と同じRであるから，反転増幅器の出力電圧は次式で与えられる．

$$V_o = -V_i \tag{3}$$

式(2)を式(1)に代入してV_iを消去し，両辺を時間微分すると，次式が得られる．

$$\frac{di}{dt} = -\frac{1}{CR} \tag{4}$$

この微分方程式を解いて，$t=0$における初期値$i=\dfrac{V}{R}$から積分定数を求めると次式を得る．

$$i = \frac{V}{R} e^{-\frac{t}{CR}} \tag{5}$$

式(5)を式(2)に代入し，さらに式(3)に代入すると，次の出力電圧の式を得る．

$$V_o = -V e^{-\frac{t}{CR}} \tag{6}$$

この式に該当する選択肢は1)である．

選択肢2)，3)，5)は，反転ではないのでまず誤りと判断できる．また，入力がステップ電圧で，コンデンサを介して入力されているので，ステップ電圧の直流電圧がそのままあるいは反転して出力に現れることはないことからも選択肢5)は誤りであることが明らかである．選択肢4)は，フィードバックにコンデンサを有する回路で構成される反転積分回路で得られる出力電圧である．

正解：1)

(第32回 午前 問題46)

Check! ☐ ☐ ☐

問題27 図の理想オペアンプで構成した回路の入力に方形波(V_{in})を加えた．出力(V_{out})に現れる波形に最も近いのはどれか．ただし，$R = 100\,\mathrm{k\Omega}$，$C = 1\,\mathrm{\mu F}$とする．なお，出力波形の縦軸は概略値である．

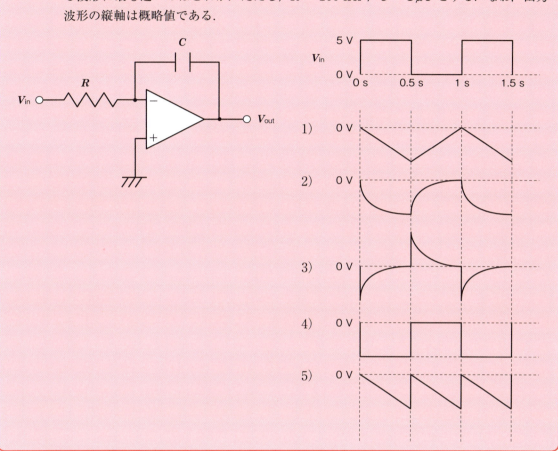

解説：
本問題の回路は，オペアンプで構成した積分回路である．本問題の趣旨は，「方形波を積分すると三角波になる」ことであろうが，入力信号がプラス，マイナスに振れていないため，このままでは，出力側のCは放電されずにどんどん積分を続け，次ページの図のように三角階段状に上昇を続けることになる．

この問題が成立するためには，V_{in}波形の縦軸の中心にゼロ線をもってきて，±2.5 Vの方形波にし，3)を除いた選択肢の波形も，縦軸の中心にゼロを移してプラス，マイナスに振れるように書き換えれば成立する．

問題作成者の意図は，本積分回路の入力V_{in}，出力V_{out}が

$$V_{out} = \frac{-1}{CR}\int V_{in}\,dt$$

という関係にあって，積分されると同時に位相が反転する(プラスがマイナスになる)ことを示したかったものと思われる．非常に良い問題なのだが，検討が十分でなかったことが惜しまれる．

なお，選択肢には正解はないが，問題図のプラス入力端子を + 2.5 V にバイアスしておけば，この回路は積分動作をし，出力には三角波が現れる（ただし，プラス側の領域）ことは自ら実験して確かめておいてほしい．

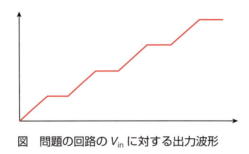

図　問題の回路の V_in に対する出力波形

正解：なし

（第 25 回 午前 問題 31）

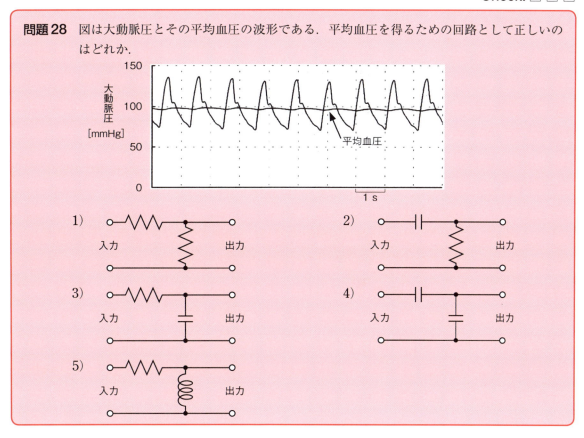

問題28 図は大動脈圧とその平均血圧の波形である．平均血圧を得るための回路として正しいのはどれか．

解説：

大動脈波形を入力信号とし，その平均血圧信号に相当する信号を得るための平滑化電気回路を求める問題である．

入力電圧，出力電圧をそれぞれ V_i，V_o（いずれもベクトル量），抵抗，コンデンサ，インダクタの抵抗値，容量，インダクタンスをそれぞれ，R，C，L（同一回路に複数ある場合には入力に近いほうから，1，2の文字を添える）と表し，ω を入力信号の角周波数，j を虚数単位とする．

1) 誤　抵抗の分圧回路であり，入力電圧と出力電圧とは，振幅の相違はあるが形状は相似で変化はないので，信号平滑化の機能はない．

2) 誤　いわゆる微分回路である．

$$V_o = \frac{R}{R + \frac{1}{j\omega C}} V_i \tag{1}$$

$$|V_o| = \frac{1}{\sqrt{1 + \left(\frac{1}{\omega CR}\right)^2}} |V_i| \tag{2}$$

この回路にパルス信号が入力された場合には，図1のような出力信号が得られ，平滑化の機能はないことがわかる．

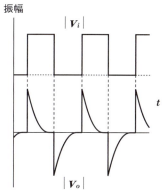

図1　微分回路の入出力

3) 正　いわゆる積分回路である．

$$V_o = \frac{\dfrac{1}{j\omega C}}{R + \dfrac{1}{j\omega C}} V_i \tag{3}$$

$$|V_o| = \frac{1}{\sqrt{1+(\omega CR)^2}} |V_i| \tag{4}$$

パルス入力の場合，図2のように平滑化された出力信号を得ることができる．時定数 CR が大きくなるほど，平滑化の程度が大きくなる．

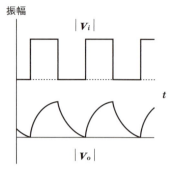

図2　積分回路の入出力

4) 誤　交流信号に対しては，選択肢1)の回路と同じように分圧回路として機能し，平滑化の機能はない．

5) 誤　コンデンサによる微分回路2)と同じような機能を果たす．入出力信号の関係式は，係数は異なるものの選択肢2)と同じである．

$$V_o = \frac{j\omega L}{R + j\omega L} V_i \tag{5}$$

$$|V_o| = \frac{1}{\sqrt{1 + \left(\dfrac{R}{\omega L}\right)^2}} |V_i| \tag{6}$$

正解：3)

（第30回 午前 問題41）

問題29 図のような回路構成および動作状態を示すパルス回路はどれか．
1) 単安定マルチバイブレータ
2) 非安定マルチバイブレータ
3) 双安定マルチバイブレータ
4) 非安定ブロッキング発振器
5) 単安定ブロッキング発振器

回路構成

動作状態

解説：

図の回路は，$(Q, \overline{Q})$ の値が $(1, 0)$ と $(0, 1)$ となる2つの安定な状態をとり得る．S に入力信号（セット信号）があれば（1になれば），$(1, 0)$ となり，R に入力信号（リセット信号）があれば $(0, 1)$ の状態になる．入力信号の状態が変わらなければ，それぞれの状態を安定に維持する．このように，トリガ信号が入力するたびに状態が反転し，トリガ入力がなければそのままの状態を維持する回路を，双安定マルチバイブレータまたはフリップフロップという．正解は選択肢3）である．

マルチバイブレータとは，その出力が2つの状態を交互に繰り返す回路のことをいい，非安定型，単安定型および双安定型の3種がある．非安定型は自走マルチバイブレータ（フリーランマルチバイブレータ）とも呼ばれ，電源投入と同時に，何の入力がなくともパルス発振を維持する回路で，クロック発振源などとして利用される．単安定型はワンショットマルチバイブレータとも呼ばれ，一度のトリガ入力に対して出力状態が一定時間だけ反転する回路で，パルスの遅延回路などに利用される．

なお，ブロッキング発振器は，トランジスタ回路の場合，コレクタからベースに密結合のトランスで強い再生的結合をかけ，時間幅の短いパルスを発生する回路で，回路素子の R と C の時定数で決まる発振周期で発振する非安定型と，トリガ入力があったときのみパルスを発生する単安定型がある．

正解：3)

（第24回 午前 問題38）

6 生体物性

生体物性

問題 1 生体組織の導電率について誤っているものはどれか.
1) 細胞膜の導電率は細胞間質や原形質の導電率に比べて著しく小さい.
2) 血液の導電率は脂肪の導電率に比べて著しく大きい.
3) 骨格筋の導電率は異方性を示す.
4) 流動している血液の導電率は異方性を示す.
5) 肺は空気を含んでいるため,導電率は著しく大きい.

解説：
1) 正　細胞膜は通常厚さ数 10 nm,電気容量 $1\mu F/cm^2$ 程度で低周波領域においてはほぼ絶縁物に近く,したがって導電率は著しく小さい.
2) 正　血液の導電率はたとえば 100 Hz において約 5 mS/cm,脂肪は 0.1 mS/cm 程度である.なお,S（ジーメンス）とはコンダクタンスの単位で,抵抗の逆数である.
3) 正　生きている骨格筋の導電率は異方性を示し,死亡すると異方性がなくなる.筋線維の走向方向では直角方向より導電率は高い.
4) 正　流動している血液では,流動方向で導電率は高い.
5) 誤　肺の導電率は脂肪よりも一般に高いが,血液や神経,腎臓などと比較して低く,「著しく大きい」は誤りである.

正解：5)

（第 19 回 午前 問題 44）

問題 2 導電率が最も大きいのはどれか．

1) 血漿　　　2) 全血　　　3) 骨格筋　　　4) 骨　　　5) 脂肪

解説：

導電率は，物質の電流の流れやすさを示す量である．これ以外に生体の電気的な性質を表す量として，静電誘導の大きさを示す誘電率，および電磁気的作用の大きさを示す透磁率がある．電気の流れを考えるとき，電流が低周波領域であれば組織の導電率に応じて電流が流れ，高周波になると誘電率が問題となる．生体組織における導電率，および比誘電率（真空と比較した誘電率の大きさ）は組織の種類や流す電流の周波数に依存する．血液のように含水量が多いものほど電気の流れやすさ（導電率）も大きくなる（下表）．

表　生体組織の導電率と比誘電率

組織	100 Hz 導電率 σ [mS/cm]	100 Hz 比誘電率 ε	10 kHz 導電率 σ [mS/cm]	10 kHz 比誘電率 ε	10 MHz 導電率 σ [mS/cm]	10 MHz 比誘電率 ε
骨格筋	1.1	1×10^6	1.3	6×10^4	5	1×10^2
脂肪	0.1	1×10^5	0.3	2×10^4	0.5	4×10
肝臓	1.2	1×10^6	1.5	6×10^4	4	2×10^2
血液	5	1×10^6	5	1×10^4	20	1×10^2

比誘電率：真空と比較した誘電率の大きさ．

血液は水と電解質で構成される血漿に加えて，絶縁された脂肪の膜で覆われた血球が多く含まれる．血球の体積の割合（ヘマトクリット）は血液（全血）の導電率に影響し，ヘマトクリットが大きいと導電率は小さくなる．血漿の導電率は血液のおよそ2倍である．

一方，骨や脂肪組織は含水量が小さいので導電率は小さく，電気を流しにくい．厳密に電気物性を考えるときは，組織の構造を考慮して電気的等価回路を構成する必要がある．

正解：1)

（第33回 午前 問題46）

Check! □ □ □

問題 3 導電率の最も小さいものはどれか．
1) 脂肪　　2) 血液　　3) 骨格筋　　4) 心筋　　5) 脳

解説：
各種臓器の抵抗率（導電率の逆数）は，その成分比率によって違うので一概にいえないが，研究者の実験より図のような結果が得られている．一般に生体組織の中で最も導電率の大きいのが血液（血漿成分が最も大きい）で，血液をどの程度含むかによって組織の導電率も変わる．逆に脂肪は，一般に油が絶縁材として使われているように，導電率は小さい．

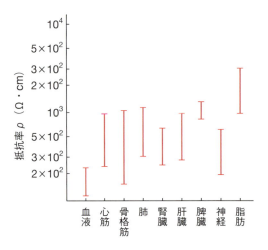

図　各臓器の抵抗率のばらつき
イヌ，37℃，1～100 kHz．
〔「嶋津秀昭：MEの基礎となる生体物性，MEの基礎知識と安全管理（日本生体医工学会ME技術教育委員会監修），改訂第6版，p.46，2014，南江堂」より許諾を得て転載〕

正解：1)

（第20回 午前 問題48）

問題 4 生体の電気的特性にはα，β，γ分散があるが，そのうち，数kHz～数MHzの間に存在するβ分散（構造分散）について正しいものはどれか．
1) 体液内のイオンの移動に関係する．
2) 細胞内液を構成している水分子の回転に関係する．
3) 組織間のインピーダンスの違いに関係する．
4) 血流による赤血球の配向に関係する．
5) 細胞膜の電気容量と細胞内液抵抗に関係する．

解説：

分散とは，ある周波数で性質が急に変わることを意味する（「緩和」とも呼ばれる）．生体細胞には，一般に図に示すようなα分散，β分散，γ分散という3つの分散がある．

α分散：数100 Hz付近でみられる分散で，生体内のイオンの移動速度が電界の変化に追いつけなくなるために起こるといわれている．

β分散：1 MHz付近でみられる分散である．組織の細胞の「細胞外液，細胞膜，細胞内液」という構造によって，低い周波数では細胞外液を電流が通るのでインピーダンスが高いが，高い周波数では，電流が細胞膜をコンデンサの原理で通り抜けてしまうのでインピーダンスは低くなる．この分散を細胞の構造に基づく分散という意味で「構造分散」と呼ぶことがある．

γ分散：20 GHz付近でみられる分散で，有極性の水分子の回転による分散といわれている．

1) 誤　α分散である．
2) 誤　γ分散である．
3) 誤　この原因によって分散現象は起こるかもしれないが，組織の種類によってその機序はさまざまであろう．特に名称が決まっているわけではない．
4) 誤　「血流による血球数の配向」とは，円盤状の赤血球が流れに対して円盤面を平行にして流れる現象で，これによって，血流がある場合は，血管の長さ方向に電気抵抗が低くなる現象がみられる．分散ではない
5) 正　β分散である．

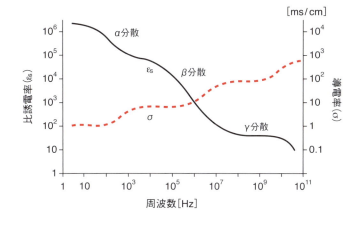

図　生体組織における導電率および比誘電率の周波数依存性
〔「嶋津秀昭：MEの基礎となる生体物性，MEの基礎知識と安全管理（日本生体医工学会ME技術教育委員会監修），改訂第6版，p.46，2014，南江堂」より許諾を得て転載〕

正解：5)

Check! □ □ □

> **問題 5** 組織インピーダンスの低周波領域（〜1 kHz）における特性で正しいのはどれか．
> 1) 細胞内液のリアクタンス成分が大きい．
> 2) 細胞膜のインピーダンスは小さい．
> 3) 等価回路は細胞外液の抵抗成分で近似できる．
> 4) 等価回路は細胞膜のキャパシタンス成分で近似できる．
> 5) 等価回路は細胞膜と細胞内液が並列に接続されている．

解説：
一般的に物質の電気的な性質は導電率 σ（または抵抗率 ρ．$\sigma = 1/\rho$），誘電率 ε（または比誘電率 ε_s：真空の誘電率に対する比率），および透磁率 μ の3種類の要素で表現できる．生体組織は非磁性体であるので，透磁率に関しては真空（空気も同様）と見なせる．

生体組織の電気的な性質は組織の構造と密接に関係している．特に，細胞が密集した組織では薄い絶縁膜としての細胞膜，電解質を多く含む細胞内液，細胞外液が互いに組み合わさるので，周波数によって電気的な性質が大きく変化する．

図1は組織中を上方から下方へ流れる電流を線で表したものである．直流または周波数の低い電流（実線）はおもに細胞外液中を流れ，周波数の高い電流（破線）は細胞膜を容易に通過するので，細胞内にも流れる．

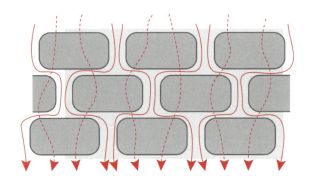 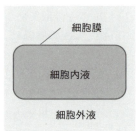

図1 組織内を流れる電流の経路
実線は直流または周波数の低い電流，破線は周波数の高い電流．

細胞内液，細胞外液，細胞膜の電気的な性質を 1 MHz 以下の周波数領域で考えると，組織の電気的な等価回路は図 2 のように簡略化できる．この設問では組織のインピーダンスを低周波領域（直流～ 1 kHz）で与えられているので，細胞内液および細胞外液については導電率の大きい（抵抗が小さい）抵抗で置き換えられ，細胞膜は絶縁物と見なせる．したがって，組織を流れる電流は細胞外を通るので，等価回路はほぼ細胞外液の抵抗成分で近似できる．

1) 誤　細胞外液のコンダクタンス成分が大きい．
2) 誤　細胞膜のインピーダンスは大きい．
3) 正　上記のように，等価回路は細胞外液の抵抗成分で近似できる．
4) 誤　等価回路の細胞膜は絶縁物で近似できる．
5) 誤　等価回路は細胞膜と細胞内液が直列に接続されている．細胞膜が絶縁物と見なせるので，細胞内には電気が流れない．

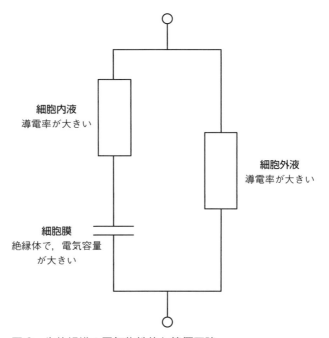

図 2　生体組織の電気物性的な等価回路

正解：3)

（第 34 回 午前 問題 42）

問題 6 生体の電気的な性質として誤っているのはどれか．
1) 導電率は周波数の増加とともに増加する．
2) 誘電率は周波数の増加とともに減少する．
3) 細胞内外液は脂肪組織と比較して導電率が大きい．
4) 細胞膜は細胞内外液と比べて導電率が極めて小さい．
5) γ 分散は生体固有の組織構造による分散である．

解説：
生体組織の電気的特性は，問題 4 の図 (263 ページ) に示すように周波数特性をもつ．

1) 正　導電率 σ は周波数の増加とともに右上がりに増加する．何カ所かで急に大きくなるところがあるが，これを周波数分散という．

2) 正　誘電率 (問題 4 の図中では比誘電率 ε_s を示す) は導電率と逆の周波数特性をもっており，周波数の増加とともに右下がりに減少する．導電率と同様に周波数分散がある．

3) 正　細胞内外液はほとんど 0.9% の NaCl 溶液と同じ程度の導電率 (10 mS/cm 程度) を示すが，脂肪組織の導電率は 0.2 mS/cm 程度とずっと小さい．すなわち，脂肪層は電流を通しにくいのである．

4) 正　細胞膜 (形質膜) の膜抵抗は $0.5 \sim 5\,\mathrm{k\Omega/cm^2}$ と非常に大きく，ほぼ絶縁物と考えてよい．

5) 誤　周波数分散とは性質がある周波数で急に変化することで，生体組織の電気特性では，おもに次の 3 つの分散があるといわれている．
　α 分散は，イオンの運動が電界変化に追随できなくなることで生じる分散で，数 100 Hz 程度で起こる．β 分散は，細胞が絶縁物に近い細胞膜と導電性の高い細胞内外液の層構造からなることによる 1 MHz 付近で生じる周波数特性の変化で，細胞の構造が原因の分散であるので，構造分散とも呼ばれる．γ 分散は水分子が双極子をもつため，超高周波ではその運動が電界に追随できなくなることから生じる 10 GHz 付近の分散である．よって，組織構造による分散は β 分散である．

正解：5)

(第 32 回 午前 問題 44)

Check! □ □ □

問題 7 物体に働く応力とひずみについて誤っているのはどれか．
1) 応力はベクトルで表される．
2) 応力の単位は[Pa]である．
3) ひずみの単位は[m]である．
4) 弾性率は応力とひずみの比である．
5) 弾性率の単位は[Pa]である．

解説：
物体に力が作用するとき，物体内部での作用面を考え，この面の単位面積当たりに作用する内力の大きさのことを応力という．応力は力と同様に大きさと方向をもつベクトルである．応力＝力／面積となるので，単位は[N/m²]となり，圧力の定義とまったく同じである．応力のSI単位も圧力同様[Pa]（パスカル：[Pa] = [N/m²]）である．

材料に加わる外力のことを荷重といい，物体への作用によって呼び方が定まっている．荷重には引張荷重，圧縮荷重のほかに，物体を切断する方向に働く剪断荷重がある．さらに，曲げやねじりのような回転力も荷重として存在し，これらをそれぞれ曲げモーメント，ねじりモーメントという．このように物体にはさまざまな荷重が加わるが，物体内部に生ずる応力の方向は荷重の様式によって異なる．

一般に，応力の作用によって物体は変形する．物体に応力を加えた場合の変形量は元の物体の大きさ（ここでは長さ）に依存する．このため，材料固有の性質を表現するためには，外力に対しての伸び（あるいは縮み）を考えるのではなく，伸びを元の長さで割り算して基準化する．この変形の割合をひずみという．ひずみの方向は荷重の作用方向によって異なる．

物体に応力が生じるとひずみが起きるが，応力があまり大きくなければ応力が消失したとき，ひずみも消失することがある．このように，ある材料に荷重が作用したときだけ変形し，荷重を取り去れば変形が元に戻るとき，この材料のもつ性質を弾性という．また，変形量であるひずみが応力に比例しているとき，応力とひずみの比を弾性率という．

引張応力 σ に比例して ε_L の縦ひずみが生じたとき，比例係数を E とすれば，

$$E = \frac{\sigma}{\varepsilon_L}$$

が成り立つ．このとき E を縦弾性係数（率）あるいはヤング率という．弾性率の単位は，ひずみが無次元量（比の値であり，単位は1）なので，応力と同じ[Pa]となる．

正解：3)

（第34回 午前 問題40）

問題 8

ある生体組織を長さ 10 cm，直径 10 mm の円柱形にして，ある大きさの力で引っ張ったところ，1.0 mm 伸びた．同じ組織を長さ 5.0 cm，直径 5.0 mm の円柱形にして同じ力で引っ張ったら何 mm 伸びるか．ただし，この組織は均質弾性体とする．

1) 0.10　　　2) 1.0　　　3) 1.5　　　4) 2.0　　　5) 2.5

解説：

応力と歪みの関係の問題である．ある物質についての，<u>法線応力（断面に垂直にかかった応力）と伸び歪み（長さ方向の伸びの割合）の比を「ヤング率」</u>というが，これは，物質の形状によらず一定値である．なお，応力とは，圧力と同じように，単位面積当たりにかかっている力である．

さて，題意で，引っ張り力を F，断面積を S，もとの長さを L，伸びを ΔL とすると，ヤング率 E は，$E = (F/S)/(\Delta L/L)$ と表すことができる．これが，この物質で一定であることを利用して，この問題を解く．ここで 3 つの解法を示そう．

解法①：きちんと計算で解く方法

長さ 10 cm，直径 10 mm の物体の値を下付き添字 1，長さ 5.0 cm，直径 5.0 mm の物体の値を下付き添字 2 を付けて表すと（F は共通だから），

$(F/S_1)/(\Delta L_1/L_1) = (F/S_2)/(\Delta L_2/L_2)$

となる（ヤング率は同じ）．よって，

$$\Delta L_2 = \frac{S_1}{S_2} \cdot \frac{L_2}{L_1} \cdot \Delta L_1$$

となる．

題意では，直径が 1/2，つまり断面積が 1/4 に，長さが 1/2 になったのだから，$S_1/S_2 = 4$，$L_2/L_1 = 1/2$ を代入すれば，$\Delta L_2 = \Delta \Delta L_1$ となり，伸びは 2 倍になることがわかる．

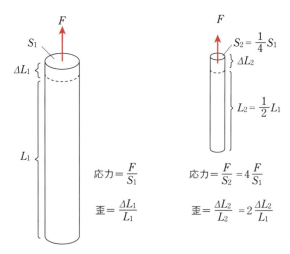

図　[応力／歪＝ヤング率] から求める方法

解法②：原理から予想する方法

ヤング率の定義から考える方法で，解法①のように式をコネくり回して「公式」を作るより，「物理的意味」を理解して解く方法であり，この方法に慣れることを勧める．

ヤング率が一定であるから，応力が2倍になれば伸び歪みも2倍になり，同じ長さであれば伸び（ΔL）も2倍になるが，長さが1/2になっても伸びは$2 \times 1/2 = 1$，すなわち伸びは変わらない．題意では，直径が1/2になったから断面積が1/4になったわけで，応力は4倍になったことになる．よって伸び歪みも4倍になる．長さが同じであったら，伸びは4倍すなわち4 mmになるのだが，長さが1/2なのだから伸びも1/2，すなわち2 mmとなる．

解法③：バネの直並列から考える方法

小さいほうの物体を1本のバネに例えると，大きなほうは，小さいバネが2本直列（長さが2倍）につながったものが，4本並列（断面積が4倍）につながったものと考えられる（図a）．これからわかることは，この状態では，小さなバネが2本直列につながったものには1/4の力が加わっていることになる．その伸びが1 mmだから，バネ1本当たりは，0.5 mm伸びていることになる．よって，この小さなバネに，図bのように1の力を加えると，伸びは4倍の2 mmになる．

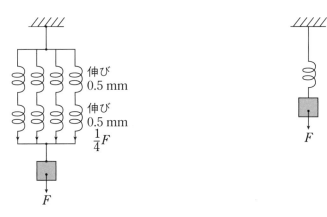

図a 長さ10 cm，直径10 mmの物体　　　図b 長さ5.0 cm，直径5.0 mmの物体

正解：4）

Check! □ □ □

問題 9 図のような部品を両端から強い力でゆっくりと引っ張ったとき，はじめに破壊する部分はどこか．ただし，部品の材料は等方性で，どの部分も厚みは等しいものとする．

1) a
2) b
3) c
4) d
5) e

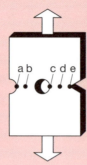

解説：
応力は，より鋭角な部分に集中しやすい．そこで，同じ力で引っ張ったときには材料の鋭角な切れ目に応力集中が起こって，そこから破壊が始まる．よって，図では一番鋭角な部分であるe点から破壊が始まる．

正解：5)

(第 22 回 午前 問題 29)

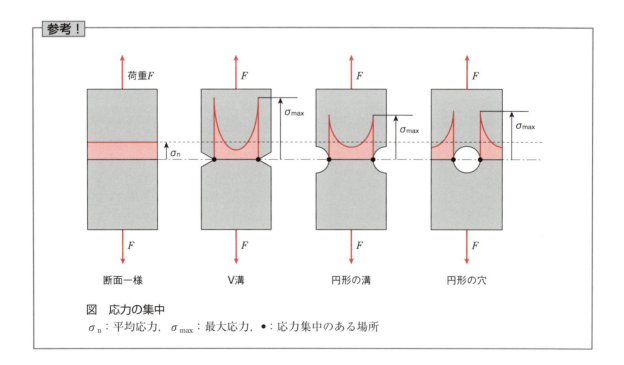

参考！

図 応力の集中
σ_n：平均応力，σ_{max}：最大応力，●：応力集中のある場所

Check! □ □ □

問題10 生体組織の力学的性質について誤っているのはどれか．
1) 血漿は非圧縮性流体である．
2) 軟部組織は硬組織に比べヤング率が小さい．
3) 軟部組織のポアソン比はおよそ0.5である．
4) 大静脈でのレイノルズ数は上腕動脈でのレイノルズ数より小さい．
5) ヤング率が同じであれば，太い血管ほど脈波伝搬速度は小さい．

解説：

1) 正 水のように圧縮しても体積変化のない流体を非圧縮性流体といい，血漿は非圧縮性流体である．

2) 正 材料を引っ張ったり圧縮したときに現れる荷重方向のひずみ（縦ひずみ）ε_Lと応力σが比例するとき，

$$E = \frac{\sigma}{\varepsilon_L}$$

として，比例係数Eを縦弾性係数（率），またはヤング率という．Eが大きいほど材料は硬い（変形しにくい）．

3) 正 材料に応力が加わったとき，引っ張りや圧縮により長さが変わると横方向の太さも変化する．縦方向のひずみ（縦ひずみ）をε_L，横方向のひずみ（横ひずみ）をε_Dとしたときの両者の比をポアソン比νといい，

$$\nu = \left| \frac{\varepsilon_D}{\varepsilon_L} \right|$$

と定義される．ポアソン比は材料によって定まる値である．一般的な金属では0.25〜0.35の範囲にある．生体の構成要素のように，含水率が高く，圧縮による体積変化が無視できる（非圧縮性）物質ではポアソン比は0.5となる．

4) 誤 レイノルズ数は流体の流れの状態を示す無次元数である．流れを押しとどめる力を粘性率で表し，流れの荒々しさを密度×速度×代表長さ（円管では直径）として，その比を粘性流体の流れの固有の数値（レイノルズ数）とする．レイノルズ数がある臨界値（臨界レイノルズ数：2000程度）を超えると，流れは層流から乱流に変化する．安静時には大血管内の血液の流れのほとんどは層流である．静脈では動脈に比べ流れが静かであるような気がするが，レイノルズ数は血管の太さと流速で決まるので，流量が等しい場合には同じ太さの動脈と静脈ではレイノルズ数にそれほど大きな違いはない．安静時では，大動脈で1500〜2000，大静脈で1000〜1500程度である．上腕動脈では太さが大動脈の1/10，流速も1/5以下なので，レイノルズ数は30〜50程度である．

5) 正 血管のような弾性管を伝わる脈波の伝搬速度は，血管が硬いほど速くなる．ヤング率が同じ（同じ材質）動脈血管でも，血管の厚さが薄い場合や血管径が大きい場合には実効的に血管は軟らかくなる．血管を流れる血液の密度をρ，血管の素材としての弾性率（ヤング率）をE，厚さをh，血管の直径をDとすると，脈波伝搬速度vは近似的に，

$$v = \sqrt{\frac{E \cdot h}{\rho \cdot D}}$$

で表される．したがって，血管を構成する素材の弾性率である E が等しくても，$\dfrac{E \cdot h}{D}$ の値が小さくなれば脈波伝搬速度は小さくなる．

正解：4)

(第 36 回 午前 問題 59)

Check! □ □ □

問題11 生体組織の力学的性質について誤っているのはどれか．
1）血液の粘性係数はヘマトクリット値に反比例する．
2）血漿は非圧縮性の粘性流体である．
3）肺の圧－容積関係はヒステリシスを示す．
4）筋組織は力学的異方性を示す．
5）ヤング率は組織に加えた応力と歪みの比で表す．

解説：

1）誤　血液の粘性に最も関与しているのは赤血球である．血液中の血球成分の割合を表すヘマトクリットはおおむね赤血球の容積比率を表すので，ヘマトクリットが大きくなれば血液の粘性も増す．そもそも比例や反比例とは関数として理論的に表現される場合に使うべきであって，定性的な変化については使用を避けたほうがよい．

2）正　血漿の流体としての性質は水に近い．水や血漿はニュートン流体と見なせる．ニュートン流体は，流れの状態にかかわらず粘性率が一定値で与えられる流体である．

3）正　肺の圧力と容積の関係は直線的でなく，肺に外気を送り込んだ場合，圧の上昇過程（吸気時に肺胞内圧が外圧に対して増加：胸腔内圧の低下）で容積は増加するが，圧力の変化が容積の変化に先行する．また，圧の下降過程（呼気時に肺胞内圧が外圧に対して低下：胸腔内圧の上昇）でも圧の低下が容積の変化に先行するので，結果として圧と容積の関係は吸気と呼気で同じ軌跡をもたない．このような性質をヒステリシスという．

4）正　多くの生体組織は解剖学的構造に従って力学的な異方性を示すが，同時に血管の走行などに関連した電気的な異方性も現れる．

5）正　ヤング率とは縦弾性率のことである．材料に力を加えたときに，力と同じ方向に現れる応力（垂直応力：単位面積当たりの荷重）をひずみ（長さの変化率：伸びまたは縮み／元の長さ）で割り，単位ひずみ当たりの応力で示される．単位は応力と同じパスカル［Pa］である．

正解：1）

（第29回 午前 問題56）

Check! ☐☐☐

問題12 頸動脈と大腿動脈の圧脈波を同時測定したところ，t [s]の遅延が認められた．2点の測定間距離がd [m]であるとき，脈波伝搬速度の算出式で正しいのはどれか．

1) $t \cdot d$ 2) $\dfrac{t}{d}$ 3) $\dfrac{d}{t}$ 4) $\dfrac{1}{t \cdot d}$ 5) $\sqrt{t \cdot d}$

解説：

2点間距離d [m]をt [s]で伝搬したのだから，伝搬速度v [m/s]は，

$$v = \frac{d}{t} \tag{1}$$

で表される．

ただし，この設問の場合，頸動脈と大腿動脈は心臓を挟んで反対側に位置するので，2点間の距離はそれぞれの観測点の心臓からの距離の差になり，式(1)では少し大きめに計算される．しかし，この設問は伝搬速度というものの定義を聞いているものだから，問題が不適切というわけではない．

正解：3)

(第22回 午前 問題43)

問題13 脈波伝搬速度(PWV)に影響しない因子はどれか.
1) 血管壁ヤング率　　2) 血管壁厚　　3) 血圧
4) 血管長　　5) 血管内径

解説:

脈波伝搬速度(pulse wave velocity:PWV)は動脈の血圧脈波の伝わる速さであるが,一般に次式で表せる.

$$PWV = \sqrt{\frac{血管弾性率 \times 血管壁の厚さ}{血液比重 \times 血管内直径}}$$

ここで,弾性率とは血管の硬さを示すものである.ルート($\sqrt{\ }$)の中の分子は,血管の硬さや肥厚を示し,分母は血液の重さ(慣性:動きにくさ)を意味する.よって,単純にいうと,
①硬い血管のPWVは速い.
②肥厚した血管のPWVは速い.
③太い血管ほどPWVは遅い.
ということができる.

以上より,選択肢1)血管壁ヤング率(血管弾性率),2)血管壁厚,5)血管内径は,PWVの式に表れているから「原理的」にPWVに影響する.また,選択肢3)血圧は,高くなると血管が張って硬くなるので,ヤング率が上昇することから,PWVは速くなるという意味で影響する.この性質を使うと,血圧変化をPWVでモニタすることができる.選択肢4)血管長は,PWVを計算するうえでは必要な因子であるが,PWVを決定する因子ではない.

正解:4)

(第25回 午前 問題59)

問題14 誤っているものはどれか．
1) 血漿はほぼニュートン流体である．
2) 骨は筋組織よりヤング率が小さい．
3) 筋組織は力学的異方性を示す．
4) 周波数の高い超音波ほど組織で吸収されやすい．
5) 生体組織の多くは粘弾性特性を示す．

解説：

1) 正　ニュートン流体とは，「圧力差と流速が比例する流体（正しくは，剪断応力と歪み速度とが比例する流体）」のことで，その比例定数を粘性率といい，これが流速や時間に関係なく一定である流体である．血漿はほぼニュートン流体とみなせる．

2) 誤　ヤング率とは，材料が弾性的に伸び縮みするとき，「応力と歪み（変形）の比」である．伸びの弾性率とか縦弾性率ともいわれる．同じ力で引っ張ったときに伸びが小さいほどヤング率は大きいことになり，「硬さ」「伸びにくさ」の指標である．よって，骨は筋組織より伸びにくいので，骨は筋組織よりヤング率は大きい．

3) 正　異方性とは，「計測する方向が違うと違う特性を示す物性」である．筋組織は，筋繊維の走行方向と，これに直角の方向では力学的に異なった性質（異方性）を示す．

4) 正　生体内では，超音波は熱となって組織に吸収されたり，散乱によって減衰する．減衰はほぼ周波数に比例して大きくなる．高い周波数の超音波ほど深部には到達しにくい．

5) 正　粘弾性とは，粘性と弾性の性質を併せもつことを意味する．弾性だけならどんなに高い周波数の振動でも応答するが，粘性があると高い周波数の振動にはついていけなくなり，振幅は小さくなる．生体組織は粘弾性体といってよい．

正解：2)

（第25回 午前 問題48）

Check! □ □ □

問題15 レイノルズ数が最も大きいのはどれか.
1) 毛細血管の血流　　2) 下大静脈の血流　　3) 門脈の血流
4) 上腕動脈の血流　　5) 上行大動脈の血流

解説：
レイノルズ数は粘性のある流体を特徴付ける固有の数値であり，

$$レイノルズ数 = \frac{\rho \cdot D \cdot v}{\mu}$$

で与えられる．ただし，ρ は流体の密度，D は円管を流れる流体では管の直径，v は流体の速度，μ は粘性率である．この式は，

$$レイノルズ数 = \frac{流体の慣性力}{流体の粘性力}$$

を意味し，言い換えれば，

$$レイノルズ数 = \frac{流体の荒々しさ}{流体を押し留める力}$$

と表現してもよい．レイノルズ数は分母と分子の単位が等しく，比率を表すもので，レイノルズ数自体は単位をもたない無次元数である．設問の条件を式に合わせて考えれば，どの血管においても血液の密度および粘性率が変わらないとすると，同一の生体内では流速と血管径の最も大きい，上行大動脈の血流が最も大きなレイノルズ数となる．
レイノルズ数が臨界レイノルズ数(2000程度)を超えると，流れは層流から乱流へと変化する．生体内の血流はほとんど層流で流れると考えてよいが，大動脈の起始部(上行大動脈)の血流は乱流になる可能性がある．

正解：5)

(第28回 午前 問題57)

Check! □ □ □

> **問題16** 流体の粘弾性について正しいのはどれか．
> 1）粘度（粘性率）は流体の「流れやすさ」を表す物性値である．
> 2）血液の粘度はヘマトクリット値に強く依存する．
> 3）毛細血管を流れる血液はニュートン流体と見なせる．
> 4）水は非ニュートン流体である．
> 5）レイノルズ数は粘性率と同じ単位を持つ．

解説：
流体の流れは管の太さや内部を流れる流体の性質に依存する．流体は固体とは違って自由な変形が許されるが，流体の一部に力が作用すると，その部分だけが運動を始めるのではなく，その周辺の流体にも動きが伝わり，流体同士がずれながら運動を始める．このとき流体同士に作用する力（ずり応力）と運動（ずり速度）との関係は，流体のもつ粘りとして観察される．粘りの大きな流体を粘性が大きいと表現し，その度合いを粘性係数という．粘性率が流れの状態にかかわらず一定と見なせる流体をニュートン流体といい，水は代表的なニュートン流体である．

血液は水に比べ粘り気があって，粘性は水の3～4倍である．粘性を大きくするおもな因子は血液中の血球にあるが，なかでも存在比率の大きい赤血球の量に依存する．血中の血球成分の容積割合をヘマトクリットといい，およそ40％程度であるが，ほとんどは赤血球の容積比である．

血液の粘性率は流れの状態によって変化するが，細い血管や毛細血管では血管の直径に対して赤血球が相対的に大きくなるので，均一な流体とは見なせず，流れの状態によって粘性率が変化する．このとき流体は非ニュートン流体となる．

レイノルズ数 Re は管内の流れや流れの中に物体が置かれたときに管の直径（あるいは物体の大きさを代表する長さ）を L，流体の密度を ρ，速度を v，粘性率を μ として，

$$Re = \rho \cdot L \cdot v / \mu$$

で表した量であり，粘性流体特有の数値である．Re は単位をもたない無次元数であり，Re は流体の慣性力／粘性力の比を示しているといえる．簡単に表現すれば，

$Re =$ 流体の荒々しさ／流体を押し留める力

と言い換えられ，Re が大きいとき，流体の流れは荒々しくなって乱流になり，逆に Re が小さければ流れは穏やかな層流となる．

正解：2）

（第30回 午前 問題39）

問題 17 流体力学について誤っているのはどれか.
1) 流体の粘性率の単位は [Pa/s] である.
2) 乱流とは流れの流線が入り乱れている状態である.
3) レイノルズ数とは流れの状態を表わす無次元数である.
4) 血液は非ニュートン流体である.
5) ベルヌーイの定理は粘性率が 0 の流体で成立する.

解説:
粘性とは物質の流動性を表す指標である.流体内部に層状の部分を考える.この層を動かすと,これに接する液体との接触面で摩擦により動かした層と同じ向きの力が作用して,層との境界に応力が発生する.この応力は液体の位置を元の位置からずらすので,ずり応力と呼ばれる.ずり応力は接触面の単位面積当たりに作用する力のことであり,単位は [Pa](パスカル)である.流体のある部分が動くと,ずり応力によって次々と液体が引きずられて動き出す.各層には速度の差が現れ,層の間の距離に比例するとして,この速度の勾配を γ [(m/s)/m] としてずり速度と定義する.ずり速度は流体のずれの大きさの時間的変化であり,単位時間当たりの速度変化である.γ はずり応力の大きさに関係する.最も単純にずり速度 γ がずり応力 τ に比例すると考えると,

$$\gamma = k \cdot \tau \tag{1}$$

と記述できる.ここで,比例係数の逆数 $1/k = \eta$ と定義しておくと,

$$\gamma = \frac{k}{\eta} \tag{2}$$

で表すことができる.このとき,η は流体の動きにくさを表す指標であり,粘性率という.粘性率の単位は [Pa・s] となる.よって,選択肢 1) が誤りである.それ以外の選択肢は正しい.

正解:1)

(第 33 回 午前 問題 26)

Check! ☐☐☐

問題18 長さ1m，内径2cmのチューブに圧力差50mmHgで液体を流した．このチューブの長さを変えずに内径1cmのものと交換し，圧力差を100mmHgにした．流量ははじめの何倍になるか．ただし，流れは層流であるとする．

1) 4　　2) 2　　3) $\dfrac{1}{2}$　　4) $\dfrac{1}{4}$　　5) $\dfrac{1}{8}$

解説：
円管の中を粘性流体が流れる場合の，圧力差と流量との関係には，次の有名なハーゲン・ポアズイユの式が成立する．

$$Q = \dfrac{\pi r^4}{8\mu L}\Delta P \tag{1}$$

ここで，Q は流量，ΔP は圧力差，r は管半径，L は管長，μ は流体の粘性率である．
この式の係数の逆数が「流体抵抗：R」で

$$R = \dfrac{8\mu L}{\pi r^4} \tag{2}$$

と表すことができる．式そのものを覚えなくてもよいが，「円管の抵抗は管径の4乗に反比例する」と覚えておく．管径が $\dfrac{1}{2}$ になると，抵抗は 2^4 倍，すなわち16倍になる．

題意では，「内径2cmのチューブを内径1cmのものと交換」したのであるから，流体抵抗は16倍になったことになる．また「圧力差50mmHgを100mmHgにした」のであるから，流す力は2倍になったわけで，結局，流量ははじめの $\dfrac{1}{8}$ になることになる．

正解：5)

(第25回 午前 問題33)

Check! □ □ □

> **問題19** 半径 r，長さ L のパイプ（管路）に粘性率 μ のニュートン流体を流した．流れのレイノルズ数を 100 としたとき，誤っているのはどれか．
> 1) 流体の速度は管内のどの部分でもほぼ等しい．
> 2) 管路の抵抗は r の 4 乗に反比例する．
> 3) 管路の抵抗は μ に反比例する．
> 4) 管路の抵抗は L に比例する．
> 5) 管内の流れは層流である．

解説：
流れが層流から乱流に変化する条件は流速だけによるのではなく，管の太さや流体の粘性係数にも依存する．層流の流れを流体の断面で観察すると，流線は平行で，速度の分布は中心が最大速度で周辺が 0 となる放物線を描く．管を流れる流体は入口と出口の圧力差 $\mathit{\Delta}P$ が駆動力となり，層流の状態ではその流量 Q はハーゲン・ポアズイユの式に従い，

$$Q = \frac{\pi r^4}{8\mu L} \times \mathit{\Delta}P \tag{1}$$

で表される．ただし，r は管の半径，L は管の長さである．流体のオームの法則（流量＝圧力差／管路の抵抗）で示すと，式（1）に示されるように，

$$管路の抵抗 = \frac{8\mu L}{\pi r^4} \tag{2}$$

となる．したがって，管路の抵抗は r の 4 乗に反比例する．また，管路の抵抗は μ と L に比例する．この設問では選択肢の 1) と 3) が誤りということになる．
流れの状態を規定するレイノルズ数 Re は，

$Re = $ 流体の慣性力 / 粘性力

の関係をもっており，簡単に表現すれば，

$Re = $ 流体の荒々しさ / 流体を押し留める力

と言い換えることもできる．Re が大きいときには流体の流れは荒々しくなって乱流になり，逆に Re が小さければ流れは穏やかな層流となる．層流と乱流の境界となる Re は臨界レイノルズ数と呼ばれ，実際の値はおよそ 2000〜3000 である．設問で与えられた Re では，流れは層流と見なせる．

正解：1) と 3)

（第 37 回 午前 問題 40）

問題20 パイプに粘性のある液体を流した。パイプの長さを変えないで内半径を$\frac{1}{2}$にしたとき，流量を一定に保つためには両端の圧力差を何倍にしなければならないか。ただし，流れは層流とする。

1) 2　　　2) 4　　　3) 8　　　4) 16　　　5) 32

解説：
円管内を流れる粘性流体の流と両端の圧力差との間にはハーゲン・ポアズイユの式が成立する．図のように，半径r，長さLの円管内を，粘性率ηの流体が流れている場合，入口圧力をP_1，出口圧力をP_2とすると，中を流れる粘性流体の流量Qは，

$$Q = \frac{\pi r^4}{8\eta L}(P_1 - P_2)$$

と表すことができる(ハーゲン・ポアズイユの式)．この式が示すように，円管中の粘性流体の流量は，「圧力差に比例し，円管の半径の4乗に比例し，円管の長さに反比例する」わけである．

よって，円管の長さLは変わらないで，円管の半径rを1/2にすると，同じ圧力差に対しては，流量は$(1/2)^4 = 1/16$になってしまうわけである．よって同じ流量に保つためには，圧力差を16倍にしなければならないわけである．

一方，電気に馴れた人は「抵抗」で考えたほうがわかりやすい．
図の円管の流体抵抗をRとすると，上式より

$$R = \frac{8\eta L}{\pi r^4}$$

となる．すなわち，流体抵抗Rは粘性率と円管の長さに比例し，半径の4乗に反比例することになる．よって，半径を1/2にすると，その抵抗は16倍になるわけである．これより，同じ流量を得るには，圧力差は16倍に増やさなければならないわけである．

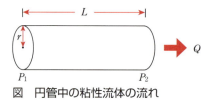

図　円管中の粘性流体の流れ

正解：4)

Check! □ □ □

問題21 超音波ドプラ法では弁狭窄直下の血流速(V [m/s])から簡易ベルヌーイ式を用いて狭窄前後の圧較差(ΔP [mmHg])を算出できる．算出式として正しいのはどれか．

1) $\Delta P \fallingdotseq \dfrac{1}{V}$
2) $\Delta P \fallingdotseq 2\sqrt{V}$
3) $\Delta P \fallingdotseq 4V$
4) $\Delta P \fallingdotseq 4V^2$
5) $\Delta P \fallingdotseq V^3$

解説：

簡易ベルヌーイ式は，連続波ドプラ法で計測した血流速度 v を用いて，弁狭窄などでの狭窄弁前後の圧較差(ΔP)や三尖弁閉鎖不全の逆流血流から右室圧を推定するために用いる．

簡易ベルヌーイ式は，粘性のない流体で成立するベルヌーイの式を利用している．弁の部分の血行動態に適用すると，血液の密度を ρ，狭窄部の流速を v，狭窄部の上流の流速を v_i とすれば，

$$\Delta P = \frac{\rho(v^2 - v_i^2)}{2} \tag{1}$$

が得られる．実際の血液は無視できない粘性をもつが，狭窄部分の距離が短いとして圧力損失を無視し，また，v が v_i に比べて十分大きいとすれば，

$$\Delta P = \frac{\rho v^2}{2} \tag{2}$$

が成り立つ．圧力の単位が[mmHg]，速度の単位が[m/s]となるように血液の密度を代入すると，

$$\Delta P = 4v^2 \tag{3}$$

が得られる．式(3)は簡単ではあるが，さまざまな仮定による省略を行っているので，v があまり大きくない場合(1 m/sec 以下)や狭窄部での流速変化が小さい場合には誤差が大きくなる．

正解：4)

(第31回 午後 問題40)

Check! □ □ □

問題22 可聴音の波長の範囲はおよそいくらか．ただし，音速を 340 m/s とする．
1) $1.7 \times 10^{-4} \sim 1.7 \times 10^{-1}$ m
2) $1.7 \times 10^{-3} \sim 1.7$ m
3) $1.7 \times 10^{-2} \sim 1.7 \times 10^{1}$ m
4) $1.7 \times 10^{-1} \sim 1.7 \times 10^{2}$ m
5) $1.7 \sim 1.7 \times 10^{3}$ m

解説：
この問題では2つのことを聞いている．1つは可聴音の周波数はいくらかであり，もう1つは音の周波数と波長の関係である．
可聴音とは人間が耳で聞き分けることのできる音のことであるが，通常は 20 Hz ～ 20 kHz といわれる (16 Hz ～ 20 kHz と書いてある本もある)．
一方，波の周波数 f と波長 λ と速度 c の間には，$c = f\lambda$ という関係がある．よって，音速 $c = 340$ m/s を入れると，$f = 20$ Hz では $\lambda = 340/20 = 17$ m，$f = 20$ kHz では $\lambda = 340/20{,}000 = 17$ mm となる．

正解：3)

(第19回 午前 問題31)

Check! □ □ □

問題 23 生体軟部組織中を伝播する 5 MHz の超音波の波長はおよそ何 mm か．
1) 0.3　　　2) 0.5　　　3) 3.0　　　4) 5.0　　　5) 7.5

解説：
波動の伝播速度 v と周波数 f および波長 λ との関係は，$v = \lambda f$ である．生体軟部組織中の音速は，ほぼ水中での音速 1500 m/s と同じである．よって，5 MHz の超音波の波長 λ は，$\lambda = v/f$ より，$\lambda = 1500 \text{ m/s} / 5 \text{ MHz} = 300\,\mu\text{m}$ となる．
すなわち，波長は 0.3 mm である．なお，超音波断層装置の分解能の限界は波長程度であるので，5 MHz の周波数では 0.3 mm 以下のものは判別できないことになる（実際は，波長の 2～3 倍が限界である）．

正解：1)

（第 19 回 午前 問題 54）

Check! □ □ □

問題 24 超音波の伝搬速度が最も大きいのはどれか．
1) 骨　　　　2) 脂肪　　　　3) 肝臓　　　　4) 腱　　　　5) 血液

解説：
一般的には，音速は密度の大きいものほど大きい．それぞれ媒体の中でのおおよその音速は次の通りである（文献によって多少の差はある）．一般的には，生体組織中では骨の中の音速が最も大きいとされている．

1) 正　　骨 = 3360 m/s（密度によって違う）
2) 誤　　脂肪 = 1440 m/s
3) 誤　　肝臓 = 1550 m/s
4) 誤　　腱 = 文献的なデータはないが，軟部組織より少し大きいのではないか．
5) 誤　　血液 = 1570 m/s

正解：1)

（第 26 回 午前 問題 53）

Check! □ □ □

問題25 超音波診断装置において,探触子で発生した超音波が体内の深さ 3 cm の場所にある境界面で反射して再び探触子に戻ってくるまでの時間に最も近いのはどれか.
1) 1×10^{-4} s　　2) 2×10^{-4} s　　3) 2×10^{-5} s　　4) 4×10^{-5} s　　5) 4×10^{-6} s

解説:
波が速度 v [m/s] で時間 t [s] だけ進むと,波の移動距離 L [m] は $L = vt$ [m] となる.
問題では,超音波が移動する距離は往復 6 cm であり,生体中での音速を 1500 m/s とすれば,その移動に要する時間は,

$$t \text{ [s]} = \frac{6 \text{ cm}}{1500 \text{ m/s}} = \frac{0.06 \text{ m}}{1500 \text{ m/s}} = 4 \times 10^{-5} \text{ s}$$

と計算できる.
問題で「最も近い」といっているのは,生体中の音速は組織によっても違うので,正確には 1500 m/s とはいえないからであろう.

正解:4)

(第 34 回 午前 問題 41)

問題26 超音波は生体内部を伝搬するにつれて減衰する．縦軸に超音波の振幅を，横軸に伝搬距離をとると均質な生体組織内部での変化を表す正しいグラフはどれか．ただし，縦軸，横軸ともに等間隔目盛りとする．

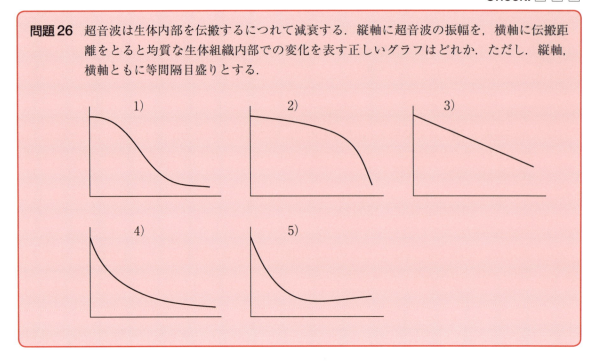

解説：
超音波は生体内を伝播するとき，拡散，吸収，散乱などによってそのエネルギーは減衰する．それは次式で示すような指数関数的な減衰特性をもって伝播する．

$$A = A_0 \cdot e^{-\alpha x}$$

（α：振幅に対する吸収係数，x：伝播距離，A_0：超音波の振幅）

したがって，縦軸に超音波の振幅，横軸に均質な生体組織内部の伝播距離をプロットすると，選択肢4)のグラフになる．

正解：4)

（第27回 午前 問題48）

問題 27 図のように，周波数 5 MHz の超音波を厚さ 4 cm の脂肪層に伝搬させたとき，A 点における超音波の減衰量は何 dB になるか．

ただし，脂肪の減衰定数は

$0.6 \dfrac{\text{dB}}{\text{MHz} \cdot \text{cm}}$

とする．

1) 3
2) 6
3) 10
4) 12
5) 20

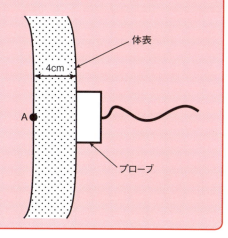

解説：
超音波の減衰度は周波数が高くなると大きくなり，また到達距離が長くなるとそれだけで減衰は大きくなる．脂肪の減衰定数は $0.6 \dfrac{\text{dB}}{\text{MHz} \cdot \text{cm}}$ であるから，1 cm の距離では，

$$0.6 \dfrac{\text{dB}}{\text{MHz} \cdot \text{cm}} \times 5\,\text{MHz} = 3 \dfrac{\text{dB}}{\text{cm}} \tag{1}$$

の減衰率となり，したがって 4 cm では，

$$3 \dfrac{\text{dB}}{\text{cm}} \times 4\,\text{cm} = 12\,\text{dB} \tag{2}$$

の減衰量となる．

正解：4)

（第 23 回 午前 問題 49）

問題 28 超音波が最も減衰する臓器はどれか．
1) 脳　　　2) 肺　　　3) 腎臓　　　4) 血液　　　5) 骨

解説：

超音波が生体組織中を伝搬するとき，音波はその組織に応じた音速で進み，音波の振幅は指数関数的に減衰する．減衰が起こるのは音波のエネルギーの一部が媒質の振動として熱に変化して吸収されるためである．均質にみえる生体組織でも，組織の構成要素の不均一性が存在するため，音の伝搬に際しては完全な均一媒質とはみなせない．不均一な物質中を音が伝搬すると音波の一部は散乱する．これに伴ってエネルギーの散乱が生ずるため，音は生体組織中で熱に変換される吸収と散乱の2つの要因によって減衰する．生体内では散乱による減衰が主となる．この減衰も指数関数的であり，音波が x の距離を進む間にその振幅 A が $A = A_0 \cdot e^{-\alpha x}$ となるとき，α を吸収係数（減衰係数）という．

下の表のように，空気と骨の吸収係数が大きく，水は小さい．肺は組織と空気の複合した臓器であり，吸収係数を一定の値として表現することは難しいが，いわゆる生体軟組織に比べると吸収係数は数倍の大きさである．

表　生体組織の音響特性〔「嶋津秀昭：ME の基礎となる生体物性，ME の基礎知識と安全管理（日本生体医工学会 ME 技術教育委員会監修），改訂第 6 版，p.62，2014，南江堂」より許諾を得て転載〕

物質	伝搬速度 [m/s]	特性インピーダンス [×10^6 kg/(m^2·s)]	吸収係数 [dB/cm]
空気(0℃, 1気圧)	331	0.0004	12
水	1480	1.48	0.0022
血液	1570	1.61	0.18
脳	1541	1.58	0.85
脂肪	1450	1.38	0.63
腎臓	1561	1.62	1.0
肝臓	1549	1.65	0.94
筋	1585	1.70	1.3（線維の方向） 3.3（線維との直交方向）
骨	4080	7.80	13

正解：5)

（第 33 回 午前 問題 42）

問題29 図のように，血管に超音波を発射してその反射波を検出する．血液が矢印の方向に流れているとき，反射波はどのように変化するか．
1) 周波数が減少する．
2) 周波数が増加する．
3) 周波数は変化せず位相が遅れる．
4) 周波数は変化せず位相が進む．
5) 血流速度に比例した周波数の信号が発生する．

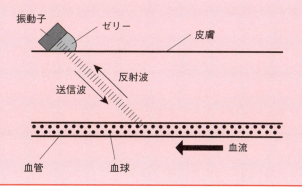

解説：
超音波ドプラ血流計の原理に関する問題である．ドプラ現象とは，「発音体（音を発しているもの）が近づいてくる場合は，観測者には高い音に聞こえ，発音体が遠ざかっていく場合は，観測者には低い音に聞こえる」という現象である．超音波ドプラ血流計はこの原理を応用したもので，血流に向かって発射した超音波は，血液中の血球から反射するときにドプラ現象を起こす．

問題の図で，血球は超音波の振動子に向かって近づいていくので，血球に到達した超音波の周波数は高くなる．一方，血球から反射した超音波は，血球から発せられたものとみなせるから，これを受信する振動子からみると，発音体が近づいてくるわけだから，振動子に到達した超音波の周波数はまた高くなる．すなわち，2度ドプラ現象が起きて，周波数は増加することになる．

なお，選択肢3），4）に関して，位相は伝達距離や反射物の音響的な性質によって変化するので，送信波と受信波の位相は変化するわけであるが，「周波数が変化せず」という部分が間違っている．

また，選択肢5）は一見正解であるようにみえるが，新たに信号が発生するのではなく，ぶつかった超音波の周波数が変化し，その変化分が血流速度に比例するわけで，反射超音波の周波数そのものが血流速度に比例するわけではないので間違っている．

正解：2)

（第20回 午後 問題11）

問題 30 超音波は生体組織のどの部分で最も反射が大きいか．
1) 水分子が多いところ　　2) 電位差があるところ　　3) 硬さが変わるところ
4) 血液が流動しているところ　　5) 軟部組織が多いところ

解説：
超音波は音響インピーダンスの異なる境界面で反射が起こるが，反射超音波の強さは，境界での2つの媒質の音響インピーダンスの差が大きいほど大きい．
物質の音響インピーダンスは，その物質の密度（ρ）とその物質中の音速（c）の積（ρc）で表される．よって，超音波を伝える物質，すなわち媒質の密度か音速が変わる境界面で反射することになる．この観点から問題をみていけば，おのずと答えは選択肢3)になる．

1) 誤　水分子が多いところ：表現があいまいであるが，水分子の密度が変化しているところならば反射は起こりうるが，一様に水分子が分布していれば反射は起こらない．

2) 誤　電位差があるところ：電位差だけでは超音波に影響しないが，電位差の原因が何らかの分子密度の差にあるとすれば，反射は起こりうる．

3) 正　硬さが変わるところ：物質が硬いというのは，通常その密度が高いことを意味している．また，硬い物質中の音速は一般に速い．その意味で，硬さが変化した部分では，音響インピーダンスは変わっているとみなせる．答えとして一番無理のない表現である．ただし，空気などの気体に「硬い，軟らかい」というような表現ができるかどうかは難しいところである．

4) 誤　血液が流動しているところ：超音波ドプラ血流計を思い起こして正解としてしまいそうであるが，血液中には血球があるから血漿と血球の音響インピーダンスの差で超音波は反射するが，その程度は，血液が流動してもしなくても変わらない．すなわち，血液が流動しているところの反射が，流動していないところに比べて大きいとはいえない．なお，血球と血漿の音響インピーダンスの差はさほど大きなものではなく，血液からの反射超音波はごく微弱なものである．

5) 誤　軟部組織が多いところ：一様な軟部組織からは反射しない．密度や音速が変わるところでは反射が起こるが，この選択肢の表現はあいまいであるが，「軟らかい組織が集まったところ」という意味では，音響インピーダンスに大きな差がないとみなせるので，反射は少ないと考えてよいだろう．

正解：3)

（第20回 午後 問題13）

問題 31 固有音響インピーダンスが最も大きいのはどれか.
1) 血液　　　2) 脂肪　　　3) 骨　　　4) 腎　　　5) 肺

解説：
音響インピーダンスとは，音波がある媒質から別の媒質に伝わるときの伝達のしにくさを表す指標である．音響インピーダンスは，電気インピーダンスなどと同様に音に対する抵抗と考えればよい．音響インピーダンス Z は音圧と速度の関係で与えられ，

$$Z = \rho \cdot C$$

という簡単な式で表される．ここで ρ は媒質の密度であり，C は音速である．
設問の血液，脂肪，腎はいずれも軟組織で，音速や密度にそれほど大きな差はないが，骨は密度が高く，また音速も速いので，音響インピーダンスは大きくなる．これに対して肺は空気が入っているので，密度は他の組織に比べて小さく，また音速も小さいので，音響インピーダンスは小さい．

音波は音響インピーダンスの変化する場所で反射する．音響インピーダンスが大きくなる界面では，音の波は終端で圧縮され音の進行方向と逆方向の力を受ける．このため位相の反転した波が反射波として戻ってくる．一方，音響インピーダンスが小さくなる場合には媒質の末端での膨張が反射として戻ってくるので，位相の変化は現れない．いずれにしても，音は固い壁で反射するだけでなく，硬い媒質から柔らかい媒質へ入るときにも反射が起きる．

正解：3)

(第 29 回 午前 問題 55)

Check! □□□

問題32 固有音響インピーダンスが最も小さいのはどれか．
1) 血液　　　2) 脂肪　　　3) 筋　　　4) 骨　　　5) 空気

解説：
生体内において超音波の反射強度の割合は，おもに生体内の組織や臓器がもっている音響的性質，いわゆる固有音響インピーダンス（音速 × 密度）によって左右される．超音波の反射はこの音響インピーダンスの異なる境界部分から生じ，その音響インピーダンスの差が大きいほど強い反射となる．下の表に示すように，生体内の組織や臓器は肺や骨を除いてほとんどが水の成分より構成されているので，音速と音響インピーダンスはほぼ近似を示す．一方，骨は弾性率（硬さ）が大きく密度が小さいので音速は速い．逆に空気は音速が遅く，密度も非常に小さいため音響インピーダンスも小さい．

組織，臓器	音速 [m/sec]	音響インピーダンス [$\times 10^6$ kg/m^2・sec]
脂肪	1460	1.4
脳	1530	1.4
肝臓	1570	1.6
筋肉	1580	1.7
水晶体	1640	1.8
胆石	2000	1.9
骨	3000	5.3
血液	1580	1.6
肺	700	—
水(37℃)	1524	1.51
空気(20℃)	344	0.0004

1〜10 MHz のデータの平均．個々の報告値は異なるので，これらの値はおおよその目安である．

正解：5)

（第 18 回 午前 問題 59）

Check! □ □ □

問題 33 骨の音響特性インピーダンスは，筋のような軟組織のおよそ何倍か．

1) $\dfrac{1}{10}$ 2) $\dfrac{1}{5}$ 3) $\dfrac{1}{2}$ 4) 2   5) 5

解説：

波動におけるインピーダンスは波の伝わりにくさの指標である．音波の場合，音響インピーダンスは粗密波における圧力変化と弾性体の変形のしにくさとの比，すなわち，音圧に対する媒質の移動速度の比と定義されている．自由平面を進行する音波では，この比は音波のないときの媒質の密度と音の伝搬速度の積，すなわち $\rho \cdot c$ に等しい．

音響インピーダンスの単位は $[Pa/(m/s)] = [Pa \cdot s/m] = [N \cdot s/m^3]$ である．音響インピーダンスは音の周波数や大きさには依存しないが，媒質の形状に関係する．媒質に固有の値を音響特性インピーダンスと呼ぶ．音響特性インピーダンスの単位は $[kg/(m^2 \cdot s)]$ である．音響インピーダンスの単位にある力 N を質量 × 加速度として単位変換すれば，音響特性インピーダンスと音響インピーダンスの単位が一致していることを確認できる．

設問に戻ると，骨の音速（およそ 4000 m/s）が生体軟組織の音速（およそ 1550 m/s）のほぼ 2.5 倍，骨の比重が生体組織の約 2 倍であることから，骨の音響インピーダンスが生体軟組織のそれに対して 5 倍程度になることがわかる．

正解：5)

（第 32 回 午前 問題 43）

問題34 超音波凝固切開装置について誤っているのはどれか．
1) 発生するミストは感染性を持つことがある．
2) 電気メスに比べ周辺組織への熱損傷が少ない．
3) アクティブブレードのみのプローブ先端がある．
4) 長時間の使用でブレードが熱くなることがある．
5) 凝固組織の周辺が炭化する

解説：
1) 正　発生するミストは機械的な振動によって周囲に飛散するので，感染につながる可能性がある．
2) 正　電気メスのように，組織に電流を流すことによって発生するジュール熱を利用するわけではないので，周辺組織への熱損傷が少ない．
3) 正　シザーズ型はアクティブブレード部分とパッド部分で構成されているが，フック型はアクティブブレードのみの構造である．
4) 正　超音波振動の摩擦熱を利用しているので，長時間の使用でブレード部分が熱くなることがある．
5) 誤　凝固は80℃～100℃前後で行われるので，電気メスのように組織の周辺が炭化することはない．

正解：5)

（第37回 午前 問題51）

Check! □ □ □

問題 35 AM 放送（中波放送）の波長として正しいのはどれか．
1) 3×10^3 m
2) 3×10^2 m
3) 3×10^1 m
4) 3×10^0 m
5) 3×10^{-1} m

解説：

電磁波の周波数帯域とその利用法に関する問題である．電磁波の波長については，下の図に示す通りである．

中波（medium wave：MW または medium frequency：MF）と称される電波の周波数帯域は，300 kHz から 3 MHz（波長では 100 m から 1 km）である．

誤りの選択肢はそれぞれ，選択肢 1) は長波（low frequency：LF），3) は短波（high frequency：HF），4) は超短波（very high frequency：VHF），5) は極超短波（ultra high frequency：UHF）に相当する．

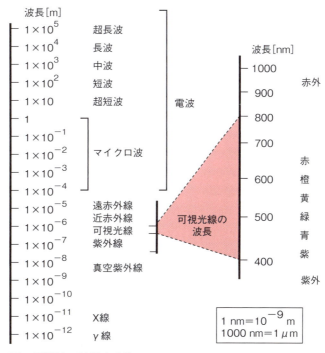

図　電磁波の波長と名称
可視光線は感じる色と波長の関係を拡大して示した．

正解：2)

（第 36 回 午前 問題 37）

問題36 生体の光特性について誤っているのはどれか．
1) 紫外線は長い波長ほど皮膚深部に到達する．
2) タンパク質は紫外線を吸収しやすい．
3) 血液の光吸収率は可視領域でほぼ一定である．
4) メラニンは可視光線を吸収しやすい．
5) 生体の水分子は遠赤外線を吸収しやすい．

解説：

1) 正　タンパク質は一般に紫外線を吸収しやすいが，紫外線吸収スペクトルの極大が波長280 nm 程度である．このため，地表に到達する近紫外線（波長280～380 nm）の領域では長い波長ほど吸収されにくく，皮膚深部まで到達する．

2) 正　タンパク質の構成要素であるフェニルアラニン，チロシン，トリプトファン，ヒスチジンのような芳香族アミノ酸は紫外線領域に吸収帯をもつので，これらのアミノ酸の存在によりタンパク質は紫外線を吸収しやすい．

3) 誤　可視光の領域は波長が400～800 nm 程度である．血液の主成分である赤血球には約40％のヘモグロビンが含まれているが，一般にヘモグロビンは波長が650 nm 以上の赤い光を透過しやすい．ヘモグロビンは酸素と結び付いている場合といない場合で光の吸収特性が異なる．したがって，血液の光吸収率は可視領域で特異的な吸収スペクトルをもつ．

4) 正　メラニンは皮膚に多く含まれる色素で，紫外線や可視光線をよく吸収し，光が体の内部に透過することを防いでいる．波長が600 nm 以上となる可視光の領域では吸収係数はヘモグロビンの100倍以上である．

5) 正　遠赤外線は波長 $4～25\,\mu m$ 程度の電磁波で，このうち波長が $5～8\,\mu m$ の領域では水分子による光吸収が非常に大きい．このため，生体の水分子は遠赤外線を吸収しやすく，また吸収された電磁波は熱に変わるので遠赤外線は生体の加温に有効利用できる．医療用サーモグラフィでは体表から放射される赤外線量を検出するが，水にほとんど吸収されない波長 $8\,\mu m$ 以上の領域（大気の窓と呼ばれる）を使うので，空気中の水蒸気の影響を受けない．

正解：3)

（第35回 午前 問題59）

問題37 波長約 650 nm から 800 nm の帯域の光で最も吸収係数の大きいのはどれか．
1) オキシヘモグロビン　　2) デオキシヘモグロビン　　3) メラニン
4) 水　　　　　　　　　　5) ビリルビン

解説：
波長が 650〜800 nm の帯域の光はほぼ可視光である．可視光の領域は波長が 400〜800 nm 程度であり，このうち，650 nm より長い波長は赤色の光である．

1), 2) 誤　　ヘモグロビンは酸素と結び付いている場合（オキシヘモグロビン）といない場合（デオキシヘモグロビン）で光の吸収特性が少し異なるが，一般にヘモグロビンは赤い光を透過しやすい．

3) 正　　メラニンは皮膚に多く含まれる色素で，白色人種に少なく有色人種に多い．メラニンは紫外線や可視光線をよく吸収し，光が体の内部に透過することを防いでいる．波長が 600 nm 以上となる可視光の領域では，メラニンの吸収係数はヘモグロビンの 100 倍以上である．

4) 誤　　水も可視光をよく透過する．

5) 誤　　ビリルビンは古くなった赤血球の分解産物であり，肝臓で作られて胆汁として排出される．便の色はビリルビンの色であり，胆汁としての排出が阻害されると黄疸となる．ビリルビンの吸収バンドは波長 450 nm 辺りで最大であり，650 nm 以上の波長の光の吸収率は非常に小さい．

この設問では体に照射された可視光線がほとんど皮膚で吸収され，メラニン色素が主として吸収物質として作用していることを理解しておけば，容易に解答に結び付くはずである．

正解：3)

（第 31 回 午前 問題 43）

Check! □ □ □

問題38 可視光領域で吸収係数が最も大きいのはどれか．
1) 酸素化ヘモグロビン　　2) メラニン　　3) メトヘモグロビン
4) H_2O　　5) アミノ酸

解説：
生体物質は固有の光吸収スペクトルをもつが，波長 400 ～ 800 nm の可視光領域では下図に示すように，ヘモグロビンやメラニンが比較的大きな吸収を示す．この問題では，吸収係数（または吸光係数）の大きさについて，吸収のピーク（最大値）か可視光全域での吸収かの区別がないので，必ずしも正確な設問とはいえない．ここでは全体の可視光領域の全範囲にわたっての吸収係数を考えることにすると，メラニンが最も吸収が大きいのでこれが正解となる．メラニンは皮膚に多く含まれ，生体では遮光の働きをもつ．

ヘモグロビンは波長が 400 nm をやや超える青や緑の領域で吸収のピークをもつ．吸収スペクトル範囲は狭いが，この部分だけを考えるならヘモグロビンはメラニンより光の吸収が大きいことになる．メトヘモグロビンはヘモグロビンの一種であるが，酸素を運ぶ機能がない．可視光領域での吸収係数は正常なヘモグロビンとは異なり，特に緑より長い波長域（500 nm 以上）ではピークをもたない．茶色と青色を混ぜた色に見え，健常人のヘモグロビンにもごくわずかな割合で存在する．メトヘモグロビンの割合が大きくなるとパルスオキシメータで測定した酸素飽和度が低く計算される．

多くのアミノ酸はおよそ 230 nm 付近の紫外線領域で相対的に大きな吸収係数をもつ．分子内に発色部をもつアミノ酸では吸収係数の大きな部分がやや長波長側に観測される．また，水は赤外光領域で大きな吸収係数をもつが，可視光では光をよく透過する．

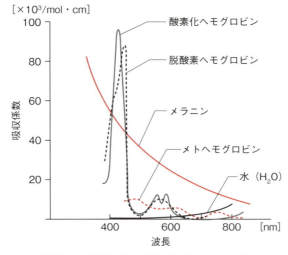

図　各種生体物質の可視光領域における吸収係数

正解：2)

（第 34 回 午前 問題 43）

問題39 熱の伝わりについて誤っているのはどれか．
1) 体表面での空気の対流は熱の放散に役立つ．
2) 熱伝導は温度の勾配に比例する．
3) 皮膚組織内では対流はほとんどない．
4) 生体内での熱の移動は血流による影響が大きい．
5) 体表面からの熱放射は近赤外光による．

解説：

1) 正 空気が暖められて軽くなり上のほうへ移動するとき，この熱の移動を対流という．体の周辺では体温によって暖められた空気が対流して体表面からの熱を速やかに移動させ，熱の放散に役立っている．

2) 正 物質同士が直に接している場合，エネルギーは高温の部分から低温に向かって移動する．これを熱伝導という．熱の移動量は温度勾配（温度の差）に比例する．温度勾配とは，物体内である短い距離 Δx だけ離れた2点の温度差が $\Delta \theta$ であるとき，距離に対する温度変化のこと（$\Delta \theta / \Delta x$）である．

3) 正 生体組織は細胞膜で包まれた小さな部分の集合体である．このような組織では流体の熱による移動はきわめて限局的であり，対流といえるような効果はないと考えてよい．組織液は水のようなものなので，伝導率が小さくなかなか熱が伝わらない．肉の外側だけ焼けて，中が生のままであるステーキのレアはこのような熱伝導の悪さによって作られている．

4) 正 体内で産生された熱を皮膚へ移動するのに最も貢献しているのは血流であり，組織細胞を介した直接的な熱伝導はあまり関与しない．これは生体を構成している物質（熱的にはほとんど水と等しい）の熱伝導度（率）がきわめて小さく，一定時間内に必要量の熱を移動させることができないためである．

5) 誤 物体は温度に依存した波長の電磁波を放射している．これは物体中の電荷をもった粒子が温度に応じて振動運動しているために起こる．放出されるエネルギーは，温度が低温では波長の長い（低周波）電磁波を放出し，温度が高くなると短波長（高周波）の電磁波を放出する．人体の体温付近では波長が $10\,\mu m$ 付近にある遠赤外光の電磁波を放出する．近赤外光は波長が $800\,nm \sim 3\,\mu m$ 程度の電磁波であり，$1000\,℃$ を超えるような物体から放出される．黒体（外界からの放射をすべて吸収する物体）の表面から単位面積，単位時間当たりに放出される電磁波のエネルギーは，黒体の熱力学温度 T [K] の4乗に比例する（ステファン・ボルツマンの法則）．

正解：5)

（第29回 午前 問題57）

問題40 外気温が体温とほぼ等しいとき，人体からの熱放出は主に次のどれによるか．
1）蒸散　　2）排泄　　3）輻射　　4）伝導　　5）対流

解説：
体温の放散は尿などからの排泄によるものを除いては，ほとんど物理的に行われる．体表面温度と外気温度の間に差がある場合は放射（輻射）によって熱が移動する．すなわち，外気温が体温より低い場合には体表面より外気に向けて熱が奪われる．体温と等しい場合は輻射による熱の移動はない．

蒸散（蒸発）は皮膚温以上の外気温にさらされた場合に発汗作用による蒸散によって熱が奪われる．問題の外気温が体温と等しいときは，通常皮膚表面は外気温より低いことになる（体温と皮膚表面温度とは異なる）からこの蒸散は起こり得ることになる．

輻射は皮膚周囲の空気層とは関係なく熱の移動が生じるか，伝導は空気層があってはじめて熱の移動がある．皮膚周囲の空気層が皮膚温より低いときは皮膚に接する．空気が熱伝導によって暖められその温度差が小さくなる．その結果，体温の温度移動は小さくなる．しかし，風によって皮膚と接している空気層がなくなり，新しい冷たい空気に皮膚がさらされると伝導による熱の放出が再び大きくなる．

対流は皮膚に面した空気層の間で生ずる熱の移動である．

したがって，熱の放射は外気温が低いときには伝導か対流が主となるが，皮膚温より外気温が高いときは蒸散が主役を演ずる．したがって正解は選択肢1）である．

ちなみに，体重 70 kg のヒトが 20 g の発汗があったとしたとき，人体を水と考えた場合（水 1 g が汗となって蒸散すると約 0.58 cal の熱量を失うと仮定）0.58×120 = 70 cal の熱が奪われる．これは概算で体温 1℃ 下げる効果があったことになる．

正解：1）

（第 17 回 午前 問題 45）

Check! ☐ ☐ ☐

問題41 X線の吸収が最も大きいものはどれか．

　　　　1) 骨　　　　2) 血液　　　　3) 筋　　　　4) 脂肪　　　　5) 肝臓

解説：
単純X線撮影では「骨の影」を写真にするように，人体組織では骨が一番X線を通しにくいのはよく知られた事実であるから，答えは一目瞭然であろう．

ただし，ここでいう骨とは硬い骨すなわち緻密骨のことであって，同じ骨でも骨髄などのX線吸収係数はかなり小さい．いわゆるCT値（水を0，空気を-1000とするX線吸収係数の相対値）でいうと，骨は+60〜1000（以上），脂肪は-10〜-200程度であるが，それ以外の大半の組織は0〜100の間に入っているので，大小の序列はつけにくい．

正解：1)

（第20回 午前 問題47）

Check! □□□

問題42 放射線の生体作用の大きさは放射線の種類によって異なる．X線の作用効果を1としたときの放射線の種類と効果の大きさの組合せで誤っているのはどれか．
1) α線 ……………… 20
2) γ線 ……………… 10
3) 中性子線 ………… 5
4) 陽子線 …………… 2
5) β線 ……………… 1

解説：
1895年にX線が発見されてすぐ，放射線が毛髪の脱落や皮膚の発赤など生体に影響を与えることが明らかにされた．その後s発見されたα線，β線，γ線などにも著しい生物作用があることがわかってきた．放射線の作用の中心は電離作用である．

放射線が生体を構成する原子や分子と衝突すると，原子の軌道にある電子にエネルギーを与える．エネルギーが大きいと原子に最も緩く結合する電子が飛び出して自由電子となり，原子は正イオンとなって電離する．電離放射線はイオンと励起電子（1次生成物）を生成する．1次生成物に与えられたエネルギーは熱エネルギーや活性化エネルギーとして働き，生体内ではこれらがおもな生物学的作用要因となる．

放射線の生体作用には放射線を浴びた本人への身体的な影響だけでなく，遺伝的影響も存在する．身体的影響には急性効果と晩発効果がある．細胞中の分子に電離や励起が起こると，細胞が死んだり，細胞分裂に障害が起こったりする．細胞分裂の盛んな造血器官，生殖腺，腸管，皮膚は放射線に対する感受性（作用の強さ）が高い．がんの放射線治療はこれを根拠にした治療法である．また，胎児は細胞分裂が盛んなので，成人に比べ，放射線の影響を受けやすい．一方，肝臓や脳など細胞分裂をほとんど起こさない臓器や組織は放射線の影響を受けにくい．

人間が放射線に被曝したときにどのような生物学的効果が現れるかは放射線の種類に依存する．生体に対する作用の大きさの比率を放射線荷重係数と呼び，X線は1，γ線は1，β線は1，陽子線は2，中性子線はエネルギーにより5〜20，α線で20である．

これらを考慮して放射線の効果が線量当量Hとして定義されている．吸収線量をDとして効果の大きさ（危険の程度）をQとすると，$H = D \cdot Q$で表される．1 Gy（$1\,\mathrm{J \cdot kg^{-1}}$）の吸収線量に対して放射線荷重係数1のときの線量当量を1 Sv（シーベルト）と表す．

正解：2)

（第33回 午前 問題41）

問題一覧

問題一覧

化 学

化学 ☐☐☐
問題 1 原子について正しいのはどれか．
　　　1) 原子核は陽子と電子からなる．
　　　2) 陽子数は原子番号とよばれる．
　　　3) 電子の質量は陽子よりも大きい．
　　　4) 質量数は陽子数と電子数で決まる．
　　　5) 質量数が同じ原子どうしを同位体という．

（第 35 回 午前 問題 25）

化学 ☐☐☐
問題 2 原子番号 Z の原子核が α 線を出して他の原子核に変換した．変換による原子番号の変化として正しいのはどれか．
　　　1) 変わらない．
　　　2) 1 減少する．
　　　3) 2 減少する．
　　　4) 3 減少する．
　　　5) 4 減少する．

（第 36 回 午前 問題 22）

化学 ☐☐☐
問題 3 1 価の陰イオンになりやすい原子はどれか．
　　　1) C　　　2) Cl　　　3) Li　　　4) S　　　5) Si

（第 37 回 午前 問題 25）

化学 ☐☐☐
問題 4 粒子間の結合で最も強いのはどれか．
　　　1) 共有結合　　　2) イオン結合　　　3) 金属結合
　　　4) 水素結合　　　5) ファンデルワールス結合

（第 36 回 午前 問題 27）

化学 ☐☐☐
問題 5 同位体について正しいのはどれか．
　　　1) 中性子数が同じで陽子数が異なる原子同士を同位体という．
　　　2) 同じ原子番号の同位体はほぼ同じ化学的性質を示す．
　　　3) 同位体はすべて放射能を有する．
　　　4) 同位体を人工的に作ることはできない．
　　　5) 混合している同位体から特定の同位体を分離することはできない．

（第 23 回 午前 問題 38）

化学 ☐☐☐

問題 6 重曹 $NaHCO_3$ の分子量はどれか．

1) 52　　　2) 84　　　3) 97　　　4) 110　　　5) 156

(第 17 回 午前 問題 27)

化学 ☐☐☐

問題 7 ブドウ糖を酸素と結合させて完全に燃焼させ，$C_6H_{12}O_6 + 6O_2 \rightarrow a \cdot H_2O + b \cdot CO_2$ が成り立つとき，a と b の組合せで正しいのはどれか．

	a	b
1)	1	1
2)	1	2
3)	1	6
4)	2	1
5)	6	6

(第 31 回 午前 問題 27)

化学 ☐☐☐

問題 8 乾燥して清浄な空気の標準的な組成として誤っているのはどれか．

1) 酸素　　　：21%
2) 窒素　　　：78%
3) 二酸化炭素：3%
4) アルゴン　：1%
5) ネオン　　：18 ppm

(第 33 回 午前 問題 25)

化学 ☐☐☐

問題 9 なめらかに動くピストンを持つシリンダ内に27℃，0.6 L の気体が入っている．気体の温度を127℃に上昇させた場合，気体の体積は何 L になるか．

1) 0.8　　　2) 2.8　　　3) 80　　　4) 280　　　5) 800

(第 32 回 午前 問題 24)

化学 ☐☐☐

問題 10 浸透圧濃度が 300 mOsm/L である食塩水の％濃度はおよそいくらか．ただし，Na，Cl の原子量をそれぞれ 23，35.5 とする．

1) 0.1%　　　2) 0.3%　　　3) 0.5%　　　4) 0.7%　　　5) 0.9%

(第 20 回 午前 問題 40)

化学 ☐☐☐

問題 11 0.9％食塩水の浸透圧濃度はおよそ何 mOsm/L か．ただし，食塩（塩化ナトリウム）の分子量は 58.5 である．

1) 15　　　2) 30　　　3) 150　　　4) 300　　　5) 520

(第 19 回 午前 問題 32)

化学 ☐☐☐

問題 12 37℃での血清浸透圧濃度が 300 mOsm/L であるとき，この血清の浸透圧（気圧：atm）はどれか．
ただし，気体定数は $0.082 \, L \cdot atm \cdot K^{-1} \cdot mol^{-1}$ である．

1) 0.076　　　2) 0.76　　　3) 7.6　　　4) 76　　　5) 760

(第 32 回 午前 問題 26)

化学 □□□
問題13 5%ブドウ糖液の浸透圧濃度[mOsm/L]はおよそいくらか．ただし，ブドウ糖の分子量を180とする．

1) 30　　2) 90　　3) 280　　4) 360　　5) 900

(第18回 午前 問題22)

化学 □□□
問題14 1 mol の NaCl を 1 L の水に溶解したときの浸透圧は Na_2SO_4 を同一条件で溶解したときの浸透圧のおよそ何倍になるか．

1) $\frac{1}{2}$　　2) $\frac{2}{3}$　　3) 1　　4) $\frac{3}{2}$　　5) 2

(第25回 午前 問題36)

化学 □□□
問題15 0.10 mol/L の塩酸が 30 mL ある．この塩酸に，濃度不明の水酸化バリウム $Ba(OH)_2$ 水溶液を加えていったところ，ちょうど中和するまでに 20 mL を要した．水酸化バリウム水溶液の濃度[mol/L]はいくらか．

1) 0.010　　2) 0.015　　3) 0.025　　4) 0.050　　5) 0.075

(第35回 午前 問題26)

化学 □□□
問題16 図のように NaCl 溶液に一対の Ag 電極を入れて，電源 E から電流を流した．陽極側で起こる反応として正しいものはどれか．

1) $Na^+ + OH^- \rightarrow NaOH$
2) $2H^+ + 2e^- \rightarrow H^2 \uparrow$
3) $H^+ + Cl^- \rightarrow HCl$
4) $Ag^+ + Cl^- \rightarrow AgCl$
5) $Ag^+ + OH^- \rightarrow AgOH$

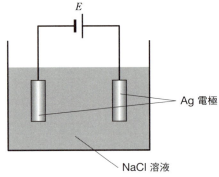

(第24回 午前 問題37)

化学 □□□
問題17 pH の定義式はどれか．ただし，水素イオン濃度を$[H^+]$，水酸イオン濃度を$[OH^-]$とする．

1) $pH = \log[H^+][OH^-]$　　2) $pH = \log[H^+]$　　3) $pH = -\log[H^+]$
4) $pH = \log[OH^-]$　　5) $pH = -\log[OH^-]$

(第18回 午前 問題21)

化学 ☐☐☐

類題 17 pH について正しいのはどれか．

1) 水素イオン濃度に比例する．
2) 水酸化物イオンが多いと酸性となる．
3) 負の値をとることもある．
4) pH5 を中性という．
5) 水では温度が高くなると pH が大きくなる．

（第 18 回 午前 問題 21）

化学 ☐☐☐

問題 18 pH = 3 の水溶液における [H^+] は，pH = 6 の水溶液における [H^+] の何倍か．ただし，[H^+] は水素イオン濃度とする．

1) $\frac{1}{1000}$ 2) $\frac{1}{2}$ 3) 2   4) 100   5) 1000

（第 34 回 午前 問題 26）

化学 ☐☐☐

問題 19 pH が 1 の希硫酸 10 mL を水でうすめて 1 L にしたとき，pH はいくらになるか．

1) 1   2) 2   3) 3   4) 4   5) 5

（第 19 回 午前 問題 37）

化学 ☐☐☐

問題 20 pH が 6 の水溶液を pH が 7 の水で元の容積の 2 倍になるように薄めた．このときの水溶液の pH として正しいのはどれか．ただし，$\log_{10} 2 = 0.3$ とする．

1) 5.7   2) 6.3   3) 6.7   4) 7.3   5) 7.6

（第 29 回 午前 問題 26）

化学 ☐☐☐

問題 21 KCl の塩素の酸化数はいくらか．

1) +2   2) +1   3) 0   4) −1   5) −2

（第 36 回 午前 問題 29）

················· **物 理** ·················

物理 ☐☐☐

問題 1 誤っているのはどれか．

1) 質量 1 kg の物体に 1 m/s² の加速度を生じさせる力が 1 ニュートンである．
2) 質量 1 kg の物体を 1 m/s の速さで 1 m 動かすときの仕事が 1 ジュールである．
3) 1 秒間に 1 クーロンの電気量が通るときの電流が 1 アンペアである．
4) 1 クーロンの電気量を電位が 1 ボルト高いところに運ぶのに 1 ジュールの仕事が必要である．
5) 1 秒間に 1 ジュールの割合でエネルギーを消費するときの電力が 1 ワットである．

（第 29 回 午前 問題 21）

物理 ☐☐☐
問題 2 SI 単位の組合せで正しいものはどれか.
1) F ……………………… C・V
2) J ……………………… N・m
3) W ……………………… J・s
4) Ω ……………………… V・A
5) Pa ……………………… N・m^{-1}

(第 26 回 午前 問題 29)

物理 ☐☐☐
問題 3 長さ,質量,時間をそれぞれ L, M, T で表すと,力の次元は次のうちどれか.
1) $[L \cdot M \cdot T^{-2}]$ 2) $[L^2 \cdot M \cdot T^{-2}]$ 3) $[L^{-1} \cdot M \cdot T^{-1}]$
4) $[L \cdot M^2 \cdot T^{-2}]$ 5) $[L^2 \cdot M^2 \cdot T^{-1}]$

(第 19 回 午前 問題 35)

物理 ☐☐☐
問題 4 100 mmHg の圧力が 1 cm^2 の面に加えられたとき,面に作用する力は何 N か.ただし,水銀の比重を 13.6 とする.
1) 1.33   2) 13.9   3) 133   4) 266   5) 1390

(第 33 回 午前 問題 27)

物理 ☐☐☐
問題 5 圧力(絶対圧)が一番低いのはどれか.
1) 1 Pa   2) 1 kgf/cm^2 3) 1 mmHg   4) 1 cmH$_2$O   5) 1 atm

(第 34 回 午前 問題 21)

物理 ☐☐☐
問題 6 粘性率の単位として正しいのはどれか.
1) J/s   2) K・mol   3) N・m   4) Pa・s   5) W・s

(第 37 回 午前 問題 21)

物理 ☐☐☐
問題 7 次の組合せで関連のうすいものはどれか.
1) ボイル・シャルルの法則 …… 層流
2) ベルヌーイの定理 ………… 流れのエネルギー
3) アルキメデスの定理 ………… 浮力
4) 臨界レイノルズ数 ………… 乱流
5) ポアズイユの法則 ………… 粘性抵抗

(第 18 回 午前 問題 38)

物理 ☐☐☐
問題 8 月面の重力加速度は地球に比べおよそ $\frac{1}{6}$ である.地球上で 6 kg の質量を持つ物体をある高さから落下させたとき,地面に到達するまでに 2 秒かかった.この物体を月面で地球上での場合と同じ高さから落下させたとき,地面に到達するまでにかかる秒数に最も近い整数はどれか.
1) 2   2) 5   3) 8   4) 12   5) 24

(第 32 回 午前 問題 25)

物理 ☐ ☐ ☐

問題 9 1階(地上)に静止していたエレベーターが図に示すように一定の加速度で上昇し始め，15秒後に一定の速度に達した．そのあとエレベーターは20秒間一定の速度で上昇(等速度運動)してから一定の加速度で15秒間減速して最上階に達した．最上階の高さは地上から約何 m か．

1) 200
2) 333
3) 350
4) 500
5) 634

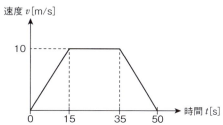

(第36回 午前 問題25)

物理 ☐ ☐ ☐

問題10 表面張力について正しいのはどれか．
1) 表面積を大きくしようとする性質をもつ．
2) 単位は N・m である．
3) 温度が高くなると小さくなる．
4) 水よりも水銀のほうが小さい．
5) 固体には表面張力はない．

(第37回 午前 問題24)

物理 ☐ ☐ ☐

問題11 表面張力の働きで誤っているものはどれか．
1) 濃い食塩水中で鶏卵が浮き上がる．
2) 1円玉を水に浮かせることができる．
3) 吸い取り紙に水が吸い上げられる．
4) 液体表面のごく薄い層に働く．
5) 落下する液体が球状になる．

(第26回 午前 問題27)

物理 ☐ ☐ ☐

問題12 水面下 30 m のところで発生した泡の体積は，水面に達する直前におよそ何倍になるか．ただし，水の温度は一定とする．

1) 2 2) 3 3) 4 4) 6 5) 8

(第18回 午前 問題28)

物理

問題13 0℃, 1気圧の空気1Lを図のようなピストンに入れ，加熱した．加熱によって圧力が2気圧，温度が546℃になった．このとき，空気の体積は何倍になるか．

1) 0.5
2) 1.0
3) 1.5
4) 2.0
5) 3.0

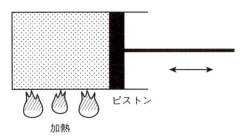

(第23回 午前 問題33)

物理

問題14 1 atm（気圧）で7000 Lの酸素を等温で圧縮して150 atm（気圧）にすると，その体積はおよそ何Lになるか．

1) 3.5　　2) 10　　3) 21　　4) 40　　5) 47

(第26回 午前 問題60)

物理

問題15 比重が ρ_0 の液体に比重 ρ_1 の物体が浮いている．このとき，液面より上部にある物体の体積を V_1，液面より下にある体積を V_2 とすると，$\dfrac{V_1}{V_2}$ はいくらか．

1) $\dfrac{\rho_1}{\rho_0}$　　2) $\dfrac{\rho_0}{\rho_1}$　　3) $\dfrac{\rho_1}{\rho_0} - 1$　　4) $\dfrac{\rho_0}{\rho_1} - 1$　　5) $1 - \dfrac{\rho_0}{\rho_1}$

(第25回 午前 問題35)

物理

問題16 図はバネとおもりの単振動をグラフで示したものである．おもりの速度および加速度が正の向きに最大となる点の組合せはどれか．

	速度が最大	加速度が最大
1)	A	B
2)	A	D
3)	B	C
4)	C	A
5)	C	D

(第17回 午前 問題22)

物理

問題17 バネにおもりをつけて単振動を起こしたとき，周期 T [s] を表す式はどれか．ただし，バネ定数を k [N/m]，おもりの質量を m [kg] とする．

1) $T = 2\pi\sqrt{\dfrac{m}{k}}$　　2) $T = 2\pi\sqrt{\dfrac{k}{m}}$　　3) $T = 2\pi\dfrac{m}{k}$

4) $T = 2\pi\dfrac{k}{m}$　　5) $T = 2\pi mk$

(第35回 午前 問題40)

物理

問題18 図aのように，バネ定数kのバネ2本を直列に接続しておもりをつり下げたとき，伸びはlであった．次に，このバネを図bのように並列に接続して，同じおもりをつり下げた場合，伸びはlの何倍になるか．いずれの場合もフックの法則が成り立つものとする．

1) 2   2) 1   3) $\dfrac{1}{2}$ 4) $\dfrac{1}{\sqrt{2}}$ 5) $\dfrac{1}{4}$

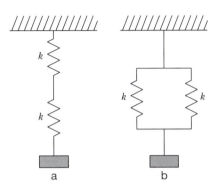

(第18回 午前 問題27)

物理

問題19 音波について正しいものはどれか．
1) 電磁波の一種である．
2) 短波長ほど媒質中で減衰しやすい．
3) 真空中も伝搬する．
4) 空気中の音速は水中の音速より大きい．
5) 回折現象を起こさない．

(第24回 午前 問題30)

物理

問題20 音について誤っているのはどれか．
1) 空気中の音速は気温が高くなると遅くなる．
2) 音波は音響インピーダンスの異なる媒質の境界面で反射される．
3) 液体中の音速は固体中の音速より遅い．
4) 音の強さは振幅によって決まる．
5) 可聴域の音波の振動数はおよそ20 Hzから20 kHzである．

(第32回 午前 問題22)

物理

問題21 水中を伝搬する5 MHzの超音波の波長に最も近いのはどれか．

1) 3 μm   2) 30 μm   3) 0.3 mm   4) 3 mm   5) 3 cm

(第25回 午前 問題58)

物理 □□□
問題22 観測者と音源が，図のように一直線上を移動している．観測される音の振動数が最も高い場合はどれか．ただし，観測者と音源は十分離れているものとし，移動速度は矢印の方向を正とする．

	観測者の速度	音源の速度
1)	＋5 m/s	0 m/s
2)	0 m/s	＋10 m/s
3)	＋5 m/s	＋10 m/s
4)	＋5 m/s	－10 m/s
5)	－5 m/s	＋10 m/s

(第17回 午前 問題32)

物理 □□□
問題23 静止している観測者に向かって音源が音速の $\frac{1}{10}$ の速さで近づくとき，観測者が聞く音の振動数は音源が出す音の振動数の何倍か．

1) $\frac{9}{10}$　　2) $\frac{10}{11}$　　3) $\frac{11}{10}$　　4) $\frac{10}{9}$　　5) $\frac{11}{9}$

(第33回 午前 問題22)

物理 □□□
問題24 障害物の陰にある図のA点でもいくらか音が聞こえるのは，どの現象によるものか．
1) 音の回折　　2) 音の屈折　　3) 音の反射　　4) 音の干渉　　5) 音の共振

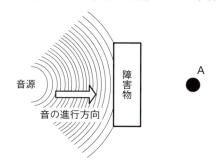

(第18回 午前 問題32)

物理 □□□
問題25 音波について誤っているものはどれか．
1) 空気や水中で伝搬する音波は粗密波である．
2) 波が重なるとき，位相の関係により干渉が生ずる．
3) 伝搬速度は音波の周波数に比例する．
4) 音波は音響インピーダンスの異なる界面で反射する．
5) 波長と同じ程度の大きさの障害物ならば，回折して後ろに回りこむ．

(第20回 午前 問題37)

物理 □ □ □
問題 26 電磁波について誤っているのはどれか.
　　　　1) 媒質によって伝搬速度が異なる.
　　　　2) 振動数が低いほど回折しやすい.
　　　　3) 波長が短いほど屈折率が小さい.
　　　　4) 速度は振動数に比例する.
　　　　5) 2つの異なる媒質界面では反射がおこる.
　　　　　　　　　　　　　　　　　　　　　　　　　　　　　（第 34 回 午前 問題 24）

物理 □ □ □
問題 27 電磁波について誤っているものはどれか.
　　　　1) 電界の変化と磁界の変化を伴った波である.
　　　　2) 伝搬速度は媒質に依存しない.
　　　　3) X 線も電磁波である.
　　　　4) 光も電磁波である.
　　　　5) 反射, 屈折, 回折をする.
　　　　　　　　　　　　　　　　　　　　　　　　　　　　　（第 23 回 午前 問題 29）

物理 □ □ □
問題 28 波長が最も短いのはどれか.
　　　　1) X 線　　　　2) γ 線　　　　3) 紫外線　　　　4) 赤外線　　　　5) 極超短波
　　　　　　　　　　　　　　　　　　　　　　　　　　　　　（第 35 回 午前 問題 23）

物理 □ □ □
問題 29 誤っているものはどれか.
　　　　1) 可視光線は電磁波である.　　　　　　2) 赤外線は可視光線より周波数が低い.
　　　　3) 電磁波にはドプラ効果がある.　　　　4) γ 線は電磁波である.
　　　　5) X 線は可視光線より波長が長い.
　　　　　　　　　　　　　　　　　　　　　　　　　　　　　（第 19 回 午前 問題 28）

物理 □ □ □
問題 30 光について正しいものはどれか.
　　　　1) 屈折率の異なる二つの媒質の境界面で回折が起きる.
　　　　2) 光ファイバはコアとクラッドの境界での干渉を利用して光を伝搬させる.
　　　　3) 点光源からの光を二つの平行な 2 本の線状スリットに通すことにより干渉縞を作ることができる.
　　　　4) 光は散乱体中を拡散せずに直進する.
　　　　5) 水中では赤外光は青緑色の光より伝搬しやすい.
　　　　　　　　　　　　　　　　　　　　　　　　　　　　　（第 25 回 午前 問題 37）

物理 □□□

問題31 図のように光線が空気（屈折率1）よりガラス（屈折率 n）に角度 i で入射し，角度 r で屈折するとき，i と r にはどのような関係があるか．

1) $\sin i = \sin nr$
2) $\sin i = n \sin r$
3) $\sin i = n \sin (90° - r)$
4) $\sin i = n^2 \sin r$
5) $\sin i = \dfrac{\sin r}{n}$

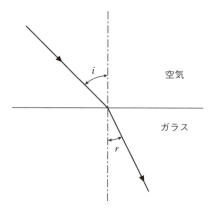

（第32回 午前 問題23）

物理 □□□

問題32 図は，光がある媒質から異なる媒質 A, B, C, D, E に同じ入射角で入射した場合の光路を示している．矢印の方向で入射したとき，最も小さい入射角で全反射が起こる媒質はどれか．

1) A 　 2) B 　 3) C 　 4) D 　 5) E

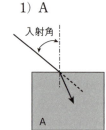 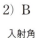 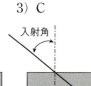 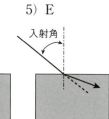

（第27回 午前 問題37）

物理 □□□

問題33 図は焦点距離 f の凸レンズで物体 AB の実像 A'B' ができる様子を示している．物体 AB とレンズの距離 a がいくらのとき，物体と実像の大きさが同じになるか．f の関数で表せ．

1) $\dfrac{f}{3}$
2) $\dfrac{f}{2}$
3) f
4) $2f$
5) $3f$

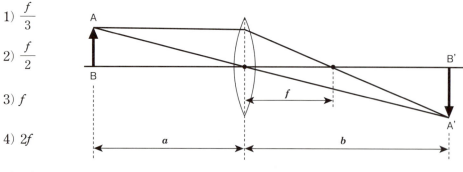

（第31回 午前 問題23）

物理

問題 34 光の屈折，反射，散乱の結果，現れる現象でないのはどれか．
1) 晴れた日に空が青く見えた．
2) 夕焼けで空が赤くなっていた．
3) 雨上がりに二重の虹が見えた．
4) 月面から見ると地球が青く見えた．
5) 落雷のとき稲妻が青白く見えた．

(第 36 回 午前 問題 23)

物理

問題 35 誤っている組合せはどれか．
1) プリズムに太陽光を通したら虹のようなスペクトルになる． ……………散乱
2) 太陽光を障害物で遮ると陰の辺縁部も少し明るくなる． ……………回折
3) 水を張った浴槽の底が実際より浅く見える． ……………屈折
4) 水に浮いた油に白色光を当てるといろいろな色彩が見える． ……………干渉
5) カメラに専用のフィルタを装着すると水中の魚が良く写る． ……………偏光

(第 37 回 午前 問題 23)

物理

問題 36 100 cm³ の筋肉を 37℃ から 42℃ まで高めるには，どれだけの熱量が必要か．ただし，筋肉の密度は約 1.0 g/cm³，比熱は 3.4 J/g・℃ である．
1) 170 J 2) 340 J 3) 600 J 4) 1200 J 5) 1700 J

(第 21 回 午前 問題 25)

物理

問題 37 次の物質のうち，常温における熱伝導率の最も高いのはどれか．
1) 銅 2) アルミニウム 3) 空気
4) 石英ガラス 5) 水

(第 22 回 午前 問題 38)

物理

問題 38 図のように熱伝導率 λ の板があるとき，板の片面の温度を T_1，反対側の面の温度を T_2 とすると，板の単位面積を伝わる単位時間あたりの熱量 Q はどの式で表せるか．ただし，板の厚みを D とし，$T_1 > T_2$ とする．

1) $Q = \dfrac{D\lambda}{T_1 - T_2}$

2) $Q = \dfrac{\lambda(T_1 - T_2)}{D}$

3) $Q = \dfrac{T_1 - T_2}{D\lambda}$

4) $Q = D\lambda(T_1 - T_2)$

5) $Q = \dfrac{D(T_1 - T_2)}{\lambda}$

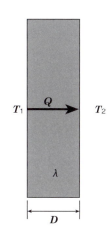

(第 27 回 午前 問題 38)

物理

問題39 図のような直方体の容器に食塩水を満たし，両側面A，Bに電極をつけて高周波電流0.8 A（実効値）を20秒間流したところ，食塩水の温度が3℃上昇した．AB間の抵抗は純抵抗で300Ωとすると，容器内の食塩水の量は何mLか．ただし，この食塩水1 mLを1℃温度上昇させるのに必要なエネルギーは4 Jとする．また，熱放散はないものとする．

1) 16
2) 64
3) 320
4) 960
5) 1280

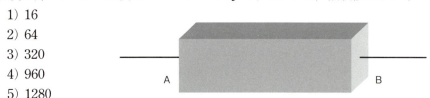

（第30回 午前 問題24）

物理

問題40 容器に100 g，0℃の氷を入れ，400 g，90℃のお湯をかけて氷を溶かし，よく混ぜた．容器内の水温は何℃になるか．
ただし，水の比熱を1 cal/(g・℃)，氷の融解熱を80 cal/gとし，容器や大気との熱交換はないものとする．

1) 46　　2) 56　　3) 66　　4) 76　　5) 86

（第31回 午前 問題24）

物理

問題41 0℃，1 gの水に毎秒700 Jの熱エネルギーを加えたとき，水の温度が100℃になるまでにかかる時間はおよそ何msか．ただし，水の比熱を4.2 J/(g・℃)とする．

1) 1　　2) 6　　3) 70　　4) 150　　5) 600

（第37回 午前 問題39）

物理

問題42 放射線に関する単位について誤っているものはどれか．

1) ベクレル（Bq）………放射性物質から出される放射線の強さについての単位
2) グレイ（Gy）…………物質中で吸収される熱量による吸収線量の単位
3) ラド（rad）……………グレイ（Gy）の $\frac{1}{100}$ の単位
4) シーベルト（Sv）………生体に与える作用の大きさを考慮した吸収線量の単位
5) レントゲン（R）………X線やγ線についての吸収線量の単位

（第20回 午前 問題35）

物理

問題43 α線，β線，γ線について正しいものはどれか．

1) 物質の透過力はγ線が最も強い．　　2) γ線は電子線である．
3) α線は水素原子核の流れである．　　4) β線は短波長の電磁波である．
5) 電離作用はα線よりβ線のほうが強い．

（第24回 午前 問題31）

物理

問題44 生体に最も大きな影響をもたらすのはどれか．

1) X線　　2) α線　　3) β線　　4) γ線　　5) 陽子線

（第37回 午前 問題58）

情報処理工学

情報処理工学 □ □ □

問題 1 コンピュータやその周辺装置の性能とその単位の組合せで誤っているのはどれか．

1) CPU データ処理量（バス幅） ……………… bit
2) DVD メディア容量 ………………… Gbyte
3) ディジタルカメラ解像度 …………………… dpi
4) データ通信速度 …………………………… ppm
5) CPU クロック周波数 ……………………… GHz

（第 27 回 午前 問題 30）

情報処理工学 □ □ □

問題 2 コンピュータネットワークを構成するハードウエアでないのはどれか．

1) ハブ　　　　　　2) ルータ　　　　　　3) パケット
4) イーサネットカード　　5) モデム

（第 31 回 午前 問題 39）

情報処理工学 □ □ □

問題 3 記憶素子（メモリ）について誤っているものはどれか．

1) RAM は読み書き可能なメモリである．
2) キャッシュメモリはデータをやり取りする二つのデバイス間の速度差を緩衝する役目がある．
3) フラッシュメモリは電源を切るとデータが消える．
4) ビデオメモリはディスプレイに表示されるイメージを格納するメモリである．
5) メモリの容量は普通バイト単位で表示される．

（第 25 回 午前 問題 39）

情報処理工学 □ □ □

問題 4 USB メモリの利用について誤っているのはどれか．

1) コンピュータウイルスの媒体として危険性が高い．
2) 医療機関での使用前に最新のウイルス定義ファイルで検疫しておく．
3) 内容を暗号化しておくと紛失したときにも個人情報漏洩を防ぐ効果がある．
4) 指紋認証の機能を活用すると情報漏洩に対する安全性が高まる．
5) ウイルス検疫ソフトが病院の端末 PC にあれば自宅の PC には不要である．

（第 31 回 午前 問題 40）

情報処理工学 □ □ □

問題 5 コンピュータの補助記憶装置について誤っているのはどれか．

1) RAID によるハードディスクのミラーリングは信頼性を低下させる．
2) アクセス時間を短縮するためにキャッシュメモリが用いられる．
3) BD（Blu-ray Disc）の容量は約 25 GB/ 層である．
4) USB フラッシュメモリは EEPROM の一種である．
5) SSD はハードディスクをフラッシュメモリで置き換えたものである．

（第 36 回 午前 問題 38）

情報処理工学 □□□

問題 6 フローチャートに用いられる図形で「判断」を表すのはどれか．

1) 　　2) 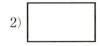　　3)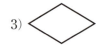

4) 　　5)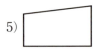

(第 28 回 午前 問題 29)

情報処理工学 □□□

問題 7 表示の原理として光の透過量を制御するのはどれか．
1) LED ディスプレイ　　2) 液晶ディスプレイ　　3) EL ディスプレイ
4) プラズマディスプレイ　　5) CRT ディスプレイ

(第 37 回 午前 問題 36)

情報処理工学 □□□

問題 8 各表示ディスプレイとその原理説明で誤っている組合せはどれか．
1) LED（発光ダイオード）　……………　pn 接合半導体に電流を流すと発光する．
2) LCD（液晶ディスプレイ）　…………　電圧を加えると液晶が発光する．
3) EL（エレクトロルミネセンス）　……　電界を加えると蛍光物質が発光する．
4) CRT（ブラウン管）　…………………　電子ビームを当てると蛍光膜が発光する．
5) PD（プラズマディスプレイ）　………　封入した不活性ガスが放電により発光する．

(第 26 回 午後 問題 16)

情報処理工学 □□□

問題 9 変調について誤っているものはどれか．
1) FM と AM は連続波変調である．
2) FM は AM より外部雑音の影響を受けにくい．
3) PCM はパルス符号変調のことである．
4) PWM（パルス幅変調）は FM の一種である．
5) 被変調波から原信号を取り出すことを復調という．

(第 19 回 午前 問題 29)

情報処理工学 □□□

問題10 ネットワークの利用と設備の組合せで適切なのはどれか．
1) リピータ　　　　　　：異なるネットワーク内の中継を行う．
2) ルータ　　　　　　　：同じネットワーク内の中継を行う．
3) アクセスポイント　　：パソコンを ISDN 回線に中継する．
4) モデム　　　　　　　：パソコンを電話回線と接続する．
5) ターミナルアダプタ　：パソコンなどの無線端末をネットワークに接続する．

(第 29 回 午前 問題 39)

情報処理工学 □□□

問題11 データ通信について誤っているものはどれか．

1) ISDN はアナログ通信に適した通信路である．
2) LAN の通信方式の1つにイーサネットがある．
3) TCP/IP はインターネットで採用されている通信プロトコルである．
4) ADSL は銅線の回線を利用して高速データ通信を可能にする通信方式である．
5) DICOM はディジタル医用画像処理規格の1つである．

(第 26 回 午前 問題 33)

情報処理工学 □□□

問題12 無線 LAN について誤っているのはどれか．

1) 電子レンジと同じ 2.4 GHz 帯のマイクロ波が使われている．
2) 暗号化機能により通信内容の傍受や不正接続が防止できる．
3) アクセスポイント側で特定のステーション（パソコンなど）だけ接続できるように設定することができる．
4) ステーションが移動したとき，最寄りのアクセスポイントに自動的に接続する機能をローミングという．
5) アクセスポイントを設置するには免許を取る必要がある．

(第 30 回 午前 問題 37)

情報処理工学 □□□

問題13 データ通信に関連した用語や略語の説明として適切でないのはどれか．

1) RS-232C ：主にコンピュータと周辺機器間でシリアル伝送する規格である．
2) GP-IB ：計測制御機器の接続に多く用いられるバス（データ伝送路）規格の一つである．
3) LAN ：同じ建物内などの限られた領域で，コンピュータや周辺機器を Ethernet などで接続したネットワークである．
4) USB ：コンピュータと周辺機器を接続し，シリアル伝送する規格である．
5) DICOM ：医用テレメータなどの無線通信規格で，心電図などの生体信号を伝送するために用いられている．

(第 28 回 午前 問題 27)

情報処理工学 □□□

問題14 コンピュータセキュリティ対策であるファイアウォールの機能として正しいのはどれか．

1) PC の起動時にパスワードを要求する．
2) 送受信データを暗号化する．
3) 複数のハードディスクに同じデータを保存する．
4) 内部ネットワークと外部ネットワークとの不正通信を遮断する．
5) コンピュータウイルスを検出，除去する．

(第 32 回 午前 問題 39)

情報処理工学 □□□
問題 15 コンピュータセキュリティについて誤っているのはどれか.
1) ワクチンソフトには侵入したウイルスを駆除する機能がある.
2) コンピュータウイルスに感染しても直ちに症状が出るとは限らない.
3) 「トロイの木馬」に感染すると攻撃者にパソコンを遠隔操作される恐れがある.
4) ファイアウォールはコンピュータネットワークと外部との通信を制限する.
5) スパイウエアとは不正アクセスを監視するものである.
(第 34 回 午前 問題 38)

情報処理工学 □□□
問題 16 無線 LAN のセキュリティ機能の設定項目に関係ないのはどれか.
1) WEP　　2) MAC アドレスフィルタリング　　3) SSID ステルス
4) WPA-PSK　　5) TCP/IP
(第 35 回 午前 問題 38)

情報処理工学 □□□
問題 17 ネットワークを経由した外部からの攻撃への備えとして誤っているのはどれか.
1) ネットワークに接続しない.
2) ログインパスワードを設定する.
3) ディスクをミラーリング(冗長化)する.
4) ファイアウォールを設ける.
5) Web アドレスのドメインを確認する.
(第 36 回 午前 問題 40)

情報処理工学 □□□
問題 18 マルウェアでないのはどれか.
1) ワーム　　　　2) ウイルス　　　　3) スパイウェア
4) トロイの木馬　　5) スパムメール
(第 37 回 午前 問題 38)

情報処理工学 □□□
問題 19 1 バイトで表わすことができる記号は最大何種類か.
1) 2　　2) 8　　3) 64　　4) 256　　5) 1024
(第 17 回 午前 問題 29)

情報処理工学 □□□
問題 20 下記の半角英数 5 文字と全角漢字 10 文字で表された単語は, シフト JIS コードにおいては合わせて何バイトになるか.

第 23 回第 2 種 ME 技術実力検定
1) 15　　2) 20　　3) 25　　4) 27　　5) 30
(第 23 回 午前 問題 40)

情報処理工学 □□□

問題 21 図は 2 次元バーコードの例である．2 次元バーコードの一般的な特徴について誤っているのはどれか．

1) データ容量は英数字で 50 字程度である．
2) 英数字以外にもカナや漢字を表現できる．
3) 全方向の読み取りが可能である．
4) 1 次元バーコードと比較し，情報量が大きい．
5) 汚れによるエラーの訂正機能がある．

(第 27 回 午前 問題 35)

情報処理工学 □□□

問題 22 数の表記法について誤っているものはどれか．ただし，10 進法の 10，11，…は 16 進法で A，B，…と表記する．

1) 2 進数の 101 を 10 進数で表すと 5 になる．
2) 2 進数の 100 より 1 少ない 2 進数は 11 である．
3) 10 進数の 7 を 2 進数で表すと 111 になる．
4) 10 進数の 16 を 16 進数で表すと F1 になる．
5) 16 進数の D を 2 進数で表すと 1101 になる．

(第 20 回 午前 問題 38)

情報処理工学 □□□

問題 23 10 進数の 10，11，12，…を 16 進数で A，B，C，…と表記するとき，16 進数 6 と A との和を 16 進数で表した結果はどれか．

1) 6 A 2) A 6 3) 1 6 4) 1 0 5) F 1

(第 21 回 午前 問題 34)

情報処理工学 □□□

問題 24 カラーグラフィックディスプレイで，それぞれ 4 ビットの階調で表現した赤，緑，青の 3 原色を組み合わせて各画素の色を表示するとき，原理的に表示可能な色は何種類か．

1) 12 2) 48 3) 512 4) 1024 5) 4096

(第 24 回 午前 問題 21)

情報処理工学 □□□

問題 25 1 枚が 1440×1080 画素で，各々の画素が 12 ビットであらわされる画像を通信速度 54 Mbps で伝送する．伝送に必要な時間は約何秒か．ただし，画像データは圧縮せず制御用の信号などは考えないものとする．

1) 0.10 2) 0.35 3) 0.70 4) 1.4 5) 2.1

(第 35 回 午前 問題 36)

情報処理工学 □□□

問題 26 白黒写真を 512×512 画素，256 階調の濃淡画像としてコンピュータのメモリに保存したい．圧縮などの処理をしないでそのまま保存するとき，必要となるメモリ容量は何 kB（キロバイト）か．

1) 128 2) 256 3) 512 4) 1024 5) 2048

(第 18 回 午前 問題 25)

情報処理工学 □□□

問題27 1画素当たり濃淡で8ビット，色信号として4ビットを用いる500万画素のディジタルカメラの画像情報を1枚記憶するのに必要な記憶容量は，最低何バイト必要か．ただし，制御用信号などは無視する．

1) 7.5×10^4　　2) 2.1×10^5　　3) 7.5×10^6
4) 2.1×10^7　　5) 7.5×10^8

（第29回 午前 問題38）

情報処理工学 □□□

問題28 サンプリング周波数40 kHz，1データを8ビットでディジタル化された信号を10分間保存するには最低何Mバイトのメモリが必要か．

1) 24　　2) 196　　3) 246　　4) 1960　　5) 2460

（第27回 午前 問題32）

情報処理工学 □□□

問題29 画像の圧縮方式はどれか．

1) SVGA　　2) MP3　　3) RGB　　4) JPEG　　5) PIXEL

（第32回 午前 問題40）

情報処理工学 □□□

問題30 NAND（正論理）ゲートと等価な回路はどれか．ただし，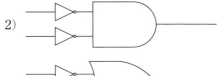は論理否定ゲート，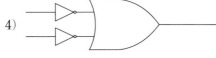は論理積ゲート，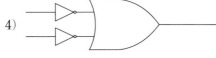は論理和ゲートを表す．

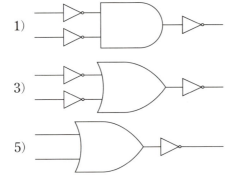

（第29回 午前 問題36）

情報処理工学 □□□

問題31 図に示す論理回路の出力Zとして表中で正しいものはどれか．

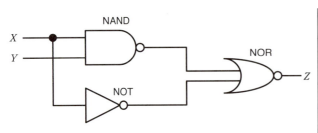

入力	X	0	0	1	1
	Y	0	1	0	1
出力 Z	1)	1	0	0	0
	2)	1	1	0	0
	3)	0	0	1	1
	4)	0	0	0	1
	5)	0	1	1	1

（第22回 午前 問題36）

情報処理工学 □□□

問題32 図の論理回路の出力 Z として，表中で正しいのはどれか．

X	Y	Z				
		1)	2)	3)	4)	5)
0	0	0	1	0	0	1
0	1	1	1	1	0	0
1	0	1	0	1	1	0
1	1	1	1	0	0	1

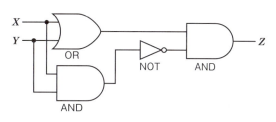

(第31回 午前 問題36)

情報処理工学 □□□

問題33 各論理回路の出力の組合せ(真理値表)で誤っているものはどれか．

X	Y	1) $X_{AND}Y$	2) $X_{OR}Y$	3) $_{NOT}X$	4) $X_{NOR}Y$	5) $X_{NAND}Y$
0	0	0	0	1	1	1
0	1	0	1	1	0	1
1	0	0	1	0	0	1
1	1	1	1	0	0	1

(第20回 午前 問題34)

情報処理工学 □□□

問題34 NANDゲートの入力をA，B，出力をYとするとき，下の真理値表で正しいのはどれか．

入力		出力 Y				
A	B	1)	2)	3)	4)	5)
0	0	1	1	1	1	1
0	1	1	0	0	1	1
1	0	0	0	0	1	1
1	1	0	0	1	1	0

(第35回 午前 問題35)

情報処理工学 □□□

問題35 次の論理式で誤っているのはどれか．

1) $A \cdot (B + C) = A \cdot B + A \cdot C$
2) $\overline{A} + A \cdot B = A$
3) $A + \overline{A} = 1$
4) $\overline{A \cdot B} = \overline{A} + \overline{B}$
5) $A + \overline{B} = \overline{A} \cdot B$

(第30回 午前 問題33)

情報処理工学 □□□
問題 36 論理式として，A・(B + C) に等しいのはどれか．
1) A・$\overline{B}$ + A・$\overline{C}$
2) $\overline{A}$・B + $\overline{A}$・C
3) (A + B)・(A + C)
4) A・B + A・C
5) A + B・C

(第 33 回 午前 問題 35)

情報処理工学 □□□
問題 37 信号 A を変調する過程で，B のような信号が得られた．この操作を何と呼ぶか．
1) アナログ化
2) 平均化
3) 標本化
4) 符号化
5) 2 進化

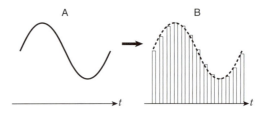

(第 22 回 午前 問題 30)

情報処理工学 □□□
問題 38 フルスケール 5 V の信号を 8 ビットで AD 変換すると最小分解能（量子化精度）は約何 mV か．
1) 5　　2) 10　　3) 20　　4) 30　　5) 45

(第 27 回 午前 問題 31)

情報処理工学 □□□
問題 39 AD 変換に直接関係がないのはどれか．
1) スムージング（平滑化）
2) 量子化
3) ナイキスト周波数
4) サンプリング（標本化）
5) 折り返し雑音（エイリアシング）

(第 30 回 午前 問題 27)

情報処理工学 □□□
問題 40 生体電気信号を 500 Hz でサンプリングした．このデータから再構成される信号の理論的周波数範囲はどれか．
1) DC 〜 100 Hz
2) DC 〜 250 Hz
3) DC 〜 500 Hz
4) 1 Hz 〜 250 Hz
5) 1 Hz 〜 500 Hz

(第 17 回 午前 問題 28)

情報処理工学 □□□
問題 41 生体電気信号を 500 μs 間隔でサンプルした．復元できる周波数の理論的上限は何 Hz 未満か．
1) 100　　2) 200　　3) 500　　4) 1000　　5) 2000

(第 33 回 午前 問題 39)

情報処理工学 □□□
問題 42 ある信号を 256 回の加算回数で平均加算処理をした．S/N の改善度は何 dB か．ただし，2 倍は 6 dB とする．
1) 12　　2) 18　　3) 24　　4) 32　　5) 36

(第 26 回 午前 問題 28)

情報処理工学 □□□

問題43 図の上段は繰り返し光刺激（図中矢印）を加えたとき後頭部から得られた脳波．下段は光刺激に同期して 225 回加算平均処理をして得られた視覚誘発電位を示す．加算平均処理によって視覚誘発電位以外の雑音は何分の1に改善されたか

1) 10　　2) 15　　3) 100　　4) 225　　5) 450

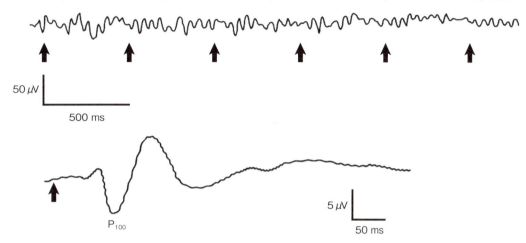

（第 30 回 午後 問題 3）

情報処理工学 □□□

問題44 信号の周期を得ることを目的とした演算はどれか．

1) 自己相関関数演算
2) 積分演算
3) 移動平均演算
4) 2 乗演算
5) 対数演算

（第 24 回 午前 問題 43）

情報処理工学 □□□

問題45 誤っている組合せはどれか．

1) CT 画像 ……………… PACS
2) 遠隔病理診断 ……………… MEDLINE
3) 超音波画像 ……………… DICOM
4) 心電図 ……………… MFER
5) 病院情報システム ………… HL7

（第 30 回 午後 問題 10）

情報処理工学 □□□

問題46 病院情報システムとして誤っている組合せはどれか．

1) MR 画像 ……………… PACS によるオンライン化
2) 内視鏡画像 ……………… DICOM 形式による電子化
3) CR（X 線）画像 ……… DICOM 形式による電子化
4) 心電図 ……………… HTML 形式による電子化
5) 患者カルテデータ ……… SQL による電子化

（第 31 回 午後 問題 20）

情報処理工学 □□□
問題47 PACS（Picture Archiving and Communication System）について誤っているのはどれか.
1) 医用画像と通信の標準規格である.
2) 必要な医用画像を検索して表示する.
3) フィルムレス運用を可能とする.
4) 画像撮影装置から受信したデータを保管する.
5) ネットワークを通じて医用画像データをやり取りする.

（第 33 回 午前 問題 40）

······················ 電気工学 ······················

電気工学 □□□
問題 1 誤っているのはどれか.
1) 電気力線の密度は電界の強さに比例する.
2) 電気力線は正電荷からはじまって負電荷で終わる.
3) 電位の変化が急激な部分では等電位線の密度が高くなる.
4) 等電位線は交わらない.
5) 電気力線と等電位線は平行である.

（第 37 回 午前 問題 27）

電気工学 □□□
問題 2 図のように磁束密度 B の磁場中を電子が速度 v で運動している．このとき，電子にはどの方向の力が働くか.
1) 上方向（磁界の方向）
2) 下方向（磁界と反対方向）
3) 左方向（電子の運動の方向）
4) 手前方向（紙面に垂直）
5) 後ろ方向（紙面に垂直）

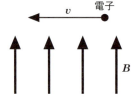

（第 26 回 午前 問題 39）

電気工学 □□□
問題 3 図のように，2 本の平行な導線に同方向に一定の電流 I が流れている．このとき，これら 2 本の導線に働く力について正しいのはどれか.
1) 力は働かない.
2) 電流の方向に力が働く.
3) 紙面に垂直な方向（手前側から向こう側）の力が働く.
4) 2 本の導線間に引力が働く.
5) 2 本の導線間に反発力が働く.

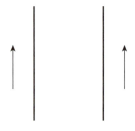

（第 27 回 午前 問題 28）

電気工学

問題 4 導線に定常電流 I が矢印の方向に流れている．周囲の磁界 H の方向を表す図で適切なのはどれか．

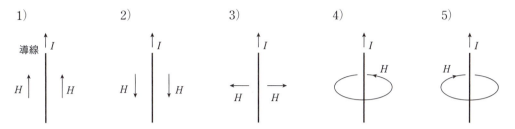

(第 23 回 午前 問題 37)

電気工学

問題 5 図の回路において1次電流 I_1 が3A，変圧器の巻数比 $\left(\dfrac{n_1}{n_2}\right)$ が4であるとき，2次電流 I_2 は何Aか．

1) 0.75
2) 1.0
3) 3.0
4) 6.0
5) 12.0

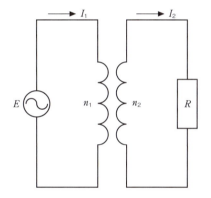

(第 32 回 午前 問題 34)

電気工学

問題 6 出力抵抗160Ωの装置から10Ωの負荷に交流電力を供給したい．変圧器を用いて整合させるとき，最もよい巻数比はどれか．

1) 1:1　　2) 4:1　　3) 1:4　　4) 16:1　　5) 1:16

(第 22 回 午前 問題 21)

電気工学

問題 7 変圧器(トランス)について誤っているものはどれか．

1) 直流も変圧できる．
2) エネルギーを電気エネルギー→磁気エネルギー→電気エネルギーと変換する．
3) 1次側の巻線数を N_1，電圧を E_1，2次側のそれを N_2，E_2 とすると，$\dfrac{N_1}{N_2}=\dfrac{E_1}{E_2}$ の関係がある．
4) 1次側の巻線数を N_1，電流を I_1，2次側のそれを N_2，I_2 とすると，$\dfrac{N_1}{N_2}=\dfrac{I_2}{I_1}$ の関係がある．
5) 1次側から2次側に浮遊容量などによる微弱な漏れ電流がある．

(第 21 回 午前 問題 31)

電気工学 □□□

問題 8　電界効果トランジスタ（FET）について誤っているのはどれか．

1) 電圧制御型の素子である．
2) ユニポーラトランジスタとも呼ばれる．
3) 接合型 FET はゲートに酸化膜を用いている．
4) 接合型 FET は空乏層の厚さによりドレイン電流を制御する．
5) MOS 型 FET にはエンハンスメント型とデプレッション型がある．

（第 37 回 午前 問題 31）

電気工学 □□□

問題 9　一次電池でないのはどれか．

1) アルカリ電池　　2) 酸化銀電池　　3) ニッケル水素電池
4) マンガン電池　　5) 空気亜鉛電池

（第 30 回 午前 問題 22）

電気工学 □□□

問題 10　シールドについて正しいのはどれか．

1) 静電シールドは接地することでシールドの電位を 0 にすることができる．
2) 静電シールドには誘電率の高い物質が用いられる．
3) 静電シールドは直流に対しては無効である．
4) 磁気シールドには透磁率の低い物質が用いられる．
5) 磁気シールドは接地することで内部の磁界を 0 にすることができる．

（第 34 回 午前 問題 27）

電気工学 □□□

問題 11　図の回路でコンデンサ C_2 の両端電圧 [V] はいくらか．

1) 3
2) 5
3) 10
4) 15
5) 20

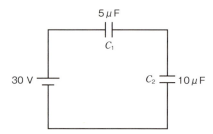

（第 34 回 午前 問題 30）

電気工学 □ □ □

問題 12 図の回路においてキャパシタンス C に蓄えられているエネルギーはどれか．

1) $\dfrac{CV^2}{2}$
2) $\dfrac{CV^2}{4}$
3) $\dfrac{CV^2}{6}$
4) $\dfrac{CV^2}{9}$
5) $\dfrac{CV^2}{18}$

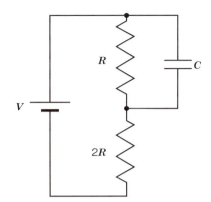

（第 27 回 午前 問題 22）

電気工学 □ □ □

問題 13 図の回路でスイッチ S が十分長い期間 a 側に倒してあったものとする．次にこれを b 側に切り替え，十分時間が経過した後の xy 間の電圧 E_{xy} はいくらか．ただし，スイッチ S を切り替える以前には，$E_{xy} = 0$ であったものとする．

1) E
2) $\dfrac{C_2}{C_1}E$
3) $\dfrac{(C_1+C_2)}{C_1}E$
4) $\dfrac{C_1}{(C_1+C_2)}E$
5) $\dfrac{C_2}{(C_1+C_2)}E$

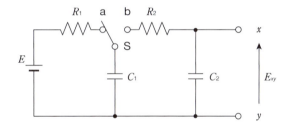

（第 17 回 午前 問題 23）

電気工学 □ □ □

問題 14 断面積 S，長さ L，導電率 σ である金属棒の抵抗を表す式はどれか．

1) $\dfrac{L}{\sigma S}$ 2) $\dfrac{L\sigma}{S}$ 3) $\dfrac{LS}{\sigma}$ 4) $\dfrac{\sigma S}{L}$ 5) $\dfrac{\sigma}{SL}$

（第 28 回 午前 問題 26）

電気工学 □ □ □

問題 15 血液の流れている断面積 $3\,\text{cm}^2$，長さ $24\,\text{cm}$ の血管の両端での電気抵抗はいくらか．ただし，血液の導電率を $0.8\,\text{S/m}$ とする．

1) $100\,\Omega$ 2) $500\,\Omega$ 3) $1\,\text{k}\Omega$ 4) $5\,\text{k}\Omega$ 5) $10\,\text{k}\Omega$

（第 26 回 午前 問題 46）

電気工学 □□□

問題16 直径 1 mm,長さ 20 m の銅線の抵抗はおよそ何 Ω か.
ただし,銅の抵抗率を $1.7\times10^{-8}\,\Omega\cdot m$ ($1.7\times10^{-2}\,\Omega\cdot mm^2/m$)とする.

1) 0.66×10^{-3}　　2) 0.84×10^{-3}　　3) 1.1×10^{-3}
4) 0.33　　5) 0.43

(第 31 回 午前 問題 28)

電気工学 □□□

問題17 図の回路で電流 I の値は何 mA か.

1) 0.1
2) 0.25
3) 0.5
4) 0.75
5) 1.0

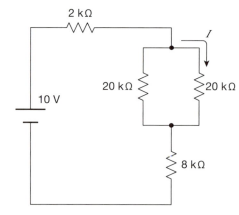

(第 19 回 午前 問題 21)

電気工学 □□□

問題18 図の回路で 3Ω の抵抗に流れる電流は何 A か.

1) $\dfrac{1}{3}$　　2) $\dfrac{2}{3}$　　3) $\dfrac{3}{4}$　　4) 1　　5) $\dfrac{3}{2}$

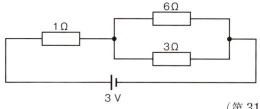

(第 31 回 午前 問題 31)

電気工学 □□□

問題19 図の回路において,端子 a-b 間の合成抵抗は何 Ω か.

1) 5
2) 10
3) 15
4) 20
5) 25

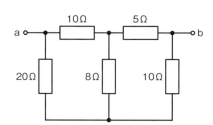

(第 35 回 午前 問題 27)

電気工学 □ □ □

問題 20 回路 1 と回路 2 に同じ負荷をつないだとき，負荷にかかる電圧 V_{out} と流れる電流 I が両方の回路で一致した．回路 2 の電源電圧 E と抵抗 R の値の組合せで正しいのはどれか．

1) $E = 5\,\mathrm{V}$, $R = 1\,\mathrm{k\Omega}$
2) $E = 5\,\mathrm{V}$, $R = 2\,\mathrm{k\Omega}$
3) $E = 5\,\mathrm{V}$, $R = 4\,\mathrm{k\Omega}$
4) $E = 10\,\mathrm{V}$, $R = 2\,\mathrm{k\Omega}$
5) $E = 10\,\mathrm{V}$, $R = 4\,\mathrm{k\Omega}$

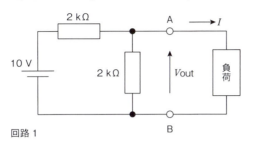
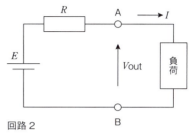

（第 37 回 午前 問題 28）

電気工学 □ □ □

問題 21 図の回路で，電圧 $V_0\,[\mathrm{V}]$ として正しいものはどれか．ただし，回路は定常状態にあるものとする．

1) 0　　　2) 1　　　3) 2　　　4) 5　　　5) 10

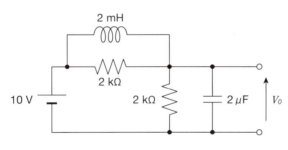

（第 18 回 午前 問題 26）

電気工学 □ □ □

問題 22 図の $10\,\Omega$ の抵抗の両端にかかる電圧は何 V か．

1) 2
2) 3
3) 4
4) 5
5) 6

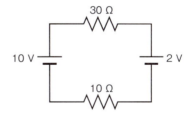

（第 28 回 午前 問題 22）

電気工学 □ □ □

問題 23 図の回路で，P 点とアース間の電位差は何 V か．

1) 3
2) 1.5
3) 1
4) 0.67
5) 0.33

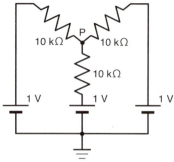

(第 21 回 午前 問題 32)

電気工学 □ □ □

問題 24 図の直流回路で，A 点の電位は何 V か．

1) −5
2) −2.5
3) 0
4) 2.5
5) 5

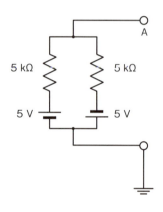

(第 27 回 午前 問題 21)

電気工学 □ □ □

問題 25 図の ABCD の各辺に 1 kΩ の抵抗がつながれている．頂点 AD 間の合成抵抗は何 kΩ か．

1) 0.16
2) 0.5
3) 0.66
4) 1
5) 2

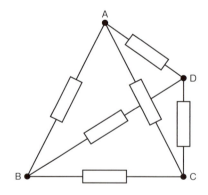

(第 32 回 午前 問題 31)

電気工学 □ □ □

問題26 図の回路で1辺の抵抗のみが $\varDelta R$ だけ減少し，$\varDelta E$ の電位差が生じた．次式の空欄を埋める数値はどれか．ただし，$|\varDelta R| \ll R$ とする．

$$\frac{\varDelta E}{E} \simeq \boxed{} \cdot \frac{\varDelta R}{R}$$

1) 4
2) 2
3) 1
4) 0.5
5) 0.25

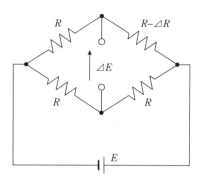

（第17回 午前 問題25）

電気工学 □ □ □

問題27 最大目盛1 mA，内部抵抗100 Ω の直流電流計を使って，最大10 V まで計れる直流電圧計を構成したい．正しいのはどれか．

1) 9.9 kΩ の抵抗を電流計に並列接続する．
2) 9.9 kΩ の抵抗を電流計に直列接続する．
3) 10.0 kΩ の抵抗を電流計に並列接続する．
4) 10.1 kΩ の抵抗を電流計に直列接続する．
5) 10.1 kΩ の抵抗を電流計に並列接続する．

（第32回 午前 問題29）

電気工学 □ □ □

問題28 最大目盛り3 V，内部抵抗5 kΩ の電圧計Ⓥを使って30 V までの電圧を計測したい．正しいものはどれか．

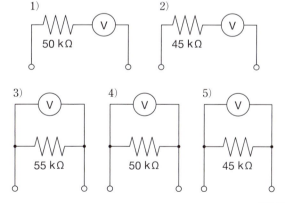

（第18回 午前 問題36）

電気工学 □□□

問題29 内部抵抗 $r = 2\,\mathrm{k\Omega}$，最大目盛 $1\,\mathrm{V}$ の直流電圧計 Ⓥ に，図のように抵抗 R_1 と R_2 を接続し，端子 b，d 間で最大 $10\,\mathrm{V}$，端子 c，d 間で最大 $100\,\mathrm{V}$ の電圧が計測できるようにしたい．抵抗 R_1 と R_2 の組合せで正しいのはどれか．

	R_1	R_2
1)	$18\,\mathrm{k\Omega}$	$180\,\mathrm{k\Omega}$
2)	$18\,\mathrm{k\Omega}$	$198\,\mathrm{k\Omega}$
3)	$18\,\mathrm{k\Omega}$	$200\,\mathrm{k\Omega}$
4)	$20\,\mathrm{k\Omega}$	$180\,\mathrm{k\Omega}$
5)	$20\,\mathrm{k\Omega}$	$200\,\mathrm{k\Omega}$

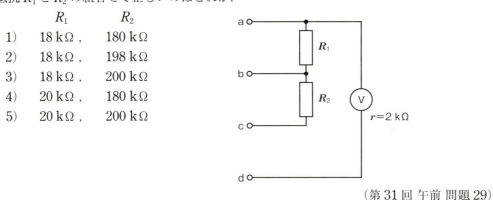

(第 31 回 午前 問題 29)

電気工学 □□□

問題30 定格 $1\,\mathrm{mA}$，内部抵抗 $10\,\Omega$ の電流計を用いて，最大 $100\,\mathrm{mA}$ の電流を測定したい．正しいのはどれか．

1) $0.010\,\Omega$ の抵抗を電流計に並列接続する．
2) $99.0\,\Omega$ の抵抗を電流計に直列接続する．
3) $1.00\,\Omega$ の抵抗を電流計に並列接続する．
4) $0.010\,\Omega$ の抵抗を電流計に直列接続する．
5) $0.101\,\Omega$ の抵抗を電流計に並列接続する．

(第 30 回 午前 問題 32)

電気工学 □□□

問題31 劣化した $9\,\mathrm{V}$ の電池の内部抵抗を測定した．図のような回路で，スイッチ S がオフのときのディジタル電圧計の読みは $8.4\,\mathrm{V}$ で，オンにしたときは $2.8\,\mathrm{V}$ であった．内部抵抗は何 Ω か．

1) 0.56
2) 1.6
3) 1.2
4) 10
5) 15

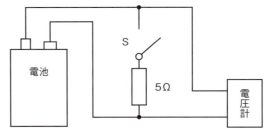

(第 31 回 午前 問題 30)

電気工学 □□□

問題 32 入力インピーダンスが 10 MΩ の記録器で，図の回路のスイッチ S を閉じたときの電圧 e に対する記録器の振れは 12 mm であった．スイッチ S を開いたときの振れは何 mm か．

1) 2
2) 6
3) 10
4) 15
5) 18

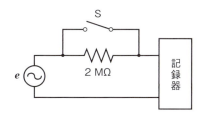

(第 27 回 午後 問題 41)

電気工学 □□□

問題 33 図のように内部抵抗 100 kΩ のテスタで回路の R にかかる電圧を測った．測定値はいくらか．ただし，電池の内部抵抗は無視するものとする．

1) 4.5 V
2) 5.0 V
3) 6.6 V
4) 9.0 V
5) 10 V

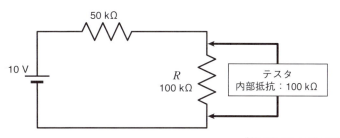

(第 22 回 午前 問題 23)

電気工学 □□□

問題 34 心電計の補助出力端子に図のような入力抵抗 10 MΩ のオシロスコープを接続して 1 mV の校正電圧に対する出力を測定した．今，スイッチ S を開いた状態では 1 V を示した．次にスイッチ S を閉じて（2 kΩ の抵抗を出力側につけて）測定したら，0.9 V を示した．心電計の出力抵抗はおおよそいくらか．

1) 22 Ω
2) 100 Ω
3) 220 Ω
4) 2 kΩ
5) 18 kΩ

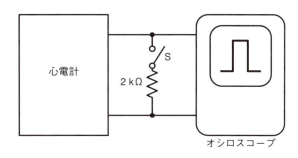

(第 24 回 午後 問題 46)

電気工学 □□□

問題 35 電力増幅器に 0.5 mW の電力を入力したときの出力が 50 mW であった．この電力増幅器の利得はいくつか．

1) 5 dB　　2) 10 dB　　3) 20 dB　　4) 40 dB　　5) 100 dB

(第 36 回 午前 問題 58)

電気工学 □□□

問題36 6Ωの抵抗を5本並列に接続し，その端子間に2Vの電圧を10分間加えたときの消費エネルギーは何Jか．

1) 120   2) 500   3) 1200   4) 1800   5) 2000

（第33回 午前 問題31）

電気工学 □□□

問題37 ある抵抗に100Vの電圧をかけたとき50Wの電力を消費した．この抵抗を2本直列にして100Vの電圧をかけると何Wの電力を消費するか．

1) 200   2) 100   3) 50   4) 25   5) 12.5

（第26回 午前 問題25）

電気工学 □□□

問題38 図のような電力パルス波がある．このパルスのエネルギーは何Jか．

1) 2.5
2) 5
3) 25
4) 500
5) 2000

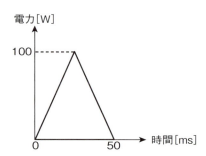

（第25回 午前 問題40）

電気工学 □□□

問題39 定格200V，200Wの商用交流用電熱器がある．これを100Vの商用交流で使用した．消費電力は何Wか．

1) 25   2) 50   3) 75   4) 100   5) 125

（第20回 午前 問題23）

電気工学 □□□

問題40 図のようなハンダゴテ過熱防止装置を作って，60W（100V用）のハンダゴテを接続した．スイッチSをオフ状態にすると，ハンダゴテはいくらの電力を消費するか．ただし，Dは整流用ダイオードで，そのオン抵抗は無視でき，また，ハンダゴテの抵抗は変化しないものとする．

1) 50 W
2) 42 W
3) 30 W
4) 21 W
5) 15 W

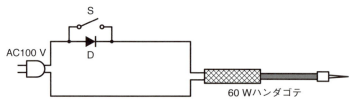

（第24回 午前 問題26）

電気工学 □□□

問題 41 電気メスの出力電力を求めるために高周波電流計と分流抵抗を用い，図の回路を使用した．電流計の指示が 30 mA のとき電気メスの出力はおよそいくらか．

ただし，負荷抵抗 300 Ω，高周波電流計の内部抵抗 10 Ω，分流抵抗は 0.5 Ω であり，すべて無誘導抵抗である．

1) 57 W
2) 75 W
3) 97 W
4) 108 W
5) 119 W

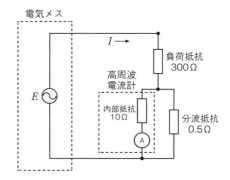

（第 35 回 午後 問題 42）

電気工学 □□□

問題 42 交流電圧を $v(t) = A\sin(\omega t + \theta)$ と表したとき，誤っているものはどれか．ただし，t は時間とする．

1) 実効値は $\sqrt{2}A$ である．
2) 最大振幅は A である．
3) θ は位相角である．
4) ω は角周波数である．
5) 周期は $\dfrac{2\pi}{\omega}$ である．

（第 19 回 午前 問題 22）

電気工学 □□□

問題 43 $v(t) = 282\sin\left(200\pi t + \dfrac{\pi}{4}\right)$ [V] で表される交流について誤っているものはどれか．

1) 周波数　　：200 Hz
2) 実効値　　：200 V
3) 位相進み　：45°
4) 振幅　　　：282 V
5) 角周波数　：628 rad/s

（第 26 回 午前 問題 23）

電気工学 □□□

問題 44 図は 50 Hz 正弦波交流の全波整流波形である．実効値は何 V か．

1) 140
2) 100
3) 71
4) 50
5) 32

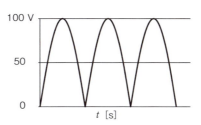

（第 33 回 午前 問題 32）

電気工学 □□□

問題 45 平均信号電圧 0.1 mV（実効値），SN 比 20 dB の生体信号に含まれる雑音電圧（実効値）はおよそいくらか．

1) 1 μV　　　2) 5 μV　　　3) 10 μV　　　4) 0.2 mV　　　5) 1 mV

（第 17 回 午前 問題 24）

電気工学 □□□

問題 46 端子 ab 間のインピーダンスの大きさが周波数によって，図のように変化するのはどれか．

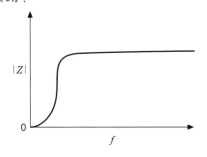

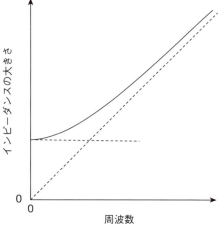

（第 17 回 午前 問題 40）

電気工学 □□□

問題 47 端子 ab 間のインピーダンスの大きさ（$|Z|$）が周波数（f）によって図のように変化するのはどれか．

（第 21 回 午前 問題 30）

電気工学

問題 48 図の回路について誤っているものはどれか.

1) コイル L に流れる電流とコンデンサ C に流れる電流の位相は同じである.
2) 共振時のインピーダンスは無限大である.
3) 直流ではインピーダンスは 0 である.
4) 共振周波数より十分大きな周波数でのインピーダンスはほとんど 0 である.
5) 共振周波数は $\dfrac{1}{2\pi\sqrt{LC}}$ である.

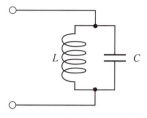

(第 20 回 午前 問題 31)

電気工学

問題 49 図の回路で $\omega = \infty$ における電圧 V を求めたい. 正しい式はどれか.

1) $V = \dfrac{R_1 \cdot E(\omega)}{\dfrac{1}{C} + R_1 + R_2}$

2) $V = \dfrac{R_2 \cdot E(\omega)}{\dfrac{1}{C} + R_1 + R_2}$

3) $V = E(\omega)$

4) $V = \dfrac{R_1 \cdot E(\omega)}{R_1 + R_2}$

5) $V = \dfrac{R_2 \cdot E(\omega)}{R_1 + R_2}$

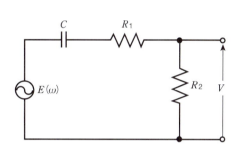

(第 23 回 午前 問題 21)

電気工学

問題 50 入力信号 V_i の周波数が無限大になっても出力信号 V_o が 0 にならない回路はどれか.

1) 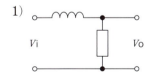 2) 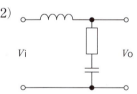 3)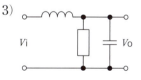

4) 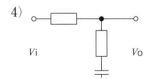 5)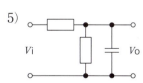

(第 37 回 午前 問題 34)

電気工学 ☐☐☐

問題 51 図の交流回路で, R, C の両端の電圧（実効値）は図に示す値であった．電源電圧 e（実効値）は何 V か．

1) $\sqrt{2}$
2) $2\sqrt{2}$
3) 4
4) $3\sqrt{2}$
5) 8

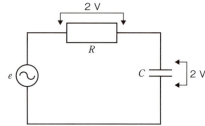

(第 36 回 午前 問題 31)

電気工学 ☐☐☐

問題 52 図の交流回路で R と L の両端間の電圧（実効値）を測定したところ，図のような値を得た．ab 間の電圧（実効値）は何 V か．

1) 1
2) 3
3) 5
4) 7
5) 9

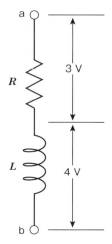

(第 27 回 午前 問題 25)

電気工学 ☐☐☐

問題 53 図の交流回路で, R, L, C の両端電圧（実効値）がそれぞれ 3 V, 6 V, 2 V であった．電源電圧 E（実効値）は何 V か．

1) $\sqrt{2}$
2) 5
3) 7
4) 9
5) 11

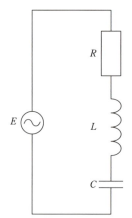

(第 37 回 午前 問題 29)

電気工学 □□□

問題54 図の交流回路で，R，L，C に流れる電流はそれぞれ図に示す値であった．合成電流 I [A] はいくらか．

1) 6
2) 10
3) 14
4) 22
5) 30

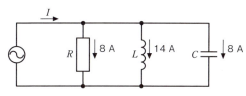

（第35回 午前 問題28）

電気工学 □□□

問題55 図に示す抵抗 R，インダクタンス L，キャパシタンス C の直列回路について誤っているものはどれか．ただし，R，L，C はすべて理想的な素子とし，ω は交流電源の角周波数を表すものとする．

1) 抵抗 R のインピーダンス Z_R は，$Z_R = \omega R$ である．
2) インダクタンス L のインピーダンス Z_L は，$Z_L = j\omega L$ である．
3) キャパシタンス C のインピーダンス Z_C は，$Z_C = \dfrac{1}{j\omega C}$ である．
4) この回路の共振角周波数 ω_0 は，$\omega_0 = \dfrac{1}{\sqrt{LC}}$ である．
5) ω が共振角周波数 ω_0 に等しいとき，回路に流れる電流 I は，$I = \dfrac{E(\omega_0)}{R}$ である．

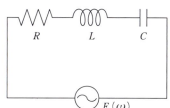

（第18回 午前 問題30）

電気工学 □□□

問題56 図の回路が共振状態にあるとき，回路に流れる電流 [A] はいくつか．

1) 10
2) 5
3) 1
4) 0.5
5) 0.1

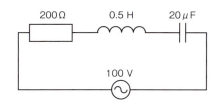

（第36回 午前 問題32）

電気工学 □□□

問題57 図において回路に流れる電流 I は何Aか．ただし，X_L，X_C はリアクタンスを表す．

1) 0.5
2) 1.0
3) 1.5
4) 2.0
5) 3.0

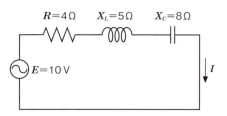

（第30回 午前 問題21）

電気工学 □□□

問題 58 図のフィルタについて誤っているものはどれか.

1) 遮断周波数は $\dfrac{1}{2\pi CR}$ である.
2) 遮断周波数より低い周波数成分を減衰させる.
3) 時定数は CR である.
4) 積分回路として使用することができる.
5) 遮断周波数の領域では入出力信号の位相がずれる.

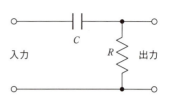

(第 18 回 午前 問題 33)

電気工学 □□□

問題 59 図 a の周期信号(周期 1 ms)を図 b のフィルタに入力した.出力電圧 $v(t)$ に最も近い波形はどれか.

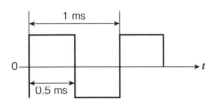

図 a　周期信号

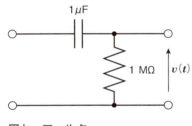

図 b　フィルタ

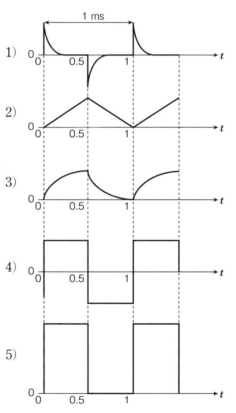

(第 28 回 午前 問題 24)

電気工学 □□□

問題60 図1の単発の方形波パルスを図2のCR回路に入れた．出力波形の図3に示されるVの値は何Vか．ただし，図3は正確に書かれているとは限らない．

1) －0.37　　　2) －0.5　　　3) －0.63　　　4) －0.75　　　5) －1

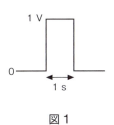
図1

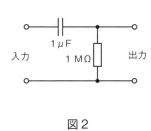
図2

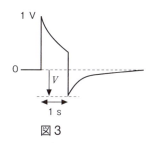
図3

（第32回 午前 問題32）

電気工学 □□□

問題61 図の回路について誤っているものはどれか．

1) 時定数は CR である．
2) 遮断周波数は $\dfrac{1}{2\pi CR}$ である．
3) 積分回路としても使用できる．
4) 入出力間に周波数に依存した位相ずれを生ずる．
5) 遮断周波数より低い周波数を減衰させる．

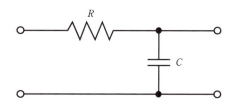

（第23回 午前 問題28）

電気工学 □□□

問題62 図の回路と同様なフィルタ特性を示す回路はどれか．

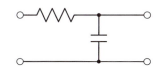

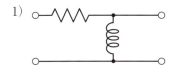
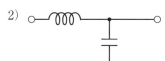
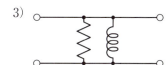

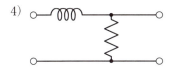
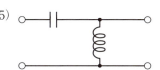

（第25回 午前 問題29）

電気工学 □□□

問題63 心電図モニタリング中に患者の体動で基線が動揺しても，図のようにいずれ元のレベルに戻る．このように信号に含まれる直流分をカットする作用のある回路はどれか．

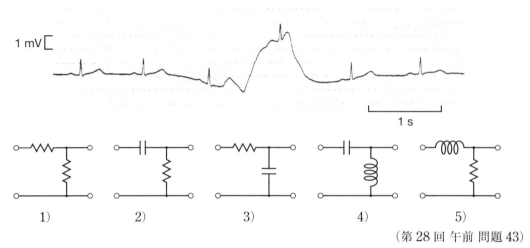

（第28回 午前 問題43）

電気工学 □□□

問題64 観血式血圧計で動脈圧を測定中にカテーテル内の凝血で圧波形がなまることがある．この現象は，次のどの応答に似ているか．

1) 低域通過フィルタ　　2) 高域通過フィルタ　　3) バッファ回路
4) 微分回路　　　　　　5) 共振回路

（第29回 午前 問題41）

電気工学 □□□

問題65 図の回路に(A)のような方形波(1波形のみ)を入力した．出力波形はおよそどのようになるか．ただし，ダイオードは理想ダイオードとし，$C = 10\,\mu\text{F}$, $R = 100\,\text{k}\Omega$ とする．

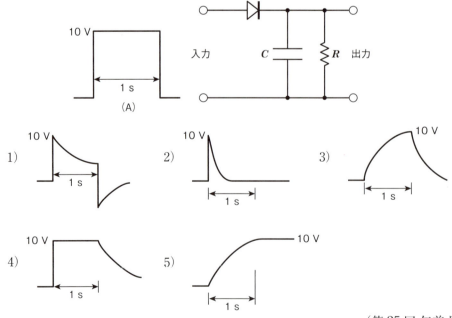

（第25回 午前 問題22）

電気工学 □ □ □

問題66 図の回路でCとRの両端間の電圧（実効値）を測定したところ，図のような値を得た．正弦波電圧E [V]（実効値）の値はどれか．

1) 2
2) 7
3) 10
4) 14
5) 16

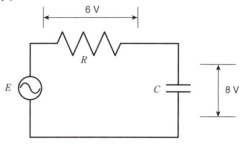

（第24回 午前 問題23）

電気工学 □ □ □

問題67 図の直流定電流電源は1 mAである．$t=0$でスイッチSを閉じて10 μs経過した後の1 μFのキャパシタの両端の電圧は何Vか．ただし，スイッチSを閉じる前のキャパシタの両端の電圧はゼロとする．

1) 0.01
2) 0.1
3) 1
4) 10
5) 100

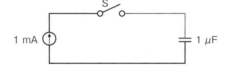

（第29回 午前 問題31）

電気工学

問題68 図の回路のスイッチSを閉じて10 ms後のV_Cに最も近い電圧は何Vか．ただし，スイッチを閉じる前，コンデンサには電荷は充電されていないものとし，自然対数の底eは2.7とする．

1) 0.63
2) 3.7
3) 5.0
4) 6.3
5) 10

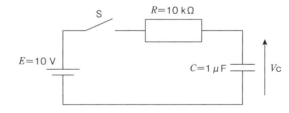

（第37回 午前 問題30）

電気工学 □ □ □

問題69 図の回路で電圧Vはおよそ何Vになるか．ただし，ダイオードDは理想ダイオードとする．

1) －140
2) －100
3) 0
4) 100
5) 140

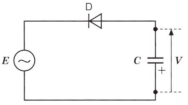

E：実効値100 V，50 Hz正弦波交流電圧源
C：10 μFのキャパシタ

（第31回 午前 問題33）

電気工学 □□□

問題70 図の回路に(A)のような方形波を入れた．出力波形はどのようになるか．ただし，ダイオードは理想ダイオードとする．

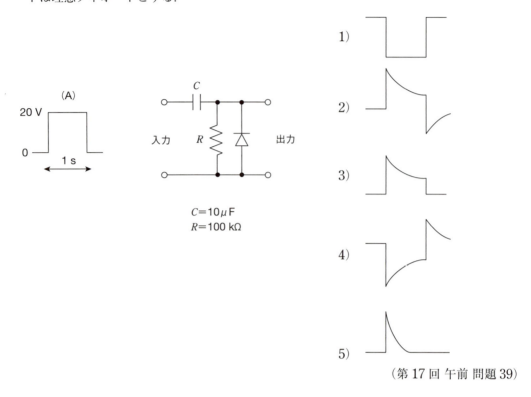

(第17回 午前 問題39)

電気工学 □ □ □

問題 71 図の回路で入力電圧 (V_{in}) を 0 V ～ 10 V に可変した場合，P 点の電圧 (V_p) の変化で正しいものはどれか．ただし，図中のダイオードは理想ダイオードとする．グラフは横軸が入力電圧で，縦軸が P 点の電圧である．

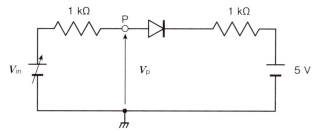

1)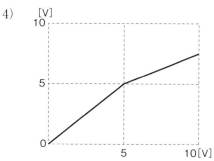

2)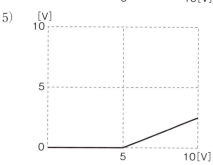

3)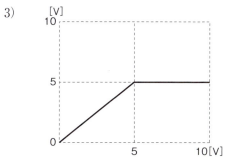

4) (図省略)

5) (図省略)

(第 25 回 午前 問題 32)

電気工学 □□□

問題72 図の回路に振幅10Vの正弦波電圧を入力したときの出力波形はどれか．ただし，Dは理想的なダイオードとする．

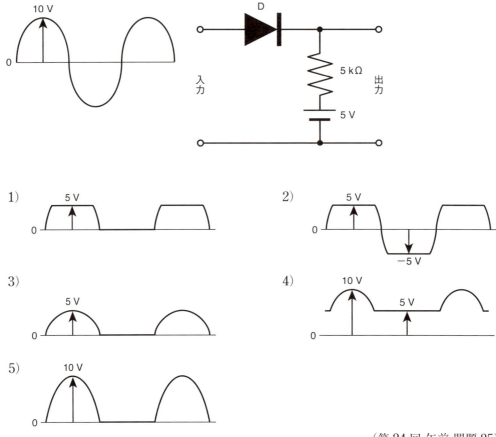

(第24回 午前 問題25)

················· **電子工学** ·················

電子工学 □□□

問題1 半導体について誤っているのはどれか．
1) 金属と絶縁体の中間の電気抵抗を示す．
2) p型半導体とn型半導体を接合させると整流現象を示す．
3) 温度が上昇すると導電率は減少する．
4) ゲルマニウムに3価の不純物を添加した半導体は正孔が電気伝導をになう．
5) 電流と直角に磁場にかけると両者に直交する方向に起電力を生ずる．

(第29回 午前 問題40)

電子工学 □□□

問題 2 理想演算増幅器の特徴として正しいのはどれか．

1）スルーレートがゼロである．
2）出力インピーダンスが無限大である．
3）入力インピーダンスがゼロである．
4）ゲインが無限大である．
5）同相信号除去比がゼロである．

（第 36 回 午前 問題 34）

電子工学 □□□

問題 3 生体電気現象計測用増幅器の入力インピーダンスが高い理由はどれか．

1）外乱雑音を軽減するため
2）周波数特性をよくするため
3）増幅器雑音を少なくするため
4）信号源インピーダンスが高いため
5）増幅器のオフセット電圧を低くするため

（第 34 回 午前 問題 44）

電子工学 □□□

問題 4 生体電気現象のような微弱な電気信号の増幅に差動増幅器がよく用いられる．差動増幅器の特性について正しいものはどれか．

1）直流を含む信号の増幅に適している．
2）入力信号電圧が小さいほど歪みが増大する．
3）CMRR（同相弁別比）は 30 dB 程度が最適である．
4）電源電圧の変動の影響が大きい．
5）逆相入力信号は抑圧される．

（第 17 回 午前 問題 55）

電子工学 □□□

問題 5 生体用差動増幅器の特性について誤っているものはどれか．

1）同相利得 − 20 dB，差動利得 60 dB のときの同相弁別比は 80 dB である．
2）環境温度の変動の影響が小さい．
3）大きな同相信号を含む信号の増幅に適している．
4）電源電圧の変動の影響が小さい．
5）逆相入力信号は抑圧される．

（第 19 回 午前 問題 51）

電子工学 □□□

問題 6 差動増幅器で生体の電気現象を測定する場合に，差動増幅器の入力インピーダンスと同相弁別比（CMRR）がともに十分大きい場合でも影響を取り除くことができないものはどれか．

1）増幅器の電源電圧変動
2）電極の分極電位の変動
3）電極インピーダンスの変動
4）生体に誘導された電圧の変動
5）信号源インピーダンスの変動

（第 19 回 午前 問題 24）

電子工学 □□□
問題 7　電圧増幅度 46 dB は何倍か．ただし，$\log_{10}2 = 0.3$ とする．
　　　　1) 46　　　2) 92　　　3) 100　　　4) 150　　　5) 200
（第 19 回 午前 問題 24）

電子工学 □□□
問題 8　図の回路の電圧増幅度は全体でいくらか．
　　　　1) 2 倍　　　　　　2) 40 倍　　　　　　3) 100 倍
　　　　4) 399 倍　　　　5) 10000 倍

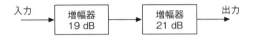

（第 35 回 午前 問題 55）

電子工学 □□□
問題 9　電圧増幅度 10 倍の増幅器と電圧増幅度 20 倍の増幅器を直列に接続した．全体の電圧増幅度は何 dB か．ただし，$\log_{10}2 = 0.3$ とする．
　　　　1) 30　　　2) 33　　　3) 40　　　4) 46　　　5) 60
（第 22 回 午前 問題 32）

電子工学 □□□
問題10　差動増幅器の 2 入力端子間に 2 mV を入力したら 1 V が出力された．次に入力端子を短絡し，アースとの間に 1 V を入力したら 0.5 V が出力された．この差動増幅器の CMRR は何 dB か．
　　　　1) 20　　　2) 40　　　3) 60　　　4) 80　　　5) 100
（第 34 回 午前 問題 34）

電子工学 □□□
問題11　CMRR（同相信号除去比）が 80 dB の差動増幅器がある．差動増幅器の入力端子間に 1 mV を入力すると 1 V が出力された．差動増幅器の二つの入力端子を短絡し，アースとの間に 1 V を入力すると出力電圧は何 V になるか．
　　　　1) 0.01　　　2) 0.1　　　3) 1　　　4) 10　　　5) 100
（第 37 回 午前 問題 33）

電子工学 □□□
問題12　入力換算雑音 5 μV，利得 40 dB の増幅器の出力雑音は何 mV か．
　　　　1) 0.2　　　2) 0.5　　　3) 10　　　4) 100　　　5) 200
（第 30 回 午前 問題 48）

電子工学 □□□
問題13　増幅率 40 dB，CMRR 100 dB の増幅器に，1.2 V の雑音（同相信号）が入力された．出力に現れる雑音の大きさはどれか．
　　　　1) 48 V　　　2) 30 mV　　　3) 12 mV　　　4) 1.2 mV　　　5) 12 μV
（第 36 回 午前 問題 36）

電子工学 □□□
問題14　電圧増幅度 60 dB の増幅器に実効値 100 μV の信号を入力したとき，出力における SN 比が 40 dB となった．出力における雑音成分の実効値はいくらか．
　　　　1) 10 μV　　　2) 100 μV　　　3) 1 mV　　　4) 10 mV　　　5) 100 mV
（第 35 回 午前 問題 34）

電子工学 □□□

問題15 筋電計の前置増幅器の出力をオシロスコープで観察し，弁別比を点検したい．いま，逆相入力電圧 1 mV に対してオシロスコープの輝点の振れは 5 cm を示した．次に，オシロスコープの感度を 2 倍にして同相入力電圧 10 mV の振れを観察したとき，5 mm を示した．弁別比は何 dB か．

1) 20　　　2) 26　　　3) 40　　　4) 46　　　5) 66

(第 19 回 午後 問題 50)

電子工学 □□□

問題16 入力抵抗 1 MΩ，電圧増幅率 110 倍の直流増幅器に，図のように直流信号を入力した．信号源の内部抵抗を 100 kΩ，直流電圧を 10 mV とすると増幅器の出力電圧 [V] はいくらか．

1) 0.1
2) 0.5
3) 1.0
4) 1.1
5) 10.0

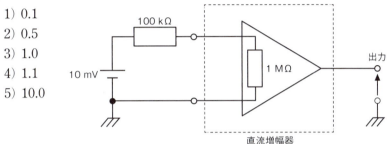

(第 35 回 午前 問題 33)

電子工学 □□□

問題17 図のオペアンプ回路の $\dfrac{V_o}{V_i}$ はどれか．

1) $1 - \dfrac{R_2}{R_1}$

2) $-\dfrac{R_2}{R_1}$

3) $-\dfrac{R_1}{R_2}$

4) $-\dfrac{R_1}{R_1 + R_2}$

5) $-\dfrac{R_2}{R_1 + R_2}$

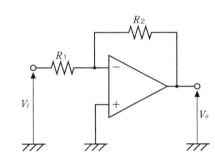

(第 18 回 午前 問題 60)

電子工学 □□□

問題18 図の回路でRを流れる電流が0.1 mAであるとき，Rは何kΩか．ただし，オペアンプは理想オペアンプとする．

1) 0.1
2) 1.0
3) 2.0
4) 5.0
5) 10.0

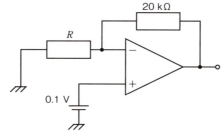

(第36回 午前 問題35)

電子工学 □□□

問題19 理想オペアンプを用いた図の増幅器で誤っているものはどれか．

1) 増幅度は$\left(1+\dfrac{R_2}{R_1}\right)$である．
2) 入力抵抗は無限大である．
3) オペアンプの2つの入力端子は等電位である．
4) 出力抵抗は0である．
5) 入力と出力の信号の位相差は180°である．

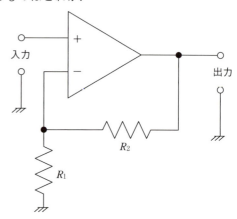

(第19回 午前 問題23)

電子工学 □□□

問題20 図の増幅器の出力電圧e_0の大きさはいくらか．

1) 0.1 V
2) 0.2 V
3) 0.25 V
4) −0.1 V
5) −0.2 V

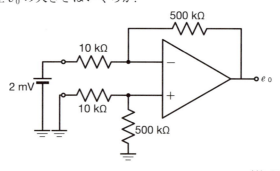

(第22回 午前 問題22)

電子工学 □□□

問題21 図の回路の出力電圧 V_o [V] はいくらか.

1) -4
2) -1
3) 1
4) 2
5) 4

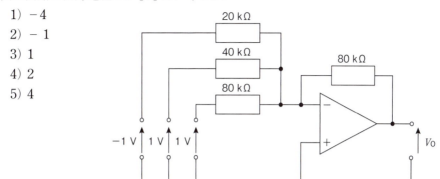

（第37回 午前 問題32）

電子工学 □□□

問題22 図の電子回路の入力端子にそれぞれ 1 V を印加した．出力電圧 V_o が -10 V であった．抵抗 R_f の値は何 kΩ か．

1) 1
2) 5
3) 10
4) 15
5) 20

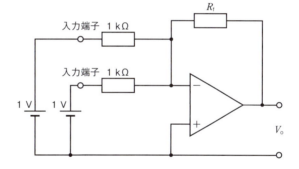

（第33回 午前 問題33）

電子工学 □□□

問題23 図のオペアンプ回路で，R_t はサーミスタである．抵抗 $R_1 \sim R_3$ はすべて 10 kΩ である．R_t が 10 kΩ のとき出力 V_o はゼロであった．温度が上昇し R_t が 9 kΩ に変化したとすると，出力電圧 V_o は何 V になるか．ただし，オペアンプは理想的とする．

1) 10
2) 4.5
3) -0.5
4) -4.5
5) -10

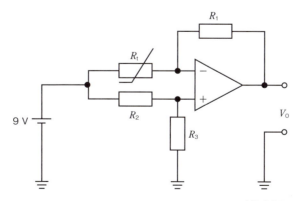

（第33回 午前 問題44）

電子工学 □□□

問題 24 図のオペアンプ回路で，出力端子 A と B の間に 500 Ω の抵抗を接続した．この 500 Ω の抵抗には何 mA の電流が流れるか．

1) 12
2) 6
3) 4
4) 3
5) 1.5

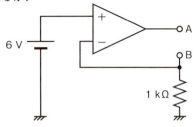

（第 26 回 午前 問題 24）

電子工学 □□□

問題 25 理想オペアンプで構成した図の回路で，30 kΩ の抵抗を流れる電流を 0.3 mA にしたい．R は何 kΩ にすべきか．

1) 18
2) 9
3) 1
4) 0.3
5) 0.1

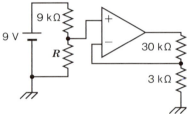

（第 30 回 午前 問題 25）

電子工学 □□□

問題 26 図のように反転増幅器にステップ電圧を入力した（$t = 0$ でスイッチ S を入れる）．出力電圧 V_o はどれか．ただし，コンデンサ C の電荷の初期値は 0 とする．

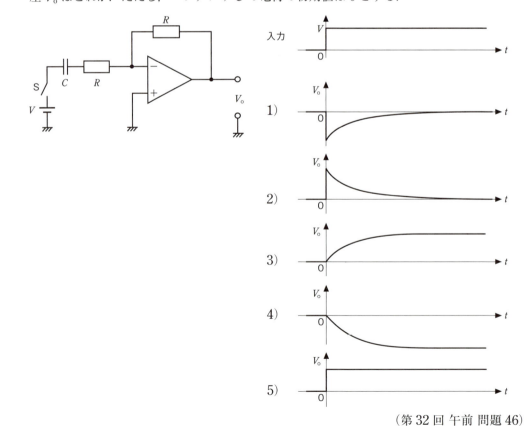

（第 32 回 午前 問題 46）

電子工学 □ □ □

問題 27 図の理想オペアンプで構成した回路の入力に方形波 (V_{in}) を加えた．出力 (V_{out}) に現れる波形に最も近いのはどれか．ただし，$R = 100\,\text{k}\Omega$，$C = 1\,\mu\text{F}$ とする．なお，出力波形の縦軸は概略値である．

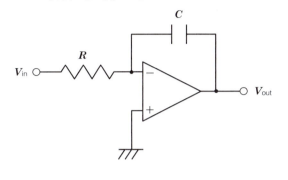
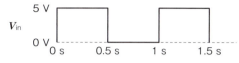
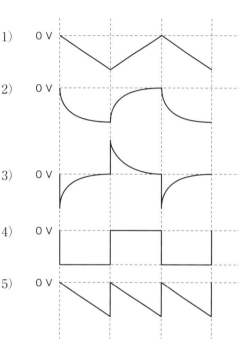

(第 25 回 午前 問題 31)

電子工学 □ □ □

問題 28 図は大動脈圧とその平均血圧の波形である．平均血圧を得るための回路として正しいのはどれか．

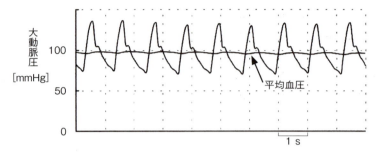

1) ［抵抗直列，抵抗並列］
2) ［コンデンサ直列，抵抗並列］
3) ［抵抗直列，コンデンサ並列］
4) ［コンデンサ直列，コンデンサ並列］
5) ［抵抗直列，インダクタ並列］

(第 30 回 午前 問題 41)

電子工学 □ □ □

問題 29 図のような回路構成および動作状態を示すパルス回路はどれか．

1) 単安定マルチバイブレータ　　2) 非安定マルチバイブレータ
3) 双安定マルチバイブレータ　　4) 非安定ブロッキング発振器
5) 単安定ブロッキング発振器

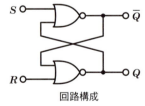
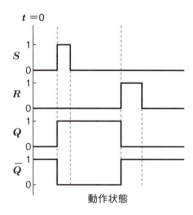

(第 24 回 午前 問題 38)

生体物性

生体物性 ☐ ☐ ☐
問題 1 生体組織の導電率について誤っているものはどれか.
1) 細胞膜の導電率は細胞間質や原形質の導電率に比べて著しく小さい.
2) 血液の導電率は脂肪の導電率に比べて著しく大きい.
3) 骨格筋の導電率は異方性を示す.
4) 流動している血液の導電率は異方性を示す.
5) 肺は空気を含んでいるため,導電率は著しく大きい.

(第 19 回 午前 問題 44)

生体物性 ☐ ☐ ☐
問題 2 導電率が最も大きいのはどれか.
1) 血漿　　2) 全血　　3) 骨格筋　　4) 骨　　5) 脂肪

(第 33 回 午前 問題 46)

生体物性 ☐ ☐ ☐
問題 3 導電率の最も小さいものはどれか.
1) 脂肪　　2) 血液　　3) 骨格筋　　4) 心筋　　5) 脳

(第 20 回 午前 問題 48)

生体物性 ☐ ☐ ☐
問題 4 生体の電気的特性には α, β, γ 分散があるが,そのうち,数 kHz〜数 MHz の間に存在する β 分散(構造分散)について正しいものはどれか.
1) 体液内のイオンの移動に関係する.
2) 細胞内液を構成している水分子の回転に関係する.
3) 組織間のインピーダンスの違いに関係する.
4) 血流による赤血球の配向に関係する.
5) 細胞膜の電気容量と細胞内液抵抗に関係する.

(第 24 回 午前 問題 42)

生体物性 ☐ ☐ ☐
問題 5 組織インピーダンスの低周波領域(〜1 kHz)における特性で正しいのはどれか.
1) 細胞内液のリアクタンス成分が大きい.
2) 細胞膜のインピーダンスは小さい.
3) 等価回路は細胞外液の抵抗成分で近似できる.
4) 等価回路は細胞膜のキャパシタンス成分で近似できる.
5) 等価回路は細胞膜と細胞内液が並列に接続されている.

(第 34 回 午前 問題 42)

生体物性

問題 6 生体の電気的な性質として誤っているのはどれか．
1) 導電率は周波数の増加とともに増加する．
2) 誘電率は周波数の増加とともに減少する．
3) 細胞内外液は脂肪組織と比較して導電率が大きい．
4) 細胞膜は細胞内外液と比べて導電率が極めて小さい．
5) γ 分散は生体固有の組織構造による分散である．

（第 32 回 午前 問題 44）

生体物性

問題 7 物体に働く応力とひずみについて誤っているのはどれか．
1) 応力はベクトルで表される．
2) 応力の単位は [Pa] である．
3) ひずみの単位は [m] である．
4) 弾性率は応力とひずみの比である．
5) 弾性率の単位は [Pa] である．

（第 34 回 午前 問題 40）

生体物性

問題 8 ある生体組織を長さ 10 cm，直径 10 mm の円柱形にして，ある大きさの力で引っ張ったところ，1.0 mm 伸びた．同じ組織を長さ 5.0 cm，直径 5.0 mm の円柱形にして同じ力で引っ張ったら何 mm 伸びるか．ただし，この組織は均質弾性体とする．
1) 0.10   2) 1.0   3) 1.5   4) 2.0   5) 2.5

（第 19 回 午前 問題 47）

生体物性

問題 9 図のような部品を両端から強い力でゆっくりと引っ張ったとき，はじめに破壊する部分はどこか．ただし，部品の材料は等方性で，どの部分も厚みは等しいものとする．
1) a
2) b
3) c
4) d
5) e

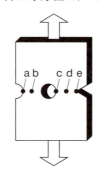

（第 22 回 午前 問題 29）

生体物性

問題 10 生体組織の力学的性質について誤っているのはどれか．
1) 血漿は非圧縮性流体である．
2) 軟部組織は硬組織に比べヤング率が小さい．
3) 軟部組織のポアソン比はおよそ 0.5 である．
4) 大静脈でのレイノルズ数は上腕動脈でのレイノルズ数より小さい．
5) ヤング率が同じであれば，太い血管ほど脈波伝搬速度は小さい．

（第 36 回 午前 問題 59）

生体物性 □ □ □

問題 11 生体組織の力学的性質について誤っているのはどれか．
1) 血液の粘性係数はヘマトクリット値に反比例する．
2) 血漿は非圧縮性の粘性流体である．
3) 肺の圧－容積関係はヒステリシスを示す．
4) 筋組織は力学的異方性を示す．
5) ヤング率は組織に加えた応力と歪みの比で表す．

(第 29 回 午前 問題 56)

生体物性 □ □ □

問題 12 頸動脈と大腿動脈の圧脈波を同時測定したところ，t [s] の遅延が認められた．2 点の測定間距離が d [m] であるとき，脈波伝搬速度の算出式で正しいのはどれか．

1) $t \cdot d$ 2) $\dfrac{t}{d}$ 3) $\dfrac{d}{t}$ 4) $\dfrac{1}{t \cdot d}$ 5) $\sqrt{t \cdot d}$

(第 22 回 午前 問題 43)

生体物性 □ □ □

問題 13 脈波伝搬速度（PWV）に影響しない因子はどれか．
1) 血管壁ヤング率 2) 血管壁厚 3) 血圧
4) 血管長 5) 血管内径

(第 25 回 午前 問題 59)

生体物性 □ □ □

問題 14 誤っているものはどれか．
1) 血漿はほぼニュートン流体である．
2) 骨は筋組織よりヤング率が小さい．
3) 筋組織は力学的異方性を示す．
4) 周波数の高い超音波ほど組織で吸収されやすい．
5) 生体組織の多くは粘弾性特性を示す．

(第 25 回 午前 問題 48)

生体物性 □ □ □

問題 15 レイノルズ数が最も大きいのはどれか．
1) 毛細血管の血流 2) 下大静脈の血流 3) 門脈の血流
4) 上腕動脈の血流 5) 上行大動脈の血流

(第 28 回 午前 問題 57)

生体物性 □ □ □

問題 16 流体の粘弾性について正しいのはどれか．
1) 粘度（粘性率）は流体の「流れやすさ」を表す物性値である．
2) 血液の粘度はヘマトクリット値に強く依存する．
3) 毛細血管を流れる血液はニュートン流体と見なせる．
4) 水は非ニュートン流体である．
5) レイノルズ数は粘性率と同じ単位を持つ．

(第 30 回 午前 問題 39)

生体物性 □□□

問題17 流体力学について誤っているのはどれか．
1) 流体の粘性率の単位は [Pa/s] である．
2) 乱流とは流れの流線が入り乱れている状態である．
3) レイノルズ数とは流れの状態を表わす無次元数である．
4) 血液は非ニュートン流体である．
5) ベルヌーイの定理は粘性率が0の流体で成立する．

(第33回 午前 問題26)

生体物性 □□□

問題18 長さ1m，内径2cmのチューブに圧力差50 mmHgで液体を流した．このチューブの長さを変えずに内径1cmのものと交換し，圧力差を100 mmHgにした．流量ははじめの何倍になるか．ただし，流れは層流であるとする．

1) 4 　　2) 2 　　3) $\frac{1}{2}$ 　　4) $\frac{1}{4}$ 　　5) $\frac{1}{8}$

(第25回 午前 問題33)

生体物性 □□□

問題19 半径r，長さLのパイプ(管路)に粘性率 μ のニュートン流体を流した．流れのレイノルズ数を100としたとき，誤っているのはどれか．
1) 流体の速度は管内のどの部分でもほぼ等しい．
2) 管路の抵抗はrの4乗に反比例する．
3) 管路の抵抗は μ に反比例する．
4) 管路の抵抗はLに比例する．
5) 管内の流れは層流である．

(第37回 午前 問題40)

生体物性 □□□

問題20 パイプに粘性のある液体を流した．パイプの長さを変えないで内半径を $\frac{1}{2}$ にしたとき，流量を一定に保つためには両端の圧力差を何倍にしなければならないか．ただし，流れは層流とする．

1) 2 　　2) 4 　　3) 8 　　4) 16 　　5) 32

(第20回 午前 問題27)

生体物性 □□□

問題21 超音波ドプラ法では弁狭窄直下の血流速(V [m/s])から簡易ベルヌーイ式を用いて狭窄前後の圧較差(ΔP [mmHg])を算出できる．算出式として正しいのはどれか．

1) $\Delta P \fallingdotseq \frac{1}{V}$ 　　2) $\Delta P \fallingdotseq 2\sqrt{V}$ 　　3) $\Delta P \fallingdotseq 4V$

4) $\Delta P \fallingdotseq 4V^2$ 　　5) $\Delta P \fallingdotseq V^3$

(第31回 午後 問題40)

生体物性 □□□

問題22 可聴音の波長の範囲はおよそいくらか．ただし，音速を 340 m/s とする．
1) $1.7 \times 10^{-4} \sim 1.7 \times 10^{-1}$ m
2) $1.7 \times 10^{-3} \sim 1.7$ m
3) $1.7 \times 10^{-2} \sim 1.7 \times 10^{1}$ m
4) $1.7 \times 10^{-1} \sim 1.7 \times 10^{2}$ m
5) $1.7 \sim 1.7 \times 10^{3}$ m

（第 19 回 午前 問題 31）

生体物性 □□□

問題23 生体軟部組織中を伝播する 5 MHz の超音波の波長はおよそ何 mm か．
1) 0.3　　2) 0.5　　3) 3.0　　4) 5.0　　5) 7.5

（第 19 回 午前 問題 54）

生体物性 □□□

問題24 超音波の伝搬速度が最も大きいのはどれか．
1) 骨　　2) 脂肪　　3) 肝臓　　4) 腱　　5) 血液

（第 26 回 午前 問題 53）

生体物性 □□□

問題25 超音波診断装置において，探触子で発生した超音波が体内の深さ 3 cm の場所にある境界面で反射して再び探触子に戻ってくるまでの時間に最も近いのはどれか．
1) 1×10^{-4} s　　2) 2×10^{-4} s　　3) 2×10^{-5} s　　4) 4×10^{-5} s　　5) 4×10^{-6} s

（第 34 回 午前 問題 41）

生体物性 □□□

問題26 超音波は生体内部を伝搬するにつれて減衰する．縦軸に超音波の振幅を，横軸に伝搬距離をとると均質な生体組織内部での変化を表す正しいグラフはどれか．ただし，縦軸，横軸ともに等間隔目盛りとする．

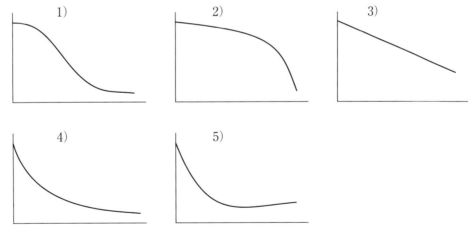

（第 27 回 午前 問題 48）

生体物性 □□□

問題27 図のように，周波数 5 MHz の超音波を厚さ 4 cm の脂肪層に伝搬させたとき，A 点における超音波の減衰量は何 dB になるか．
ただし，脂肪の減衰定数は

$$0.6 \frac{\text{dB}}{\text{MHz}\cdot\text{cm}}$$

とする．
1) 3
2) 6
3) 10
4) 12
5) 20

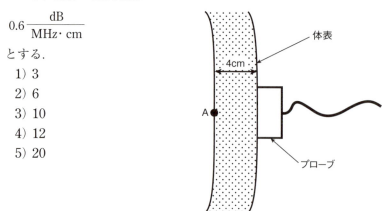

(第 23 回 午前 問題 49)

生体物性 □□□

問題28 超音波が最も減衰する臓器はどれか．
1) 脳　　2) 肺　　3) 腎臓　　4) 血液　　5) 骨

(第 33 回 午前 問題 42)

生体物性 □□□

問題29 図のように，血管に超音波を発射してその反射波を検出する．血液が矢印の方向に流れているとき，反射波はどのように変化するか．
1) 周波数が減少する．
2) 周波数が増加する．
3) 周波数は変化せず位相が遅れる．
4) 周波数は変化せず位相が進む．
5) 血流速度に比例した周波数の信号が発生する．

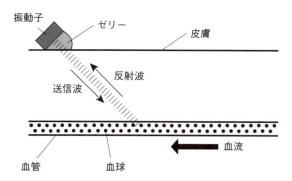

(第 20 回 午後 問題 11)

生体物性 □□□

問題30 超音波は生体組織のどの部分で最も反射が大きいか．
1) 水分子が多いところ　　2) 電位差があるところ　　3) 硬さが変わるところ
4) 血液が流動しているところ　　5) 軟部組織が多いところ

(第 20 回 午後 問題 13)

生体物性 □ □ □

問題 31 固有音響インピーダンスが最も大きいのはどれか.

1) 血液　　　2) 脂肪　　　3) 骨　　　4) 腎　　　5) 肺

（第 29 回 午前 問題 55）

生体物性 □ □ □

問題 32 固有音響インピーダンスが最も小さいのはどれか.

1) 血液　　　2) 脂肪　　　3) 筋　　　4) 骨　　　5) 空気

（第 18 回 午前 問題 59）

生体物性 □ □ □

問題 33 骨の音響特性インピーダンスは，筋のような軟組織のおよそ何倍か.

1) $\frac{1}{10}$　　　2) $\frac{1}{5}$　　　3) $\frac{1}{2}$　　　4) 2　　　5) 5

（第 32 回 午前 問題 43）

生体物性 □ □ □

問題 34 超音波凝固切開装置について誤っているのはどれか.

1) 発生するミストは感染性を持つことがある.
2) 電気メスに比べ周辺組織への熱損傷が少ない.
3) アクティブブレードのみのプローブ先端がある.
4) 長時間の使用でブレードが熱くなることがある.
5) 凝固組織の周辺が炭化する

（第 37 回 午前 問題 51）

生体物性 □ □ □

問題 35 AM 放送（中波放送）の波長として正しいのはどれか.

1) 3×10^3 m　　　2) 3×10^2 m　　　3) 3×10^1 m
4) 3×10^0 m　　　5) 3×10^{-1} m

（第 36 回 午前 問題 37）

生体物性 □ □ □

問題 36 生体の光特性について誤っているのはどれか.

1) 紫外線は長い波長ほど皮膚深部に到達する.
2) タンパク質は紫外線を吸収しやすい.
3) 血液の光吸収率は可視領域でほぼ一定である.
4) メラニンは可視光線を吸収しやすい.
5) 生体の水分子は遠赤外線を吸収しやすい.

（第 35 回 午前 問題 59）

生体物性 □ □ □

問題 37 波長約 650 nm から 800 nm の帯域の光で最も吸収係数の大きいのはどれか.

1) オキシヘモグロビン　　　2) デオキシヘモグロビン　　　3) メラニン
4) 水　　　5) ビリルビン

（第 31 回 午前 問題 43）

生体物性 □ □ □

問題 38 可視光領域で吸収係数が最も大きいのはどれか．

1) 酸素化ヘモグロビン　　2) メラニン　　3) メトヘモグロビン
4) H_2O　　5) アミノ酸

(第 34 回 午前 問題 43)

生体物性 □ □ □

問題 39 熱の伝わりについて誤っているのはどれか．

1) 体表面での空気の対流は熱の放散に役立つ．
2) 熱伝導は温度の勾配に比例する．
3) 皮膚組織内では対流はほとんどない．
4) 生体内での熱の移動は血流による影響が大きい．
5) 体表面からの熱放射は近赤外光による．

(第 29 回 午前 問題 57)

生体物性 □ □ □

問題 40 外気温が体温とほぼ等しいとき，人体からの熱放出は主に次のどれによるか．

1) 蒸散　　2) 排泄　　3) 輻射　　4) 伝導　　5) 対流

(第 17 回 午前 問題 45)

生体物性 □ □ □

問題 41 X 線の吸収が最も大きいものはどれか．

1) 骨　　2) 血液　　3) 筋　　4) 脂肪　　5) 肝臓

(第 20 回 午前 問題 47)

生体物性 □ □ □

問題 42 放射線の生体作用の大きさは放射線の種類によって異なる．X 線の作用効果を 1 としたときの放射線の種類と効果の大きさの組合せで誤っているのはどれか．

1) α 線 ………………… 20
2) γ 線 ………………… 10
3) 中性子線 …………… 5
4) 陽子線 ……………… 2
5) β 線 ………………… 1

(第 33 回 午前 問題 41)

索 引

【記号・数字】

2進数 ……………………………………… 99
3原色 …………………………………… 101, 106
10進数 …………………………………… 99, 100
16進数 …………………………………… 99, 100
α線 ……………………………………… 7, 71
α分散 ………………………………………… 263
β線 ………………………………………… 71
β分散 ………………………………………… 263
γ線 ………………………………………… 71
γ分散 ………………………………………… 263

【欧 文】

AD（analog/digital）変換 ……………… 116, 117
AM（amplitude modulation） ……………… 83
CMRR〔common mode rejection ratio，同相（信号）除去比，同相弁別比〕
   ……………… 225, 228, 229, 230, 234, 235, 237
CPU（central pro-cessing unit） …………… 77
DICOM（Digital Imaging and Communications in Medicine，ダイコム） …… 89, 123
FET（field effect transistor，電界効果トランジスタ） ……………………………… 137, 229
FM（frequency modulation，周波数変調） … 83
HL7（Health Level Seven） ………………… 123
ISO（International Organization for Standardization，国際標準化機構） ……………… 106
JIS（Japanese Industrial Standard）コード … 97
LAN（local area netowork） ………………… 76
LC共振回路 ………………………………… 204
LED（light-emitting diode，発光ダイオード）
   …………………………………………… 81, 82
MACアドレス（Media Access Control address）
   …………………………………………… 92
MFER（Medical waveform Format Encoding Rule，医用波形標準化記述規約） ……… 123
n型半導体 ………………………………… 224
p型半導体 ………………………………… 224
PACS（picture archiving and communication system，医用画像保管通信システム）
   ……………………………………… 123, 125
pH …………………………………………… 20
PWV（pulse wave velocity，脈波伝搬速度）
   …………………………………………… 275
QR（quick response）コード ……………… 98
RAID（redundant arrays of inexpensive disks）
   …………………………………………… 79
RAM（random access memory） ………… 77
RC低域通過フィルタ ……………………… 206
RS-232C（recommended standard 232 version C） ……………………………………… 89
SI単位（Le Système International d'Unitès）
   …………………………………………… 30
SN（signal/noise）比 ……………………… 177, 238
USB（universal serial bus） ………………… 76
   USBメモリ ……………………………… 78
Y－⊿変換（スター・デルタ変換，ワイ・デルタ変換） ……………………………………… 155

【和 文】
あ行

圧縮荷重 …………………………………… 267
圧力 ………………………………………… 30
   圧力の換算 ……………………………… 31
アナログ化 ………………………………… 115
アルカリ電池 ……………………………… 138
アルキメデスの原理 ……………………… 41
暗号化 ……………………………………… 88
アンペールの法則 ………………………… 132
イオン化 …………………………………… 8
イオン結合 ………………………………… 9
イーサネット ……………………………… 76
位相 ………………………………………… 171
   位相角 …………………………………… 174
一次電池 …………………………………… 138
異方性 ……………………………………… 276
医用画像保管通信システム（PACS） …… 123, 125
医用波形標準化記述規約（MFER） ……… 123
陰イオン …………………………………… 8, 19
インダクタンス …………………………… 150
インピーダンス …… 178, 180, 181, 183, 187, 295
うなり ……………………………………… 51
運動エネルギー …………………………… 14
エイリアシング（折り返し誤差） ………… 117, 119
エネルギー ………………………………… 169

演算処理	96	屈折	51, 57, 60
演算増幅器	245, 246	屈折率	57, 58, 59
応力	267, 270	組立単位	26
オペアンプ	243	クランプ回路	219, 221
折り返し誤差（エイリアシング）	117, 119	結合則	114
音響インピーダンス	51, 292, 293, 295	血漿浸透圧	15
音速	46, 47, 286, 293	原子	6
音波	45, 52, 290	原子核	6, 71
		減衰	45
		減衰係数	290

か行

回折	45, 51, 53, 57	コイル	183
化学結合	9	高域通過（CR）フィルタ〔低域遮断（CR）フィルタ〕	195, 196, 204
化学量	12	交換則	114
角周波数	174, 175, 187, 202	合成	184
角振動数	43	合成抵抗	146, 154
角速度	43, 175	合成電流	189
加算回路	245	高速フーリエ変換	122
加算平均法	121	交流回路	187, 192
荷重	267	交流電圧	184
カスケード接続	76	交流電力	171
画素（ピクセル）	107	国際標準化機構（ISO）	106
加速度	42	固有音響インピーダンス	52, 294
加速度運動	43	コンダクタンス	260
可聴音	284	コンデンサ	27, 142, 183, 207
可聴周波数	45	コンピュータウイルス	91
価電子帯	82		
過渡状態	200		

さ行

干渉	51	差動増幅回路	247
干渉縞	57	差動増幅器	228, 230, 235
記憶容量	104	差動利得（逆相利得）	229
気体定数	14	酸塩基平衡	22
起電力	152	酸化銀電池	138
逆相利得（差動利得）	229	酸化数	24
キャッシュメモリ	77	酸性度	20
キャパシタンス	141	サンプリング（標本化）	115, 119
吸光係数	300	サンプリング間隔（標本間隔）	118
吸収係数	290, 300	サンプリング周波数（標本化周波数）	105, 118, 119
吸収線量	70	サンプリング定理（標本化定理）	117, 118
吸収（法）則	113, 114	紫外線	56, 298
共振	51, 181, 192	磁気シールド	139
共振角周波数	181, 191	識別名	88
共振周波数	180, 181	次元（ディメンション）	29
共有結合	9	自己解離定数	22
キルヒホッフの法則	153, 173	仕事	26
金属結合	9		
空気亜鉛電池	138		

自走マルチバイブレータ（フリーランマルチバイブレータ）·············· 257
実効値·············· 174, 176, 215
質量数·············· 6
時定数·············· 196, 200
　　時定数回路·············· 204
二次電池（蓄電池）·············· 138
遮断周波数·············· 195, 200, 202
周期·············· 43, 171
周波数·············· 49, 174
　　周波数特性·············· 266
　　周波数分散·············· 266
　　周波数変調（FM）·············· 83
重力加速度·············· 34
出力インピーダンス·············· 225
照射線量·············· 70
消費エネルギー·············· 167
消費電力·············· 168, 170
処理記号·············· 80
シリアル通信規格·············· 89
信号源インピーダンス·············· 226
浸透圧·············· 15, 16
振幅値·············· 215
真理値表·············· 112
水銀電池·············· 138
水素イオン濃度·············· 20, 21, 23
水素結合·············· 9
スター・デルタ変換（Y－⊿変換，ワイ・デルタ変換）·············· 155
ステップ電圧·············· 251
ステファン・ボルツマンの法則·············· 301
スムージング（平滑化）·············· 117
　　スムージング演算·············· 122
ずり応力·············· 32, 279
ずり速度·············· 32
スルーレート·············· 225
正弦波交流·············· 175
　　正弦波交流電圧·············· 176
静電シールド·············· 139
静電誘導·············· 261
整流·············· 171
赤外線·············· 56
積分回路·············· 213, 253, 256
セキュリティ対策·············· 90
絶対屈折率·············· 53
線質係数（放射線荷重係数）·············· 72, 304

剪断荷重·············· 267
線量当量·············· 70, 304
双安定マルチバイブレータ（フリップフロップ）·············· 257
総合インピーダンス·············· 193
相対屈折率·············· 53
増幅器·············· 226, 230, 232, 234, 236, 237, 240
増幅度·············· 231, 233, 236, 237, 242, 250
増幅率·············· 239
相補の法則·············· 112
層流·············· 33
粗密波（縦波）·············· 46

た行

ダイオード·············· 207, 215, 217, 219, 221
ダイコム（DICOM）·············· 89, 123
体積抵抗率·············· 145
対流·············· 301, 302
縦波（粗密波）·············· 46
縦ひずみ·············· 271
単振動·············· 42, 43
弾性波·············· 45
単分子原子·············· 8
力·············· 131
蓄電池（二次電池）·············· 138
中和反応·············· 18
超音波·············· 47, 288, 289, 290, 292, 294
　　超音波ドプラ血流計·············· 291
直流回路·············· 146, 151
直流増幅器·············· 244
直流電圧計·············· 160
直流電流計·············· 158
直列回路·············· 191
低域遮断（CR）フィルタ〔高域通過（CR）フィルタ〕·············· 195, 196, 204
低域ろ波フィルタ·············· 202
抵抗·············· 147, 183
　　抵抗ブリッジ·············· 148
　　抵抗率·············· 143, 262
定常状態·············· 150
定電流回路·············· 249
定電流源·············· 211
定電流電源回路·············· 249
ディメンション（次元）·············· 29
電圧計·············· 159, 162
電圧利得·············· 166

電荷(電気量) ………………………………… 26
　電荷保存の法則 …………………… 140, 142
　電荷量 ………………………………………… 27
電界 …………………………………………… 128
　電界効果トランジスタ(FET) …… 137, 229
電気抵抗 …………………………………… 145
電気分解 …………………………………… 19
電気力線 …………………………………… 128
電子線 ………………………………………… 71
電磁波 ……………… 53, 54, 56, 61, 62, 71, 297
電磁誘導 …………………………………… 135
伝導帯 ………………………………………… 82
電離 …………………………………………… 15
　電離作用 …………………………… 71, 72, 304
　電離度 ……………………………………… 17
　電離放射線 ……………………………… 304
電流計 ………………………………… 159, 161
電流分配 …………………………………… 173
電力 …………………………………… 168, 169
　電力増幅率 ……………………………… 166
　電力利得 ………………………………… 166
同位元素 …………………………………… 10
同位体 ………………………………………… 6, 10
同一則 ……………………………………… 114
等価回路 …………………………… 149, 165, 206
等価線量 …………………………………… 72
同期加算平均処理 ……………………… 120
透磁率 ……………………………… 261, 264
同相(信号)除去比(同相弁別比)
　………………… 225, 228, 229, 230, 234, 235, 237
同相入力信号 …………………………… 229
同相利得 ………………………………… 229
導体 …………………………………………… 143
等張電解質液 …………………………… 15
等電位線 ………………………………… 129
導電率 ……… 143, 144, 224, 260, 261, 262, 264
ドプラ現象 ……………………………… 291
ドプラ効果 ………………………… 48, 49
ドメイン名 ……………………………… 94
ド・モルガンの定理(法則) …… 112, 113, 114
トランジスタ …………………………… 137

な行

内部抵抗 ………………………… 158, 159, 162, 240
内部電源 ………………………………… 149
鉛蓄電池 ………………………………… 138

二次電池(蓄電池) ……………………… 138
二重否定 ………………………………… 114
ニッケル・カドミウム電池 ………… 138
ニッケル水素電池 ……………………… 138
入出力特性 ………………………… 200, 202
ニュートンの運動の第1法則 ……… 29
ニュートン流体 ……………… 273, 276, 278
入力インピーダンス … 225, 226, 241, 250
ねじりモーメント ……………………… 267
熱運動 ……………………………………… 14
熱エネルギー …………………………… 69
熱伝導 ……………………………………… 66
　熱伝導率 ………………………………… 65, 66
ネットワーク …………………………… 94
熱の放散 ………………………………… 301
熱量 ………………………………………… 67, 68
粘性 ………………………………… 273, 279
　粘性抵抗 ……………………………… 33
　粘性率 ……………………………… 32, 278

は行

ハーゲン・ポアズイユの式 … 280, 281, 282
ハーゲン・ポアズイユの法則 ………… 33
パケット …………………………………… 76
バス ………………………………………… 74
　バス幅 …………………………………… 74
発光ダイオード(LED) ………………… 81, 82
ハブ ………………………………………… 76
反射 ………………………………………… 46, 57
半導体 …………………………………… 224
半波整流波形 …………………………… 171
非圧縮性流体 …………………………… 271
光 ………………………………………… 53, 56
　光吸収スペクトル …………………… 300
ピクセル(画素) ………………………… 107
ヒステリシス ………………………… 273
引張荷重 ………………………………… 267
比抵抗 …………………………………… 145
比熱(比熱容量) ……………………… 64, 69
微分回路 ……………………………… 196, 255
比誘電率 …………………………… 264
標本化(サンプリング) ……………… 115, 119
　標本化周波数(サンプリング周波数)
　………………………………… 105, 118, 119
　標本化定理(サンプリング定理) …… 117, 118
　標本間隔(サンプリング間隔) ……… 118

表面張力	36, 37
ファイアウォール	90
ファンデルワールス結合	9
ファントホフの式	16
ブール代数	114
負荷抵抗	149, 162
複合化	88
輻射	302
複素数	187
復調	84
符号化	115
フラッシュメモリ	77, 79
フリップフロップ（双安定マルチバイブレータ）	257
フリーランマルチバイブレータ（自走マルチバイブレータ）	257
浮力	33, 40, 41
フレミングの左手の法則	130, 131
プロトン（陽子）	6, 7, 24
分解能	285
分散	263
分子量	11
分配（法）則	113, 114
分流	161
分流回路	161
平滑化（スムージング）	117
ベクトル	185
ベクトル量	188
ヘモグロビン	299
ベルヌーイの式	283
変圧器	135
変調	83
弁別比	239
ポアソン比	271
ホイヘンスの原理	51
ボイル・シャルルの法則	38, 39
放散	301, 302
放射性同位元素	10
放射線	7, 10, 70, 72, 304
放射線荷重係数（線質係数）	72, 304

ま行

曲げモーメント	267
マルウエア	95
マルチバイブレータ	257
マンガン電池	138
脈波伝搬速度（PWV）	275
ミラーリング	79, 94
無線 LAN	88
メラニン	299

や行

ヤング率	267, 268, 271, 276
有線用信号変換機	85
誘電率	261, 264
陽イオン	9, 19
陽子（プロトン）	6, 7, 24
横波	46
横ひずみ	271

ら行

乱流	33
理想オペアンプ	241, 242, 250
理想気体	14, 39
理想ダイオード	217, 220
理想流体	33
リチウムイオン電池	138
リチウム一次電池	138
利得	166, 236
リピータ	85
粒子	56
臨界レイノルズ数	33, 271, 277, 281
ルータ	76, 85
レイノルズ数	33, 271, 277
ローミング	88
ローレンツ力	131
論理演算	108, 111
論理回路	109, 110, 111
論理式	108, 110
論理図	108

わ行

ワイ・デルタ変換（Y-Δ変換，スター・デルタ変換）	155

第2種ME技術実力検定試験
徹底攻略！ 化学・物理・情報処理工学・電気工学・電子工学・生体物性

2018年3月5日　第1版第1刷発行

著　者	第2種ＭＥ技術実力検定試験問題研究会 （だいにしゅえむいーぎじゅつじつりょくけんていしけんもんだいけんきゅうかい）
発行人	影山博之
編集人	向井直人
（企画編集）	三澤裕子
発行所	株式会社 学研メディカル秀潤社 〒141-8414 東京都品川区西五反田2-11-8
発売元	株式会社 学研プラス 〒141-8415 東京都品川区西五反田2-11-8
印刷・製本	株式会社 廣済堂

この本に関する各種お問い合わせ
【電話の場合】●編集内容については Tel. 03-6431-1211（編集部）
　　　　　　●在庫については Tel. 03-6431-1234（営業部）
　　　　　　●不良品（落丁・乱丁）については Tel. 0570-000577
　　　　　　　学研業務センター
　　　　　　　〒354-0045 埼玉県入間郡三芳町上富279-1
　　　　　　●上記以外のお問い合わせは
　　　　　　　Tel. 06-6431-1002（学研お客様センター）
【文書の場合】〒141-8418 東京都品川区西五反田2-11-8
　　　　　　学研お客様センター
　　　　　　『第2種ME技術実力検定試験 徹底攻略！
　　　　　　　化学・物理・情報処理工学・電気工学・電子工学・生体物性』係

©Gakken Medical Shujunsha Co., Ltd. 2018　Printed in Japan.
●ショメイ：ダイ2シュエムイーギジュツジツリョクケンテイシケン　テッテイコウリャク！
　　　　　　カガク・ブツリ・ジョウホウショリコウガク・デンキコウガク・デンシコウガク・セイタイブッセイ
本書の無断転載，複製，頒布，公衆送信，翻訳，翻案等を禁じます．
本書に掲載する著作物の複製権・翻訳権・上映権・譲渡権・公衆送信権（送信可能化権を含む）は株式会社 学研メディカル秀潤社が管理します．
本書を代行業者等の第三者に依頼してスキャンやデジタル化することは，たとえ個人や家庭内の利用であっても，著作権法上，認められておりません．
学研メディカル秀潤社の書籍・雑誌についての新刊情報・詳細情報は，下記をご覧ください．
　　http://gakken-mesh.jp/

JCOPY〈出版者著作権管理機構委託出版物〉
本書の無断複写は著作権法上での例外を除き禁じられています．複写される場合は，そのつど事前に，出版者著作権管理機構（電話 03-3513-6969，FAX 03-3513-6979，e-mail :info@jcopy.or.jp）の許諾を得てください．

カバー・表紙・帯・扉デザイン	花本浩一
DTP	中澤慶司
本文図版製作	有限会社 ブルーインク
編集協力	浅倉雅美，石井真紀，今井 茜，オズボーン昌子， 北谷みゆき，小佐野 咲